Bandagens Funcionais e Órteses Esportivas

David H. Perrin, PhD, ATC, FNATA, é professor de cinesiologia e diretor da University of North Carolina, em Greensboro, onde trabalhou como decano da School of Health and Human Performance. Antes de ir para Greensboro, Perrin dirigiu o programa de formação de fisioterapeutas esportivos da University of Virginia, de 1986 a 2001. Da National Athletic Trainer's Association (NATA) recebeu os prêmios Sayers "Bud" Miller Distinguished Educator Award, Most Distinguished Athletic Trainer Award e William G. Clancy Medal for Distinguished Athletic Training Research e foi empossado no Hall of Fame da NATA. Ocupou a posição de *fellow* no American College of Sports Medicine e na American Academy of Kinesiology and Physical Education. Durante 13 anos, foi membro do Professional Education Committee da NATA, tendo contribuído para a redação das normas de aprovação de programas de graduação e pós-graduação para formação de fisioterapeutas esportivos. Em 2011, Perrin foi eleito *fellow* da National Athletic Trainer's Association. Trabalhou como editor do *Journal of Athletic Training* de 1996 a 2004 e foi editor-fundador do *Journal of Sport Rehabilitation*. É autor dos livros *Isokinetic Exercise and assessment* e *Bandagens funcionais e órteses esportivas*, organizador da 3ª edição de *The injured athlete* e coautor de *Research methods in athletic training*.

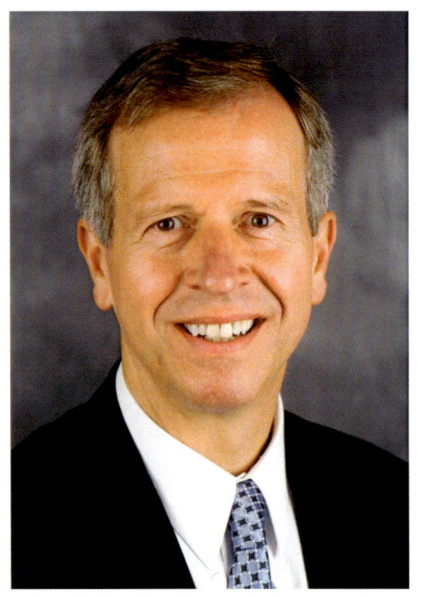

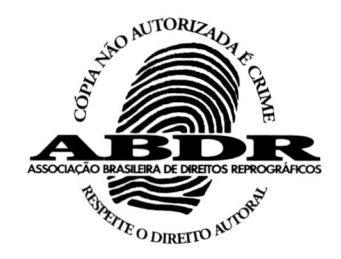

Cortesia de David Perrin.

P458b	Perrin, David H.
	Bandagens funcionais e órteses esportivas / David H. Perrin ; tradução: Denise Sales ; revisão técnica: Silviane Vezzani. – 3. ed. – Porto Alegre : Artmed, 2015.
	viii, 151 p. : il. color. ; 28 cm.
	ISBN 978-85-8271-012-8
	1. Ataduras cirúrgicas - bandagens. 2. Membros artificiais - próteses. I. Título.
	CDU 615.468+615.477.2

Catalogação na publicação: Ana Paula M. Magnus – CRB 10/2052

David H. Perrin

Bandagens Funcionais e Órteses Esportivas

3ª edição

Tradução:
Denise Sales

Revisão técnica:
Silviane Vezzani
Fisioterapeuta.
Especialista em Ciência do Movimento pela Universidade Federal do Rio Grande do Sul (UFRGS).
Fisioterapeuta Esportiva pela Sonafe, com formação em Terapia e Estabilização Central.
Diretora acadêmica do Programa de Atualização em Fisioterapia Esportiva e Traumato-Ortopédica do Sescad.

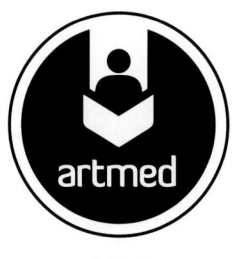

artmed

2015

Obra originalmente publicada sob o título
Athletic Taping and Bracing, 3rd Edition
ISBN 9781450413527 / 1450413528

Copyright © 2012, 2005, 1995 by David H. Perrin

Originally published in the English language by Human Kinetics, Inc.

All rights reserved. Except for use in a review, the reproduction or utilization of this work in any form or by any electronic, mechanical, or other means, now known or hereafter invented, including xerography, photocopying, and recording, and in any information storage and retrieval system, is forbidden without the written permission of the publisher.

Gerente editorial: *Letícia Bispo de Lima*

Colaboraram nesta edição:

Editora: *Dieimi Deitos*

Preparação de originais: *Carolina Cardoso*

Capa: *Maurício Pamplona*

Leitura final: *Maísa Lopes*

Editoração: *Techbooks*

> **Nota**
>
> A medicina é uma ciência em constante evolução. À medida que novas pesquisas e a experiência clínica ampliam o nosso conhecimento, são necessárias modificações no tratamento e na farmacoterapia. O autor desta obra consultou as fontes consideradas confiáveis, num esforço para oferecer informações completas e, geralmente, de acordo com os padrões aceitos à época da publicação. Entretanto, tendo em vista a possibilidade de falha humana ou de alterações nas ciências médicas, os leitores devem confirmar estas informações com outras fontes. Por exemplo, e em particular, os leitores são aconselhados a conferir a bula de qualquer medicamento que pretendam administrar, para se certificar de que a informação contida neste livro está correta e de que não houve alteração na dose recomendada nem nas contraindicações para o seu uso. Essa recomendação é particularmente importante em relação a medicamentos novos ou raramente usados.

Reservados todos os direitos de publicação, em língua portuguesa, à
ARTMED EDITORA LTDA., uma empresa do GRUPO A EDUCAÇÃO S.A.
Av. Jerônimo de Ornelas, 670 – Santana
90040-340 – Porto Alegre – RS
Fone: (51) 3027-7000   Fax: (51) 3027-7070

É proibida a duplicação ou reprodução deste volume, no todo ou em parte, sob quaisquer formas ou por quaisquer meios (eletrônico, mecânico, gravação, fotocópia, distribuição na Web e outros), sem permissão expressa da Editora.

Unidade São Paulo
Av. Embaixador Macedo Soares, 10.735 – Pavilhão 5 – Cond. Espace Center
Vila Anastácio – 05095-035 – São Paulo – SP
Fone: (11) 3665-1100   Fax: (11) 3667-1333

SAC 0800 703-3444 – www.grupoa.com.br

IMPRESSO NO BRASIL
PRINTED IN BRAZIL
Impresso sob demanda na Meta Brasil a pedido de Grupo A Educação.

Agradecimentos

Estou em débito com muitas pessoas pelo papel que desempenharam na publicação da 3ª edição de *Bandagens funcionais e órteses esportivas*. Na Human Kinetics, o apoio de Melinda Flegel, editora de aquisições, a perícia de Amanda Ewing, editora de desenvolvimento, e o talento do fotógrafo Neil Bernstein, do *designer* Fred Starbird e da artista gráfica Angela Snyder possibilitaram a produção desta edição aperfeiçoada. Na Primal Pictures Ltd., Canter Martin auxiliou na seleção das imagens, e Jose Barrientos, editor de projetos, produziu imagens de alto nível tecnológico. Agradeço também a Darlene Reeder, gerente de permissões.

Gostaria ainda de estender meus agradecimentos a Primal Pictures Ltd., pelo uso de imagens de alto nível tecnológico e Johnson and Johnson pelo fornecimento dos materiais usados em muitos dos procedimentos de aplicação de bandagens e ataduras apresentados ao longo do livro. Os suprimentos para bandagens adesivas e elásticas cinesiológicas foram fornecidos pela Sammons Preston.

Abraham Jones e Aisei Mitsuhashi-Acs fizeram a gentileza de posar para as novas fotos. Ao lado de Jatin Ambegaonkar, Kimberly Herndon, Tony Kulas e Yohei Shimokochi, empenharam-se com entusiasmo como modelos desta edição.

Kip Smith havia trabalhado como consultor da sessão de fotos das duas edições anteriores e ajudou a ilustrar vários procedimentos incluídos nesta edição. Agradeço-lhe a amizade, o apoio constante e a oportunidade de ter iniciado minha carreira na University of Pittsburgh.

Carrie Docherty, pesquisadora de ponta no campo da avaliação e prevenção de instabilidades no joelho, contribuiu para a bibliografia abrangente que consta nesta obra.

Finalmente, sou grato a Anne Keil por ter compartilhado comigo sua mestria nesta 3ª edição. No novo texto, ela detalhou os procedimentos de aplicação das bandagens rígidas e elásticas cinesiológicas. Compareceu, gentilmente, às sessões das novas fotos incluídas nesta edição. Anne trabalhou como fisioterapeuta em diferentes áreas, incluindo tratamento ortopédico e neurológico de doentes em ambulatórios, atendimento de pacientes hospitalizados, serviços de enfermagem especializados, reabilitação e visitas domésticas. Sua experiência nessas áreas confere credibilidade às novas técnicas apresentadas nesta edição.

Prefácio

Para dominar a arte e a ciência das bandagens e órteses, o estudante interessado em trabalhar como fisioterapeuta esportivo precisa desenvolver habilidades psicomotoras específicas dessa arte e ainda entender os princípios científicos que orientam sua aplicação. Os educadores que buscam transmitir esse duplo conhecimento enfrentam a assustadora tarefa de ensinar aos alunos a arquitetura anatômica das grandes articulações e dos grupos musculares, assim como técnicas exclusivas da aplicação de bandagens e órteses, associadas a lesões específicas.

Elaborei esta 3ª edição como um guia para instrutores e também como referência para estudantes. Este livro inclui descrições concisas de anatomia e ilustrações anatômicas detalhadas (com a mesma qualidade de textos de anatomia avançados), combinadas com discussões sobre mecanismos de lesões, e mais de 420 fotografias ilustrativas de técnicas de colocação de bandagens e órteses em cada articulação e área importante do corpo. As técnicas de aplicação de bandagens e órteses aqui tratadas incluem tanto o procedimento tradicional quanto a colocação de bandagens adesivas rígidas e elásticas cinesiológicas. Desse modo, além de encorajar o desenvolvimento de habilidades, garantimos a familiaridade com as condições anatômicas subjacentes.

Este livro foca as técnicas de aplicação de bandagens mais comumente aplicadas por fisioterapeutas esportivos na prática clínica. Além de serem as mais frequentes, as técnicas apresentadas podem ser assimiladas com facilidade.

Uma vez que o exercício desempenha papel igualmente importante no retorno seguro do atleta à competição, incluí também a demonstração de exercícios básicos de alongamento e de fortalecimento associados a lesões específicas. Embora não devam substituir outros métodos terapêuticos, esses exercícios podem ajudar o atleta reabilitado a manter a força e a flexibilidade. Os métodos apresentados se aplicam a atletas que completaram um programa de reabilitação e preenchem os critérios de retorno à competição. A abordagem utilizada enfatiza que tanto bandagens e órteses esportivas como exercícios associados servem de complemento para a reabilitação completa do atleta. Essa visão multifacetada do tratamento pode minimizar os riscos de ocorrência de outra lesão. No entanto, quero alertar que a reabilitação e o exercício terapêutico são disciplinas distintas dos tratamentos que discuto neste livro.

ORGANIZAÇÃO

No Capítulo 1, são abordadas as bandagens e órteses (referidas a partir de agora simplesmente como bandagens funcionais) no contexto da prática multifacetada da fisioterapia esportiva. Enfatizo a importância do aprendizado da anatomia como fundamento para a compreensão das bandagens funcionais e do seu efeito sobre o desempenho do atleta. Os estudantes também aprenderão que devem seguir as regras das organizações esportivas para a aplicação desses recursos. As bandagens adesivas rígidas e as elásticas cinesiológicas também são introduzidas como alternativas aos materiais tradicionais. Precauções e orientações de aplicação desses procedimentos alternativos servem de pano de fundo para as técnicas ilustradas nos capítulos subsequentes.

Nos Capítulo 2 ao 7, encontram-se ilustrações de anatomia e mecanismos de lesões; técnicas de colocação de órteses e bandagens funcionais, adesivas rígidas e elásticas cinesiológicas; exercícios relacionados, destinados ao alongamento e ao fortalecimento de cada região do corpo. O Capítulo 2 enfoca o complexo pé-tornozelo-perna e, além de apresentar várias técnicas de aplicação de bandagens, descreve como os ortóticos podem acelerar o retorno do atleta lesionado à competição. O Capítulo 3, por sua vez, apresenta uma visão geral do joelho e descreve as instabilidades associadas a lesões em ligamentos, assim como o papel do uso preventivo, reabilitador e funcional de órteses no controle da lesão. No Capítulo

4, é apresentado o tratamento de lesões no quadril, na coxa e na pelve. O Capítulo 5 trata da anatomia e dos mecanismos de lesão no ombro e no braço. O Capítulo 6 apresenta as técnicas disponíveis para o tratamento do cotovelo e do antebraço. No Capítulo 7, o objetivo é similar, porém voltado a lesões no punho e na mão, incluindo a apresentação do método de talas para tratar rupturas de tendões dos dedos.

PRINCIPAIS RECURSOS

Esta nova edição apresenta ilustrações atualizadas de anatomia e de mecanismos de lesão fornecidas pela Primal Pictures Ltd. A qualidade das fotografias é impressionante, e as bordas das bandagens foram escurecidas para facilitar a visualização dos seus padrões. Os pontos de referência da palpação também foram identificados e ilustrados. Como acontece com todas as profissões da área da saúde, na prática clínica do fisioterapeuta esportivo, o uso de abordagens baseadas em dados científicos é crucial para um atendimento efetivo. As pesquisas realizadas por estudiosos como Carrie Docherty têm contribuído para o conjunto de conhecimentos sobre bandagens funcionais e órteses. A bibliografia no final do livro exemplifica o crescente aumento desses conhecimentos e serve de referência para estudantes, médicos e pesquisadores.

ATUALIZAÇÕES

Nesta 3ª edição, foram mantidas inteiramente a estrutura, a organização e as características básicas da 2ª edição, porém com várias atualizações do texto. Desta vez, Anne Keil juntou-se a nós e apresentou as orientações de aplicação de bandagens adesivas rígidas e cinesiológicas e ilustrou várias técnicas em todo o livro. O Capítulo 1 contém novas informações sobre bandagens adesivas rígidas e cinesiológicas em geral, assim como orientações para colocação e precauções. São aqui apresentadas 10 novas técnicas ilustradas e mais de 30 novas fotos para mostrar aos estudantes de fisioterapia esportiva como aplicar bandagens rígidas e cinesiológicas em casos de distensão do gastrocnêmio, tendinite no tendão do calcâneo ou problemas no arco; problemas no joelho, quadríceps e quadril; lassidão por hiperextensão do ombro e do cotovelo; epicondilite; e problemas no punho e na mão.

COMENTÁRIOS FINAIS

Desejo boa sorte aos leitores nesta jornada pela excitante área da fisioterapia esportiva. O profissional hábil na arte e na ciência das bandagens funcionais conquista logo a confiança do atleta. Porém, adquirir proficiência nessas habilidades é um desafio, e você deve ter consciência de que atingir um alto nível de competência depende de muitas horas – às vezes, anos – de prática. Encorajo o leitor a visualizar sempre a anatomia subjacente e o mecanismo da lesão que deve ser prevenida. Na busca da mestria nesse campo, pode haver momentos de frustração, mas, com concentração e prática, você vai se tornar um perito em bandagens e órteses esportivas.

Sumário

1 Introdução a Bandagens e Órteses — 11

- A ANATOMIA COMO BASE DA TÉCNICA DE BANDAGENS E ÓRTESES 11
- O PAPEL DAS BANDAGENS E ÓRTESES 14
- A IMPORTÂNCIA DE CONHECER O ESPORTE, O ATLETA E A LESÃO 22
- PREPARAÇÃO PARA A BANDAGEM 23
- APLICAÇÃO E REMOÇÃO DE BANDAGENS 24

2 Pé, Tornozelo e Perna — 29

- ENTORSES NO TORNOZELO 34
- TENDINITE E DISTENSÃO DO TENDÃO DO CALCÂNEO 45
- FASCIITE PLANTAR E DISTENSÕES NO ARCO 49
- NEUROMA DE MORTON 54
- ENTORSES DO HÁLUX 55
- CONTUSÕES NO CALCANHAR 58
- CANELITE (SHIN SPLINTS) 58
- ORTÓTICOS PARA O PÉ 61

3 Joelho — 63

- ENTORSES NOS LIGAMENTOS COLATERAIS E CRUZADOS 68
- ÓRTESES PARA O JOELHO 73
- HIPEREXTENSÃO DO JOELHO 74
- DOR NA ARTICULAÇÃO PATELOFEMORAL 77

4 Coxa, Quadril e Pelve — 81
DISTENSÕES NO QUADRIL 85
DISTENSÕES NA COXA 89
CONTUSÕES NA COXA E NO QUADRIL 92

5 Ombro e Braço — 95
ENTORSES NA ARTICULAÇÃO ACROMIOCLAVICULAR 100
ENTORSES GLENOUMERAIS 107
CONTUSÕES NO BRAÇO 111

6 Cotovelo e Antebraço — 113
ENTORSES NO COTOVELO 117
HIPEREXTENSÃO DO COTOVELO 119
EPICONDILITE DO ÚMERO 122

7 Punho e Mão — 125
ENTORSES NO PUNHO 132
ENTORSES NO POLEGAR 136
ENTORSES NOS DEDOS 140
RUPTURAS E AVULSÕES DOS TENDÕES 144

Glossário — 147

Bibliografia — 149

CAPÍTULO 1
Introdução a Bandagens e Órteses

A quinta edição das *Competências Educacionais do Athletic Trainer*, da National Athletic Trainer's Association (NATA), identificou oito áreas que refletem a prática clínica da fisioterapia esportiva. Uma área adicional, Proficiências da Integração Clínica (CIP, *Clinical Integration Proficiencies*), indica a prática clínica e demonstra a natureza global das proficiências. Para se tornar um fisioterapeuta esportivo competente, o estudante deve dominar os conhecimentos, as habilidades e as capacidades clínicas de todas as áreas relacionadas no item Competências educacionais do *athletic trainer*. Conhecer as habilidades físicas e atitudes relativas aos atletas e a seus respectivos esportes ou atividades físicas também é importante para a aplicação de bandagens e órteses.

Competências educacionais do *athletic trainer*

Prática baseada em evidências (PBE)
Prevenção e promoção da saúde (PPS)
Exame clínico e diagnóstico (ECD)
Assistência emergencial de lesões e doenças (AELD)
Intervenções terapêuticas (IT)
Estratégias psicossociais e encaminhamentos (EPE)
Administração de serviços de saúde (ASS)
Desenvolvimento profissional e responsabilidade (DPR)
Proficiências da Integração Clínica (POC)

Reimpressão, com permissão, de: National Athletic Trainer's Association, *Athletic Training Education Competencies*, 5E (online), www.nata.org/sites/default/files/5th-Edition-Competencies-2011-PDF-Version.pdf

A ANATOMIA COMO BASE DA TÉCNICA DE BANDAGENS E ÓRTESES

É necessária uma boa compreensão da **anatomia humana** para dominar a arte e a ciência das bandagens e órteses. O profissional precisa compreender as estruturas anatômicas que serão sustentadas por meio da aplicação de bandagens ou órteses. Qualquer um pode aprender as habilidades motoras necessárias ao processo de aplicação da bandagem (a arte), mas, além disso, é preciso entender a ligação entre a estrutura anatômica, o mecanismo da lesão e o propósito da bandagem, que pode ser a imobilização, a restrição do movimento ou o suporte de um ligamento ou músculo (a ciência). Este livro ilustra as estruturas anatômicas mais pertinentes e os mecanismos de lesão de cada parte do corpo cujo suporte por bandagem ou órtese será ensinado. O profissional também precisa saber identificar e palpar essas estruturas, utilizando os conhecimentos da **anatomia de superfície**. Em cada capítulo do livro, foi incluída uma lista de pontos de referência para a palpação.

Também é necessário aprender e adotar a terminologia anatômica na descrição de posições, planos, direções e movimentos do corpo. A **posição anatômica** é a referência para o uso dessa terminologia. O plano medial bissecciona o corpo nas metades direi-

---

anatomia humana   Estudo das estruturas e das relações entre as estruturas do corpo.
anatomia de superfície   Estudo das formas e da superfície do corpo.
posição anatômica   Posição ereta, com os braços nas laterais e as palmas das mãos voltadas para a frente.

ta e esquerda, e qualquer plano paralelo ao medial é um plano sagital. Já o plano coronal bissecciona o corpo nas porções anterior (parte da frente) e posterior (parte de trás), enquanto o transverso (axial) faz a divisão nas partes superior (de cima) e inferior (de baixo).

Na descrição dos membros, os termos proximal (mais perto de) e distal (mais longe de) identificam as estruturas mais próximas e mais distantes da ligação do membro com o tronco. A posição dos pares de ossos dos membros é usada, com frequência, para descrever a localização anatômica. O polegar, por exemplo, está no lado radial do antebraço, enquanto o hálux está no lado tibial do membro inferior. Palmar e plantar são adjetivos usados para descrever, respectivamente, as superfícies anteriores da mão (palma) e do pé (planta); o termo dorsal indica o outro lado tanto na mão quanto no pé.

Termos específicos também descrevem movimentos do corpo. Flexão significa a inclinação na direção que, usualmente, reduz o ângulo de uma articulação; a extensão é o movimento oposto. A abdução indica o movimento para fora da linha média; a adução, o oposto. A rotação, por sua vez, é o movimento de um osso ao redor do seu eixo; ela ocorre na direção medial (para dentro) ou lateral (para fora). Vocábulos específicos da articulação descrevem movimentos do antebraço e do pé. A supinação e a pronação indicam, respectivamente, os movimentos do antebraço que posicionam a palma para cima e para baixo (com o cotovelo em flexão de 90°). A inversão e a eversão movem a planta do pé, respectivamente, para dentro

Posição anatômica

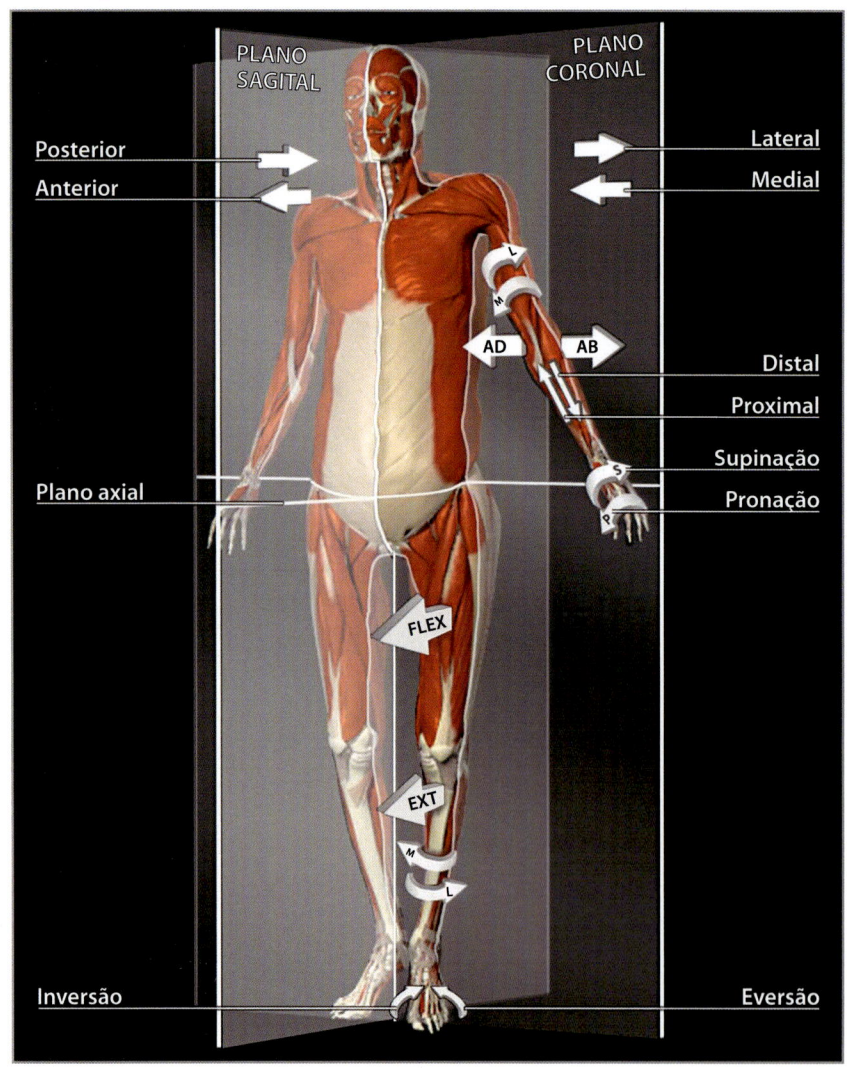

Cortesia: Primal Pictures.

e para fora, ao passo que a circundução é uma combinação de movimentos nas articulações, que permite a flexão, a abdução, a extensão e a adução.

As técnicas do uso de bandagens, ataduras e órteses ensinadas neste livro destinam-se a dar suporte a ossos, ligamentos, tendões, músculos, nervos e articulações do corpo e a protegê-los de lesões. Algumas das lesões em que mais comumente se aplicam bandagens e ataduras são ilustradas ao longo deste livro.

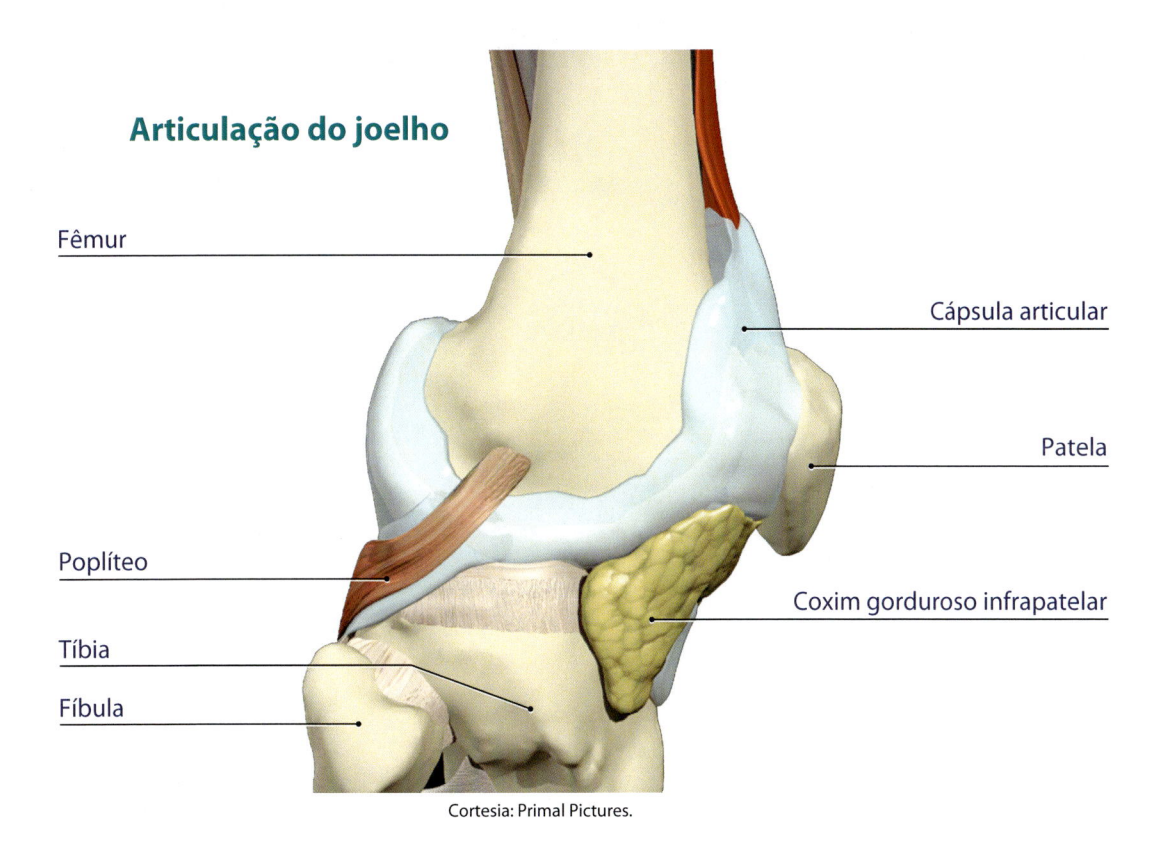

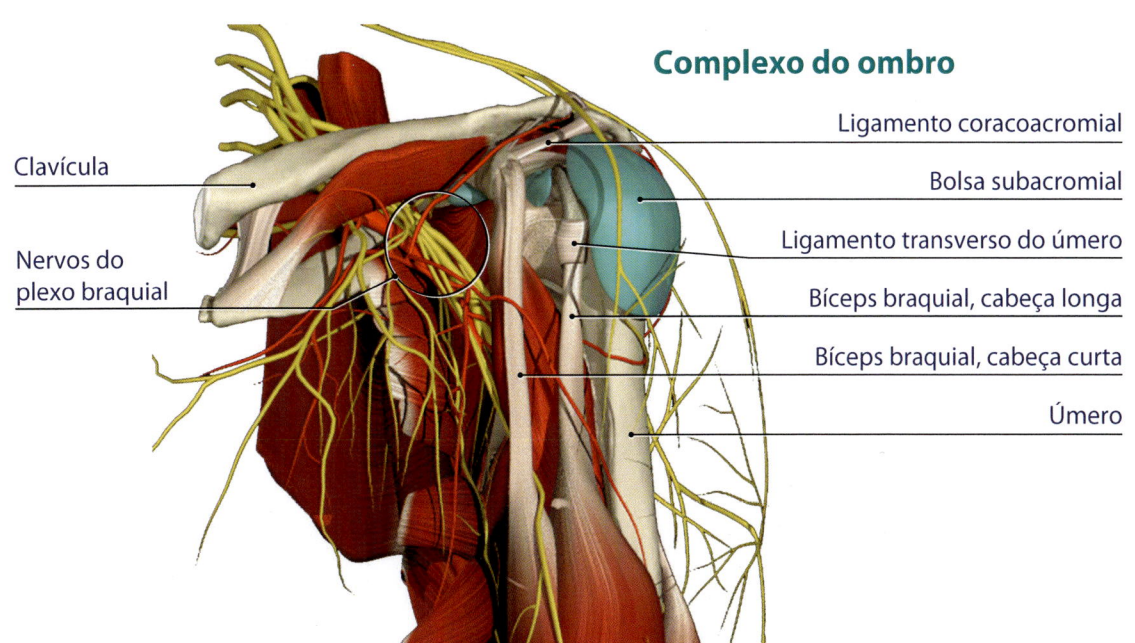

Articulação do joelho

- Fêmur
- Poplíteo
- Tíbia
- Fíbula
- Cápsula articular
- Patela
- Coxim gorduroso infrapatelar

Cortesia: Primal Pictures.

Complexo do ombro

- Clavícula
- Nervos do plexo braquial
- Ligamento coracoacromial
- Bolsa subacromial
- Ligamento transverso do úmero
- Bíceps braquial, cabeça longa
- Bíceps braquial, cabeça curta
- Úmero

Cortesia: Primal Pictures.

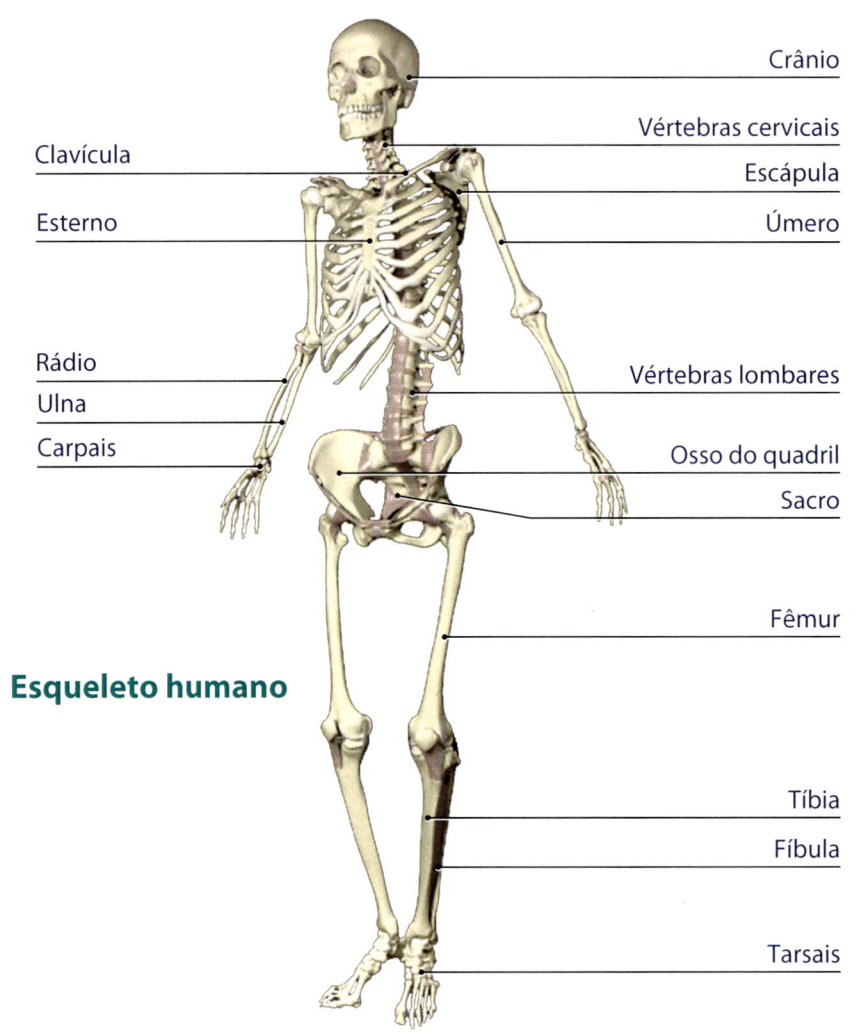

Esqueleto humano

- Crânio
- Vértebras cervicais
- Clavícula
- Escápula
- Esterno
- Úmero
- Rádio
- Vértebras lombares
- Ulna
- Carpais
- Osso do quadril
- Sacro
- Fêmur
- Tíbia
- Fíbula
- Tarsais

Cortesia: Primal Pictures.

O PAPEL DAS BANDAGENS E ÓRTESES

Embora a estrutura definida pela National Athletic Trainer's Association (NATA) para os domínios da fisioterapia relacione a colocação de bandagens como apenas uma das várias habilidades necessárias ao cumprimento eficaz dessa profissão, na verdade, ela é uma das habilidades mais importantes e visíveis. Você pode conquistar a confiança do atleta rapidamente, se souber colocar bandagens de modo proficiente. No entanto, ganhar mestria nessa área, pode ser tanto compensador quanto frustrante. Como acontece com qualquer outra habilidade motora, a aplicação de bandagens exige muita prática antes da aquisição de excelência.

O uso de bandagens funcionais pode evitar lesões ou facilitar o retorno do atleta lesionado à competição. Em geral, a bandagem deve limitar o movimento excessivo ou anormal de uma articulação que tenha sofrido **entorse**, ao mesmo tempo em que fornece suporte ao músculo comprometido pela lesão. Muitos fisioterapeutas afirmam que o valor da bandagem está em aumentar a resposta proprioceptiva fornecida ao atleta durante o desempenho. Por exemplo, atletas afetados por uma lesão no ligamento cruzado anterior e por instabilidade rotatória no joelho podem receber informações sensoriais através da órtese antes da limitação do movimento rotatório. Essa resposta **proprioceptiva** inicial faz com que o atleta seja capaz de, inconscientemente, contrair os músculos que controlam a instabilidade rotatória. De modo similar, esportistas envolvidos no voleibol ou no basquetebol podem receber informações sensoriais do tornozelo

> **entorse** Distensão (primeiro grau), ruptura parcial (segundo grau) ou ruptura completa (terceiro grau) de um ligamento
>
> **propriocepção** Consciência da posição de uma parte do corpo no espaço.

> **Competências educacionais do *athletic trainer* pertinentes ao uso de bandagens e órteses**
>
> *Prevenção e promoção de saúde*
>
> ➤ Equipamento de proteção e procedimentos profiláticos: realizar procedimentos de aplicação de bandagens e enfaixamentos preventivos, talas, órteses e outros dispositivos protetores especiais.
>
> *Intervenções terapêuticas*
>
> ➤ Reabilitação física e modalidades terapêuticas: fabricar e aplicar bandagens, enfaixamentos e materiais de suporte e proteção a fim de facilitar o retorno ao funcionamento normal.
>
> *Proficiências da integração clínica*
>
> ➤ Prevenção e promoção de saúde: selecionar, aplicar, avaliar e modificar equipamentos de proteção padronizados apropriados, bandagens, enfaixamentos, órteses, acolchoamentos e outros dispositivos personalizados para o paciente a fim de prevenir ou minimizar o risco de lesões na cabeça, tronco, coluna e membros, garantindo a participação segura no esporte ou em outras atividades físicas.

envolvido em bandagens, quando este sofre inversão enquanto suspenso no ar. Nesse caso, a bandagem pode ser mais eficaz no fornecimento de resposta proprioceptiva do que na limitação da inversão excessiva.

Seja qual for o seu modo de funcionamento, bandagens e órteses não substituem exercícios. O uso crônico de bandagens no tornozelo, na ausência de exercícios prévios à atividade, fornece ao atleta um tratamento de saúde abaixo do padrão. Por isso, a bandagem deve funcionar em associação a técnicas de alongamento e de fortalecimento. Como prática regular, você deve colocar bandagens ou órteses apenas em atletas que estejam dispostos a cumprir as recomendações para obtenção e manutenção da amplitude ótima do movimento da articulação e da força muscular.

Aparato para bandagens e órteses

É preciso uma série de ferramentas para atender às diferentes necessidades da aplicação de bandagens e órteses em atletas lesionados. Isso inclui esparadrapos esportivos elásticos (Fig. 1.1) ou inelásticos (Fig. 1.2), ataduras, faixas e órteses. Os fabricantes produzem e comercializam esparadrapos esportivos em vários tamanhos e texturas.

> **Propósitos do uso de bandagens e órteses**
>
> ➤ Sustentar ligamentos e cápsulas articulares instáveis, limitando o movimento anatômico excessivo ou anormal.
> ➤ Melhorar a resposta proprioceptiva enviada pelo membro ou articulação.
> ➤ Sustentar unidades musculotendíneas lesionadas, reduzindo e limitando o movimento.
> ➤ Fixar talas, curativos e acolchoamentos protetores.

Ataduras e esparadrapos inelásticos

Use os esparadrapos inelásticos para fornecer suporte às articulações e restringir o movimento articular anormal ou excessivo. O esparadrapo inelástico branco, por exemplo, aplicado diretamente sobre o tornozelo, pode prevenir o excesso de inversão.

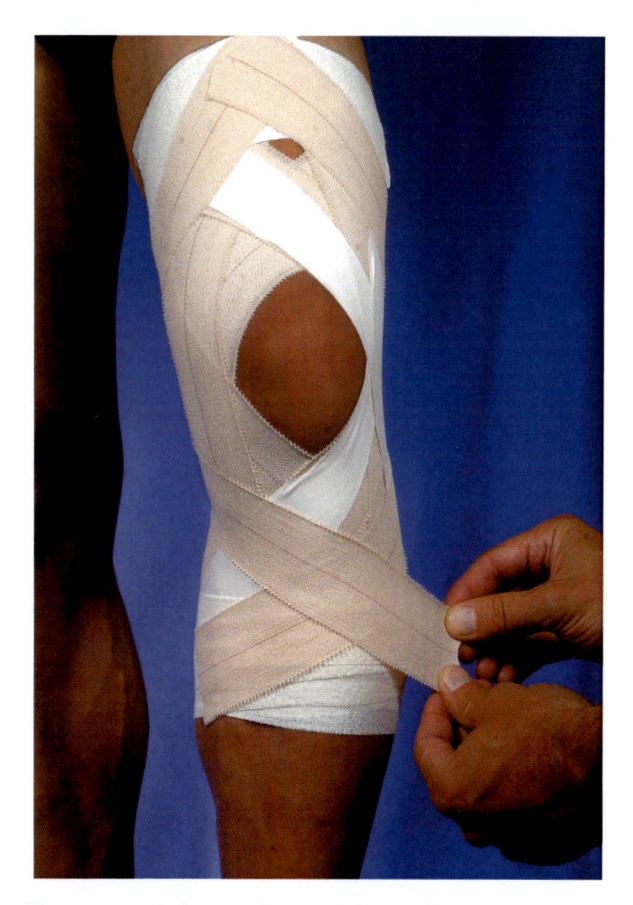

Figura 1.1 Aplicação de esparadrapo elástico para dar suporte ao joelho.

Normalmente, o esparadrapo inelástico branco é poroso e encontra-se disponível em rolos de 13,7 m, com larguras de 2,5; 3,8; ou 5,1 cm. O tamanho do atleta, o local anatômico e a preferência do fisioterapeuta esportivo ditam a largura a ser usada.

Embora forneçam melhor suporte, os esparadrapos inelásticos têm uma desvantagem – são mais difíceis de usar. Ao aplicar o esparadrapo inelástico branco, você vai perceber que os contornos do corpo podem fazer com que ele se dobre ou crie pregas. É necessário muita prática para dominar a técnica de aplicação de esparadrapo com eficiência e sem ondulações ou vincos.

Ataduras inelásticas podem fornecer suporte de modo independente ou em combinação com esparadrapo branco (Fig. 1.3). Embora não sejam tão convenientes quanto os esparadrapos, elas fornecem suporte aceitável de baixo custo. Considere essa opção quando o orçamento for limitado.

Ataduras e esparadrapos elásticos

Aplique as ataduras ou esparadrapos elásticos para dar suporte a partes do corpo que, ao contrário da maioria das articulações, necessitam de grande liberdade de movimento. Por exemplo, quando for preciso fornecer apoio aos isquiotibiais, enfaixando a coxa, use o esparadrapo elástico para permitir a contração normal do músculo, sem restrição do fluxo sanguíneo. As ataduras e os esparadrapos elásticos também servem para prender acolchoamentos protetores ao corpo (Fig. 1.4). Atletas com **contusões** na coxa, quadril ou ombro, às vezes, precisam dessa proteção extra. Essa técnica será discutida mais adiante, nos Capítulos 4 e 5.

As ataduras elásticas mostram-se especialmente úteis quando comprimem uma área que sofreu **lesão aguda**. Com frequência, a compressão, combinada com aplicação de gelo, ajuda a controlar o edema subsequente a lesões nas partes moles (Fig. 1.5).

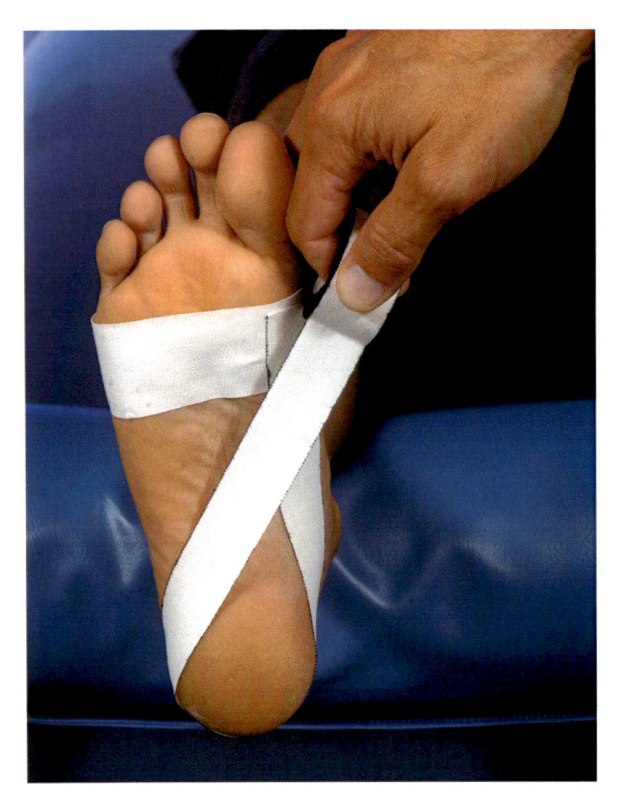

Figura 1.2 Aplicação de esparadrapo inelástico para dar suporte ao arco.

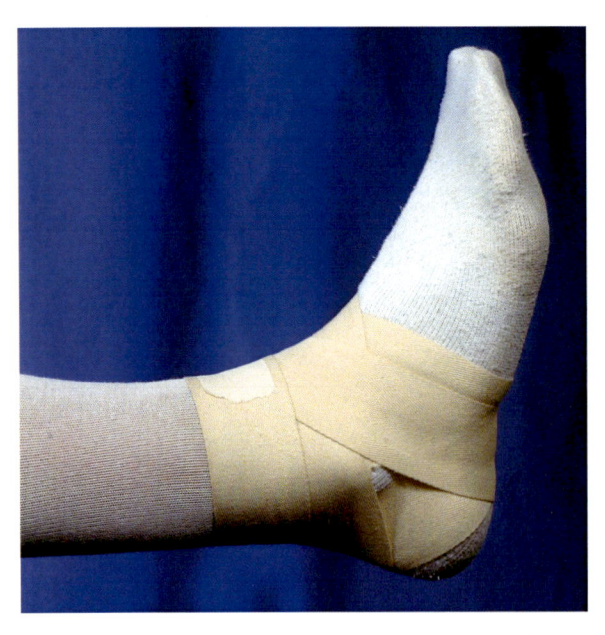

Figura 1.3 A atadura fornece suporte ao tornozelo com baixo custo. Além disso, sua colocação consiste em excelente prática das técnicas de "figura-oito" e de trava do calcanhar, apresentadas no Capítulo 2.

> **contusão** Trauma direto agudo, sem corte.
> **lesão aguda** Lesão traumática recente.

Ao tratar atletas com essa técnica, você deve sempre avisá-los do risco potencial de se usar ataduras elásticas em lesões agudas que, inevitavelmente, irão edemaciar. Em particular, é preciso pedir ao atleta que observe sinais de restrição da circulação, monitorando a cor do leito ungueal dos dedos das mãos e dos pés. Leitos com aparência azul escura indicam problemas de circulação. Se for necessário o uso de atadura elástica, não se esqueça de insistir com o atleta para que ele coloque a articulação lesionada em posição elevada e deixe a atadura mais frouxa durante a noite.

O esparadrapo elástico, assim como o inelástico, encontra-se disponível em texturas e larguras diferentes, adequadas a cada parte do corpo. Sua largura

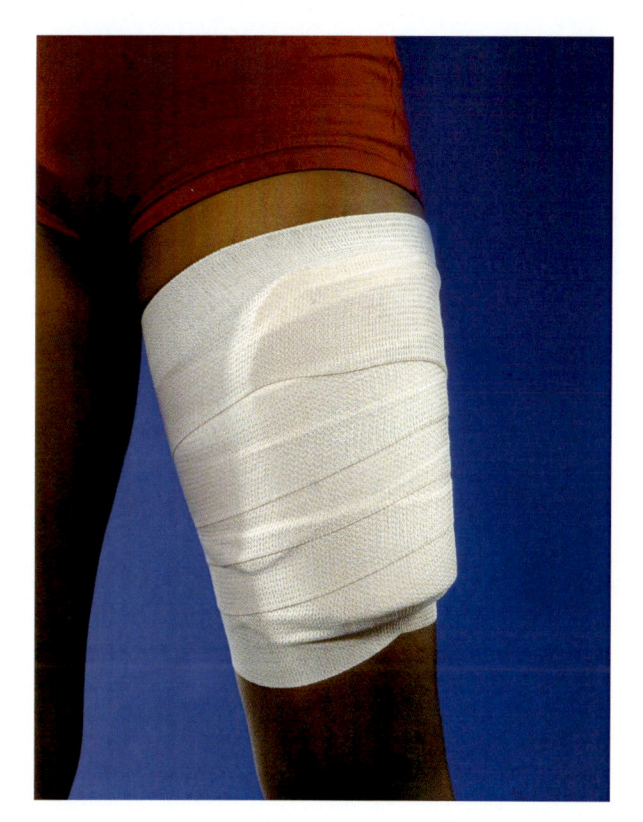

Figura 1.4 Atadura elástica para fixar um acolchoamento protetor à coxa anterior. As presilhas de metal, usadas para prender esse tipo de atadura, devem ser cobertas com esparadrapo ou removidas no momento da participação no esporte.

pode ser de 2,5; 5,1; 7,6; ou 10,2 cm. A largura das ataduras elásticas pode variar entre 5,1; 7,6; 10,2; e 15,2 cm; também estão disponíveis em tamanhos duplos, para acomodar áreas corporais grandes, como o quadril e o tronco. A qualidade dessas ataduras varia. Ao contrário do que acontece com o esparadrapo, as ataduras podem ser reutilizadas; para economizar, você pode comprar a melhor e mais cara. As mais baratas e, portanto, de qualidade inferior, não funcionam tão bem quando reaplicadas.

Dispositivos protetores em combinação com esparadrapos e ataduras

Costuma-se usar talas e acolchoamentos protetores para limitar o movimento, proteger uma parte do corpo ou dissipar forças para longe da área lesionada. Com frequência, bandagens e ataduras esportivas podem ser usadas para manter essas talas e acolchoamentos protetores no lugar. Os materiais de proteção incluem espuma, feltro, termoplásticos, termoespumas e outros, como fibra de vidro, borracha de silicone e neoprene. Nesse livro, são fornecidos alguns exemplos de materiais protetores e do uso de esparadrapos e ataduras para mantê-los firmes.

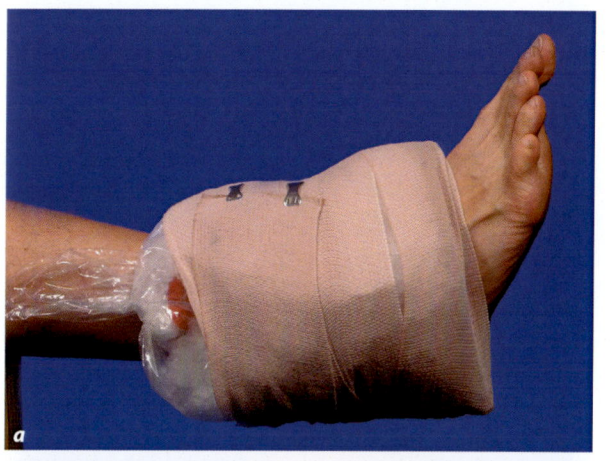

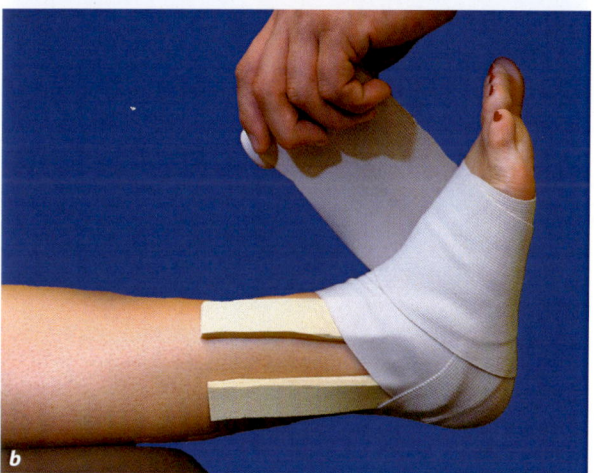

Figura 1.5 *(a)* Atadura elástica para prender uma bolsa de gelo ao tornozelo. Aplique o gelo diretamente sobre a pele por período inferior a 20 minutos por hora. *(b)* A atadura elástica também pode ser usada em combinação com um acolchoamento em forma de ferradura para aplicar compressão a um tornozelo que sofreu entorse aguda.

Órteses esportivas

As órteses previnem lesões a articulações saudáveis e fornecem apoio a articulações instáveis. Uma série de órteses encontra-se disponível no mercado de produtos esportivos. De fato, você pode encontrar órteses para cada articulação do corpo, embora, para uso esportivo, sejam mais comuns aquelas para tornozelo, joelho, ombro, cotovelo e punho. Não vamos oferecer aqui uma revisão exaustiva de todas. Em vez disso, focaremos aquelas usadas para tratar lesões comuns em ligamentos do tornozelo e do joelho e lesões por esforço repetitivo no cotovelo e no punho. Além disso, apresentamos ilustrações de órteses para tornozelo, joelho, punho, cotovelo e ombro, nos respectivos capítulos.

As órteses podem suplementar ou substituir as bandagens funcionais. Algumas, como as do tornozelo, às vezes representam certa economia, pois, ao contrário das bandagens, são reaproveitáveis. Apesar disso, existem órteses caras. As órteses funcionais para o joelho, por exemplo, custam de 500 a 700 dólares.

Bandagens adesiva rígida e elástica cinesiológica

A efetividade da bandagem esportiva tradicional tende a diminuir no decorrer da atividade física. Como alternativa, são usadas bandagens adesivas rígidas, como a Leukotape, e bandagens elásticas cinesiológicas, como a Kinesio Tape.

Bandagem adesiva rígida

O material para enfaixe pré-bandagem (como o Cover-Roll) junto com a bandagem adesiva rígida (como a Leukotape) (Fig. 1.6) aderem melhor do que a bandagem esportiva tradicional e permitem que os atletas permaneçam na atividade por mais tempo. A Leukotape e outras marcas similares de bandagem adesiva rígida têm apenas 30% de elasticidade no momento da aplicação inicial e, portanto, são mais úteis para criar um tipo de órtese de suporte da área. Esse baixo grau de elasticidade é especialmente importante quando a pessoa está envolvida numa atividade física e precisa da estabilidade conferida pela bandagem. Comumente, aplica-se a pré-bandagem antes da bandagem rígida. Os efeitos terapêuticos da bandagem rígida incluem estabilização da articulação, melhoria do movimento articular e aumento da tolerância à carga, mudança e controle da postura ou de pequenas deformidades, auxílio na avaliação do uso de ortóticos, facilitação da atividade e controle muscular, inibição da atividade muscular, redução da dor por meio do alívio da carga sobre as estruturas, aumento da excitabilidade dos neurônios motores, aumento da força de torção e incremento da propriocepção. (Para obter mais informações sobre o uso da bandagem adesiva rígida, veja Keil, 2012.)

Bandagem elástica cinesiológica

A outra forma de bandagem terapêutica é representada pelo tipo elástico cinesiológico, como a Kinesio Tape (Fig. 1.7), que tem uma porcentagem de elasticidade de até 140% em relação ao comprimento original da tira. Essa bandagem permite a movimentação articular total e ajuda no fluxo linfático. A bandagem elástica cinesiológica não tem látex e é resistente à água. Apesar de sua popularidade, os dados que comprovam a sua efetividade como única técnica de tratamento em caso de lesões são limitados, conflitantes e de baixa qualidade. Esse tipo de bandagem é efetivo na redução da dor, aumento da amplitude do movimento e mudança da atividade eletromiográfica (EMG). No entanto, essas condições só se verificam quando ela é usada em combinação com outras técnicas de fisioterapia, como a terapia manual e o exercício em pessoas com problemas neurológicos, acidente vascular cerebral (AVC) ou paralisia cerebral, ou com lesões ortopédicas. Os benefícios da bandagem cinesiológica incluem suporte e redução da carga articular, alongamento da rigidez da fáscia, redução da congestão linfática (pela estimulação do fluxo linfático quando a bandagem é voltada na direção dos coleto-

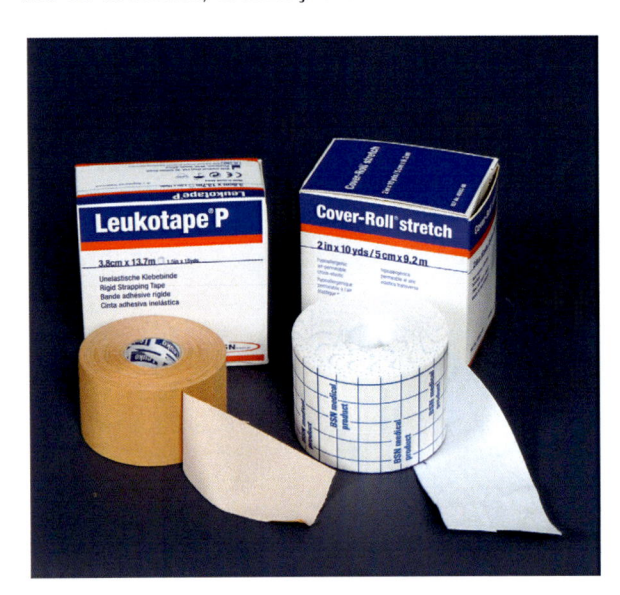

Figura 1.6 Bandagem adesiva rígida Leukotape e pré-bandagem Cover-Roll.

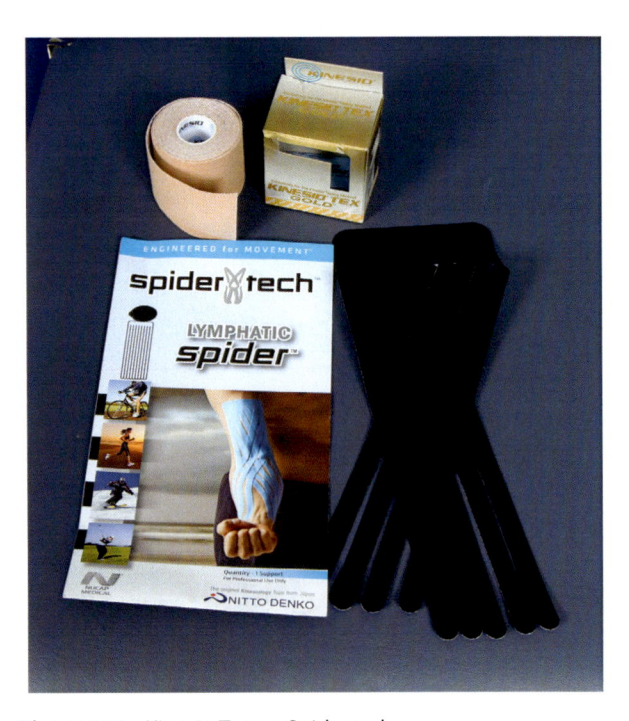

Figura 1.7 Kinesio Tape e Spidertech.

res linfáticos do pescoço, axila, cotovelo medial, dorso do punho, coluna, sacro, virilha, joelho medial e áreas do tendão do calcâneo), normalização da função muscular, auxiliando a facilitação muscular (redução da fadiga) e inibição (redução da hipertonicidade e cãibra), aumento do *input* proprioceptivo, aumento da amplitude de movimento articular e redução da dor.

Orientações para aplicação de bandagens rígidas e cinesiológica

Inicialmente, como acontece na aplicação da bandagem esportiva, avalie com precisão a causa dos sintomas ou os fatores envolvidos. É especialmente importante considerar a atividade que o paciente deseja executar. A bandagem é usada como complemento a outras opções de tratamento, incluindo exercícios para corrigir desequilíbrios, alongamento de músculos rígidos, reeducação postural, forma de avaliação biomecânica durante a atividade que provoca agravamento e uso de terapia manual para tratar restrições articulares. Um bom conhecimento de anatomia e biomecânica é essencial na hora de escolher o tipo mais benéfico de bandagem e a técnica mais apropriada, dependendo do objetivo da aplicação.

Muitas técnicas de aplicação da bandagem esportiva podem ser modificadas (por exemplo, usar menos material) para servir às bandagens rígidas. A aplicação é um processo criativo, desde que sejam tomadas precauções e haja redução da dor ou sintomas do paciente no momento da conclusão do procedimento. Por si só, a aplicação de bandagens não é suficiente para avaliar e tratar lesões; um exame abrangente, feito por um qualificado profissional da área de saúde, é o primeiro passo essencial na determinação das opções de tratamento apropriadas.

Precauções para aplicação de bandagens rígidas e cinesiológicas

Há algumas diferenças nas precauções relativas à aplicação de bandagens rígidas e cinesiológicas quando comparadas às esportivas. São elas:

1. **Alergia ao látex ou a adesivos.** A Cover-Roll (pré-bandagem) não contém látex, mas a Leukotape e outras marcas de bandagens rígidas contêm. Não há látex na bandagem cinesiológica, que é aplicada diretamente sobre a pele. As técnicas de aplicação da bandagem rígida podem ser usadas em pessoas com alergia ao látex, comumente sem problemas, mas o material *não* pode ficar em contato direto com a pele. Caso o paciente tenha alergia ou sensibilidade ao látex ou a materiais adesivos, vai aparecer uma erupção vermelha bem abaixo da bandagem, provavelmente com muita coceira. Em geral, a alergia manifesta-se dentro de 24 horas, mas às vezes pode aparecer até dez dias após a aplicação. Quando se remove a bandagem, é comum que a pele fique vermelha, especialmente em caso de uso prolongado. Normalmente, a vermelhidão desaparece dentro de alguns minutos ou horas. Se a pele ficar irritada, podem ser usados cortisona ou algum outro creme tópico anti-inflamatório. Loção de calamina ou um antiácido líquido também podem ser úteis se aplicados sobre as áreas da pele afetadas; como alternativa, pode-se usar um protetor de pele antes da aplicação.

2. **Irritação por fricção ou bolhas.** Isso ocorre em áreas submetidas à aplicação de bandagem rígida com força de tração ou âncora. A pele pode se abrir ou se romper em certas áreas de tensão ou movimento excessivo (isso é observado mais comumente em torno do joelho anterior ou medial). Nessa área, com o tempo, a pele vai endurecendo e deixa de ser tão susceptível a rupturas.

3. **Técnica de bandagem que limita a amplitude de movimento articular.** Ao aplicar a bandagem rígida, fique atento à amplitude de movimento necessária à atividade que o paciente deseja realizar; realize o procedimento de modo que, na área coberta, não haja limitação da mobilidade articular nem inibição da *performance*; verifique também se a bandagem não está provocando nenhuma tração excessiva capaz de causar irritações por fricção ou bolhas.

4. **Circulação prejudicada em região distal à bandagem.** Ao fazer a aplicação (especialmente se for usado um material rígido) em torno de toda a articulação (cotovelo, joelho, tornozelo, punho), cuide para que a bandagem não fique apertada a ponto de prejudicar a circulação em sua região distal. Isso pode impedir o retorno venoso e causar edema na área (p. ex., na mão ou pé), assim como complicações mais graves.

5. **Pele frágil.** Tome cuidado ao aplicar bandagens em pessoas com pele delicada (p. ex., idosos, crianças, pacientes com problemas no tecido conjuntivo, diabéticos propensos à ruptura da pele), em regiões de feridas abertas ou crostas e em áreas recém submetidas à cirurgia (p. ex., sobre cicatrizes que ainda não se fecharam completamente). Pode-se aplicar uma bandagem plástica para cobrir uma ferida aberta ou cicatriz e deixar a bandagem rígida por períodos curtos, de modo a verificar a condição do ferimento periodicamente. Pacientes com problemas de integridade da pele podem fazer um teste com uma pequena tira de pré-bandagem sobre a pele durante alguns dias para examinar o grau de tolerância.

Aplicação de bandagem rígida

1. Prepare a pele em que será aplicada a bandagem. Ela deve estar depilada, limpa (passe álcool caso a pele esteja suja ou oleosa) e sem resíduos de materiais adesivos de bandagens prévias (use um removedor de adesivos). Remova as roupas que possam impedir o acesso à área-alvo.

2. Posicione o paciente de modo a facilitar o acesso à parte do corpo, deixando-o na melhor posição anatômica neutra para aplicação da bandagem. Algumas técnicas exigem a participação de dois fisioterapeutas para uma ótima efetividade.

3. Meça e corte tiras de pré-bandagem e aplique-as de modo que a bandagem rígida não entre em contato com a pele (exceto no caso de aplicação no pé, onde a pré-bandagem é opcional).

4. Corte ou rasgue tiras de bandagem rígida e aplique-as com a tensão adequada na direção da tração desejada, a fim de criar pregas na pré-bandagem e, às vezes, enrugamentos ou ondulações na pele (Fig. 1.8).

5. Avalie a integridade da bandagem levando a articulação até o ponto de amplitude de movimento necessário à atividade que será realizada pelo paciente (p. ex., dobre ou estenda o joelho do paciente, caso a bandagem esteja nessa região, ou peça ao paciente que ande um pouco, caso a bandagem esteja no pé). Às vezes é necessário fazer pressão nas duas extremidades da bandagem quando elas começam a se soltar ou, então, colocar tiras de âncora de pré-bandagem na ponta da bandagem para mantê-la firme (Fig. 1.9).

6. Acompanhe mudanças de sintomas e o controle da dor. A bandagem deve agir imediatamente, reduzindo a dor na área quando o paciente se movimenta do modo que antes causava dor. Às vezes pode ser necessário mudar o ângulo ou a força da tração da bandagem rígida, de acordo com as circunstâncias. Caso a bandagem não resulte em melhoria dos sintomas ou cause dor em outra área, será preciso removê-la.

7. Avalie o tempo de uso. No caso de bandagem rígida, dependendo da integridade da fita e da tolerância da pele, ela pode permanecer intacta no lugar por 2 a 7 dias, com banhos e transpiração. Atividades de natação ou exposição excessiva à água reduzem o tempo de aderência. Peles oleosas ou muito suadas também reduzem o tempo de aderência, especialmente no pé. As extremidades da bandagem podem se estragar primeiro, começando, então, a se soltar da pele. Quando não há mais tensão suficiente ou os sintomas começam a voltar, é hora de remover a bandagem. O paciente precisa usar a bandagem até que os músculos fiquem fortes o bastante para sustentar a área necessária à atividade e tenham resistência suficiente para manter a posição pelo tempo desejado. Tipicamente, quando os sintomas são graves, o paciente costuma usar a bandagem por 3 a 5 dias durante a atividade normal. Assim que a dor diminui, o paciente pode voltar, aos poucos, à rotina do esporte com a bandagem ou pode usá-la somente nas atividades mais agressivas. Na maior parte das vezes, assim que a força e a resistência muscular melhoram, torna-se desnecessário o uso da bandagem durante certas atividades. O paciente necessitará de uma boa biomecânica pra sempre.

8. Remova a bandagem. Comece a tirar a bandagem por uma das pontas da pré-bandagem e puxe lentamente para não machucar a pele. A remoção é mais fácil quando a bandagem ou a pele estão molhadas como, por exemplo, após a ducha, banheira ou piscina.

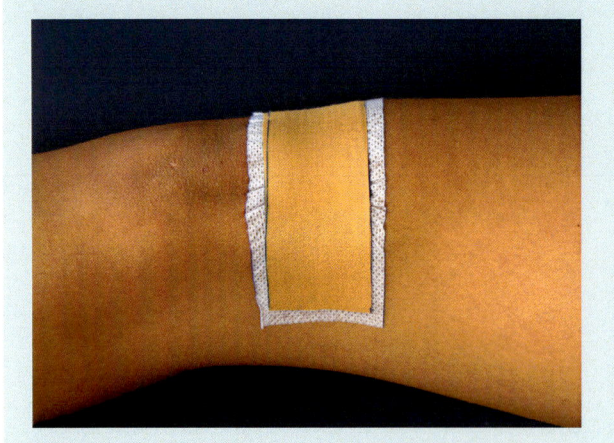

Figura 1.8 Tensão aplicada à bandagem adesiva.

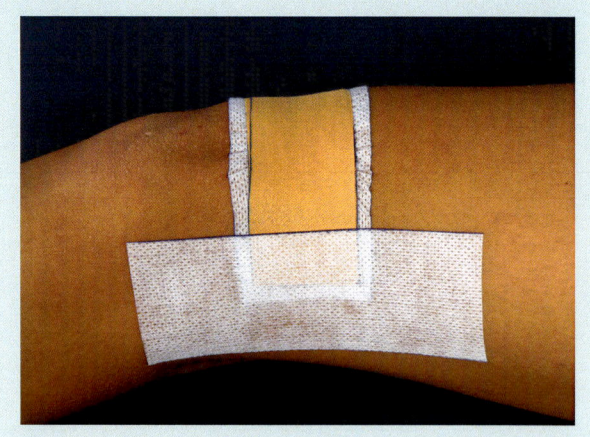

Figura 1.9 Tiras de pré-bandagem para ancoragem.

Aplicação de bandagem elástica cinesiológica

1. Aplique a bandagem 20 minutos a 1 hora antes da atividade para garantir uma boa adesão ou, então, use uma bandagem adesiva, se conveniente, durante a atividade. Use bandagem impermeável caso a aplicação seja feita em áreas suadas, nas mãos ou nos pés. A bandagem elástica cinesiológica é resistente à água a partir de 1 hora após a aplicação.

2. Comece e termine a aplicação da bandagem sem tensão. Corte as pontas das bandagens no formato circular para evitar que os cantos se soltem. A bandagem agrupa a pele e a deixa enrugada, criando uma bolsa de pressão e efeitos de vácuo. A ponta do início e do fim da bandagem deve ficar sobre a pele, e não sobre outro pedaço de bandagem. Puxe uns 2,5 a 5 cm do papel do forro ou rasgue um pedacinho da ponta para facilitar a sua remoção. Pregue essa ponta na pele, depois leve a articulação ao ponto máximo de amplitude de movimento e pressione o resto da bandagem contra a pele. Evite esticar demais a bandagem antes da aplicação e evite, também, mais de três camadas de bandagem sobre uma única área porque, desse modo, o material não vai aderir bem.

3. Há quatro modos de cortar a bandagem. O corte em I (Fig. 1.10A), usado em todos os músculos, é aplicado diretamente sobre o músculo afetado ou transversalmente à articulação, a fim de aumentar a estabilidade, ou em caso de lesão muscular aguda. O corte em Y (Fig. 1.10B) é a técnica mais comum para circundar músculos e relaxar espasmos ou aumentar a força de músculos fracos e aumentar o fluxo linfático. O corte em X (Fig. 1.10C) estabiliza a articulação relativa ao músculo-alvo. O corte em leque (Fig. 1.10D) serve para redução de edema; o ponto do qual se deseja drenar a linfa é a base do leque.

   ➤ Para aliviar espasmos, com o músculo alongado, aplique a bandagem da inserção para a origem (p. ex., ao aplicar a bandagem na panturrilha, faça a dorsiflexão do tornozelo).

   ➤ Para tratar músculos fracos, com o músculo oposto alongado, aplique a bandagem da origem para a inserção (p. ex., alongue o peitoral para usar uma técnica de aplicação sobre o trapézio superior ou o deltoide posterior). Essa aplicação vai agrupar a pele.

   ➤ Para ajudar no tratamento de hematoma, edema ou problemas de circulação, aplique pouca ou nenhuma tensão. Para produzir efeito sobre o músculo, aplique a bandagem com tensão leve a moderada. Para ajudar a estabilizar articulações ou ligamentos, aplique tensão máxima.

4. Esfregue a bandagem após a aplicação para ativar o adesivo sensível ao calor. Quando a bandagem se molhar (p. ex., após o banho), passe uma toalha sobre ela, de leve, ou use um secador de cabelos. (Cuidado: o excesso de calor do secador pode dificultar a remoção da bandagem). Usualmente, o tempo de uso é de 3 a 10 dias. Caso se solte, a ponta da bandagem pode ser cortada desde que o restante do material esteja intacto.

5. Para remover a bandagem, puxe-a na direção dos pelos e segure a pele ao redor, evitando que ela também seja puxada. Para tornar a remoção mais confortável, encharque a bandagem de óleo de bebê, óleo vegetal ou produto de remoção de bandagem por 15 a 20 minutos antes de retirá-la.

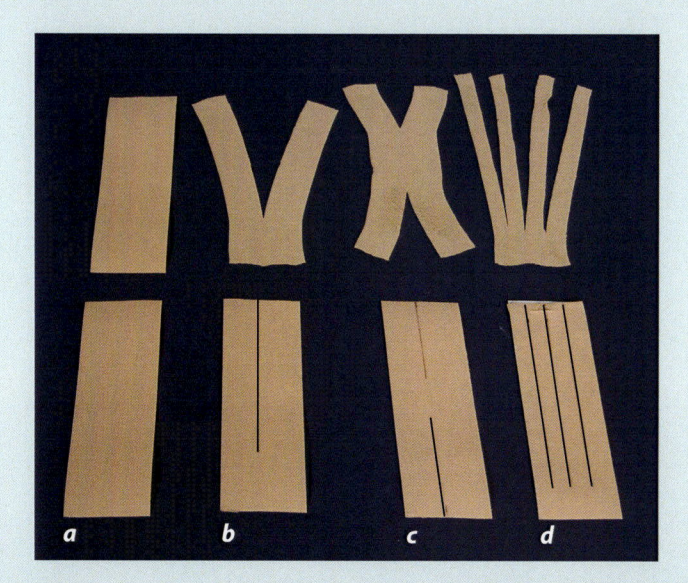

Figura 1.10 Cortes comuns da bandagem cinesiológica: (*a*) corte em I, (*b*) corte em Y, (*c*) corte em X e (*d*) corte em leque. As linhas traçadas nas partes sólidas da bandagem, do lado avesso, indicam como se deve cortar a tira para criar os vários cortes cinesiológicos.

A IMPORTÂNCIA DE CONHECER O ESPORTE, O ATLETA E A LESÃO

Para ser um fisioterapeuta esportivo eficiente, você tem de conhecer a anatomia e os **mecanismos de lesão** e precisa dominar as tarefas psicomotoras da colocação adequada de bandagens esportivas. Além disso, é preciso compreender as regras do uso de bandagens e órteses esportivas e as necessidades de cada atleta individualmente.

Regras do uso de bandagens e órteses no esporte

A maioria das associações atléticas normativas regula o grau de restrição promovido por bandagens e órteses, assim como os materiais usados para proteger a parte lesada. Essas associações cuidam do cumprimento das regras porque o uso de bandagens pode dar ao atleta uma vantagem desleal durante a competição, especialmente em esportes como a luta romana. Além disso, dispositivos e órteses de proteção podem machucar outros participantes. A maior parte das associações proíbe materiais duros e inflexíveis, a não ser que estejam cobertos por um acolchoamento macio e maleável.

As associações esportivas regulamentam também o atendimento a atletas lesionados durante competições oficiais. Na luta romana, por exemplo, permite-se apenas um curto período para tratar esses atletas. Muitos outros esportes exigem que o participante seja removido da competição, seja qual for a gravidade da lesão. Além disso, é preciso seguir precauções universais caso o atleta esteja sangrando e, por isso, o fisioterapeuta esportivo deve conhecer bem esses procedimentos. Essas e outras regras afetam o modo de avaliação do atleta lesionado e de aplicação da órtese ou bandagem. Aconselhamos o profissional a consultar as orientações da respectiva entidade organizadora, como a National Collegiate Athletic Association ou as associações esportivas universitárias regionais ou estaduais.

Conhecer o atleta

Alguns atletas não podem atuar com restrição de movimentos, ainda que mínima, enquanto outros desempenham muito bem o seu papel inclusive com grande limitação. No futebol americano, a restrição significativa dos movimentos das mãos e dos dedos de um *lineman* ofensivo ou defensivo pode não prejudicar o seu desempenho. No entanto, uma restrição de igual ou menor grau comprometeria dramaticamente a destreza de um *quarterback* ou *receiver*. Envolver o tornozelo de um atleta do lançamento de peso em bandagens exige uma técnica diferente daquela aplicada ao suporte do tornozelo de um velocista. Esses exemplos mostram que, para dominar a arte e a ciência das bandagens, é preciso compreender as diferentes necessidades de cada atleta.

Examinar e tratar a lesão

Deve-se adquirir mestria completa na avaliação e reabilitação de lesões para usar bandagens e órteses de modo eficaz. Isso inclui saber quando o atleta pode voltar a treinar e competir com segurança.

Exame da lesão

Sob nenhuma circunstância você deve aplicar a bandagem ou órtese sobre o local da lesão de um atleta sem, primeiro, conhecer o mecanismo da lesão e a estrutura anatômica subjacente. Ao compreender o mecanismo da lesão, você será capaz de aplicar a bandagem de modo a prevenir danos futuros. Para determinar esse mecanismo e saber se a lesão é aguda ou **crônica**, é preciso obter a história do atleta. Seja sistemático na avaliação, usando o protocolo de avaliação de lesões apresentado na página 9. Para obter mais informações sobre avaliação de lesões, consulte a lista de sugestão de leituras, no final do livro, que inclui um texto excelente sobre exame de lesões musculoesqueléticas.

Papel do exercício

Como fisioterapeuta esportivo, você tem de fazer mais do que simplesmente colocar a bandagem ou a órtese no atleta lesionado; é responsabilidade sua providenciar exercícios apropriados de alongamento e de fortalecimento. A prevenção ou eliminação de lesões só é possível quando o atleta alcança o nível normal de força, flexibilidade e amplitude de movimento! Neste livro, discutimos exercícios que exigem o mínimo de equipamento. Assim que o atleta reabilitado atender aos critérios de retorno às competições, utilize esses exercícios para que ele mantenha a força e a flexibilidade.

Critérios para retorno às competições

Embora o uso de bandagens facilite o retorno do atleta à atividade física, essas medidas auxiliares não restauram a habilidade funcional pré-lesão.

> **mecanismo da lesão** Descreve a causa específica da lesão.
> **lesão crônica** Lesão não traumática, de natureza contínua.
> **marcha antálgica** Padrão de correr ou andar doloroso ou anormal.

Protocolo de avaliação da lesão

➤ Obter a história do atleta em relação ao mecanismo da lesão.
➤ Inspecionar a área em busca de edema e deformidade.
➤ Apalpar a região em busca de anormalidades.
➤ Avaliar a amplitude de movimento ativa – a disposição do atleta de mover a parte lesionada.
➤ Determinar a amplitude de movimento passiva – a habilidade do fisioterapeuta de mover a parte lesionada do atleta relaxado.
➤ Avaliar a amplitude de movimento resistida – a habilidade do atleta de contrair a musculatura da parte afetada.
➤ Aplicar testes especiais para avaliar a integridade dos ligamentos articulares.
➤ Comparar sempre os resultados da avaliação com a condição do membro não lesionado!

Critérios para retorno do atleta lesionado à competição

➤ Recuperação da força da área lesionada; flexibilidade e amplitude de movimento normais em comparação com o lado não lesionado.
➤ Execução de testes funcionais, como correr, driblar e realizar outros exercícios de agilidade com velocidade total, sem claudicação.
➤ Atleta com condição psicológica que indica disposição e entusiasmo para o retorno.

Depois de sofrer lesão em um membro inferior ou superior e antes de voltar ao esporte, o atleta deve recuperar o nível de força, flexibilidade e amplitude de movimento comparável ao do lado não lesionado. Em caso de lesão em membros inferiores, teste atividades funcionais como correr e driblar. Por exemplo, um atleta com **marcha antálgica** com ou sem bandagem, não deve retornar à competição.

PREPARAÇÃO PARA A BANDAGEM

A colocação de bandagens deve ser feita em um ambiente que maximize a sua eficácia. Uma vez que serão devotadas muitas horas a essa tarefa psicomotora, a otimização das habilidades clínicas de aplicação da bandagem depende da preparação do profissional, das instalações e dos atletas. A preparação do aplicador da bandagem e a cooperação do atleta são essenciais.

O ambiente da colocação de bandagens

Mantenha a limpeza e a aparência profissional do local onde será colocada a bandagem. Deve haver iluminação e ventilação adequadas. Uma vez que o calor e a umidade dificultam a aplicação, armazene os materiais em lugar ventilado.

Esse trabalho exige que o profissional passe muitas horas na prática de suas habilidades psicomotoras. Portanto, monte um ambiente adequado e use uma mesa específica para garantir o seu próprio conforto. As mesas para colocação de bandagens são diferentes daquelas de tratamento. Em geral, as de tratamento medem 183 cm de comprimento e 76 cm de altura; e as de bandagens, 122 cm de comprimento e 89 cm de altura, dependendo da altura do fisioterapeuta.

Em viagens com a equipe, antes do jogo, prepare adequadamente as instalações onde serão aplicadas bandagens. Fazer isso em um banco de ônibus ou na cama do hotel pode transformar uma agradável rotina em um processo árduo e dolorido.

Considerações de acordo com o sexo

A fisioterapia esportiva tem conquistado o seu lugar na área de saúde, e os atletas devem ser tratados em um ambiente coeducativo. Na maior parte dos ambientes profissionais, o fisioterapeuta deve tratar atletas de ambos os sexos. Quando o fisioterapeuta aplica uma bandagem em um atleta de sexo diferente do seu, raramente surgem dificuldades, mas sempre é bom proteger a privacidade do esportista. As atletas, por exemplo, devem usar um traje adequado, um *top* ou sutiã, durante aplicações de bandagens no ombro, e o fisioterapeuta pode aplicar ataduras elásticas sobre malhas de ginástica na região do quadril e da virilha de atletas, tanto do sexo feminino quanto masculino.

As viagens dos atletas ocasionalmente criam inconvenientes para a preparação da área destinada à colocação de bandagens antes do jogo e, às vezes, a situação se complica quando o fisioterapeuta precisa cuidar de um atleta de sexo diferente do seu. Uma opção consiste em esperar que o atleta esteja apropriadamente vestido antes de entrar no vestiário para cumprir as suas responsabilidades profissionais. Se o tempo for curto, leve a mesa do vestiário para uma área adjacente, onde seja possível a aplicação das bandagens em um atleta, enquanto o restante do time troca de roupa para a competição.

Preparação e cooperação do atleta

O atleta deve ficar sentado ou de pé e atento ao trabalho de colocação da bandagem na área lesionada (Figs. 1.11 e 1.12). O esportista desatento, que assume uma má postura ou se reclina sobre a mesa, pode prejudicar a manutenção da parte corporal lesionada na posição anatômica apropriada. Um tornozelo caído ou um punho solto logo frustrará o fisioterapeuta e comprometerá a eficácia do procedimento.

Antes de aplicar a bandagem, confirme se a área está limpa e depilada adequadamente. Mantenha um barbeador à mão.

Ao colocar a bandagem, você pode usar algum material aderente adicional* – há muitos disponíveis comercialmente –, mas isso é desnecessário quando a região do corpo está limpa, depilada e seca. Quando a bandagem entra em contato com proeminências ósseas e tendões musculares, a fricção resultante pode produzir bolhas. Para maximizar o conforto do atleta, coloque acolchoamentos lubrificados nas áreas de fricção antes de iniciar a aplicação das bandagens (Fig. 1.13). Fazer um enfaixe com pré-bandagem também pode prevenir a formação de bolhas, mas, com frequência, isso faz com que a bandagem deslize (Fig. 1.14). Portanto, é recomendado o mínimo possível de pré-bandagem, aplicado junto com uma substância adesiva para bandagens.

APLICAÇÃO E REMOÇÃO DE BANDAGENS

A seguir, consta um lista com algumas habilidades básicas, necessárias à aplicação e à remoção de bandagens:

- **Cortar o esparadrapo:** Embora pareça uma tarefa simples, cortar o esparadrapo é o primeiro desafio. Frequentemente, o desenvolvimento dessa habilidade é frustrante, em particular quando o instrutor proíbe o uso dos dentes! Para conseguir cortar com as mãos, coloque os dedos junto ao ponto do corte pretendido e

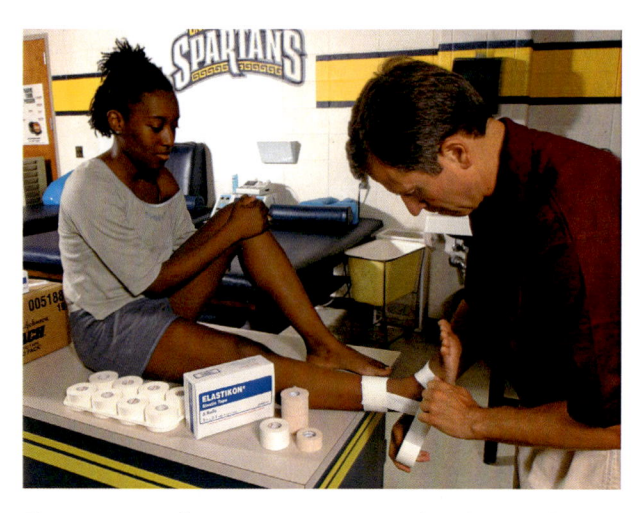

Figura 1.11 Atleta atenta ao processo de colocação de bandagens no tornozelo. Observe a postura, com o tornozelo a 90°.

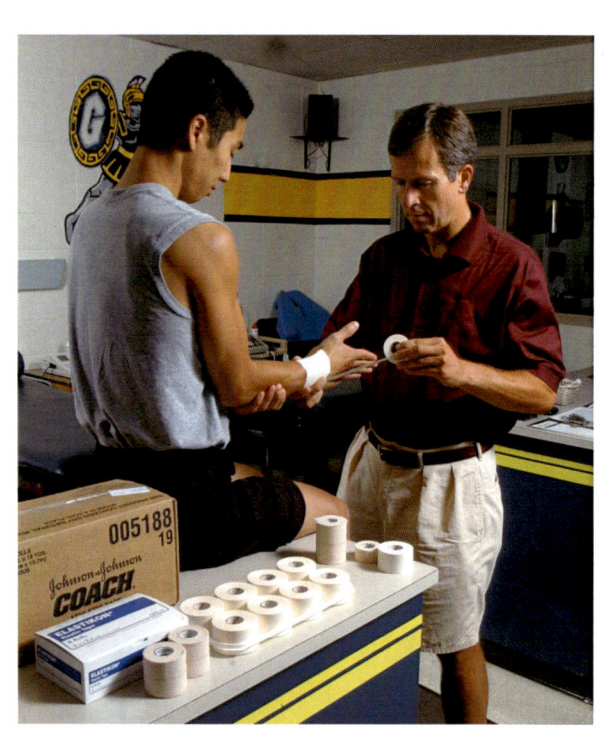

Figura 1.12 Atleta atento ao processo de colocação de bandagens no punho. Observe como ele estabiliza o antebraço, enquanto o fisioterapeuta esportivo aplica a bandagem.

puxe o esparadrapo, afastando os dedos rapidamente em direções opostas (Fig. 1.15). Quando o esparadrapo fica dobrado ou vincado, sua força elástica aumenta exponencialmente, tornando impossível o corte. Se isso ocorrer, escolha outro ponto mais adiante e tente novamente.

- **Colocar o esparadrapo:** Comece pela colocação de âncoras, que vão prender as tiras subsequentes (Fig. 1.16). À medida que aplica o esparadrapo, cubra cerca de metade da tira anterior

---

* N. de R. T.: Pode-se usar tintura de Benjoin.

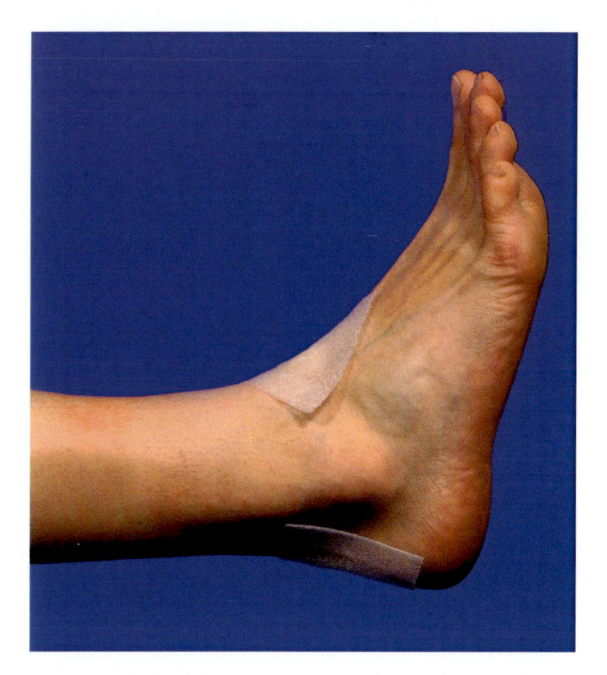

Figura 1.13 Acolchoamentos nos locais de fricção, sobre proeminências ósseas ou áreas propensas a irritações causadas por bandagens. Antes de aplicar a bandagem, coloque esses acolchoamentos sobre os tendões, na frente e atrás dos tornozelos, para prevenir abrasões e cortes.

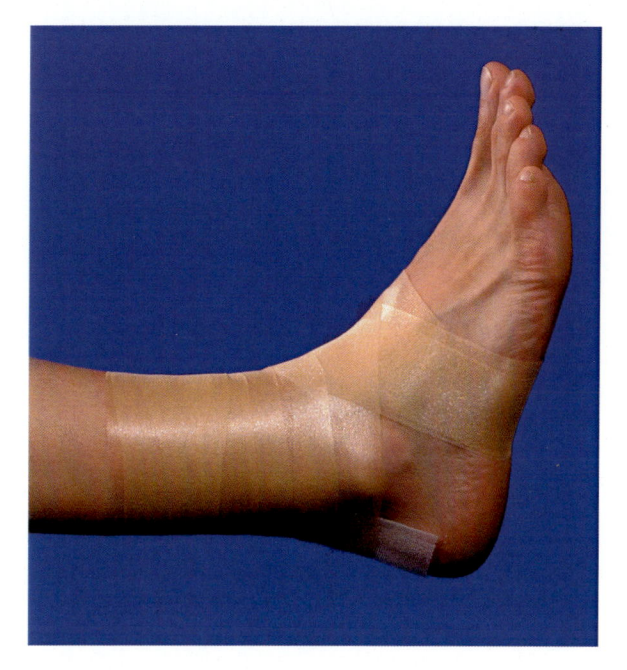

Figura 1.14 Pré-bandagem. Para uma aderência ótima, aplica-se a bandagem diretamente sobre a pele. Entretanto, em alguns atletas, a pré-bandagem pode evitar irritação ou erupções resultantes do contato prolongado do esparadrapo com a pele.

(Fig. 1.17). Sempre que possível, comece nos pontos **distais** do membro e avance em direção aos **proximais**, usando tiras simples. Evite prender e desprender a bandagem continuamente em torno da extremidade, pois isso pode produzir pregas e comprometer a circulação.

> **distal**   Ponto localizado em região distante do tronco.
> **proximal**   Ponto localizado em região próxima do tronco.

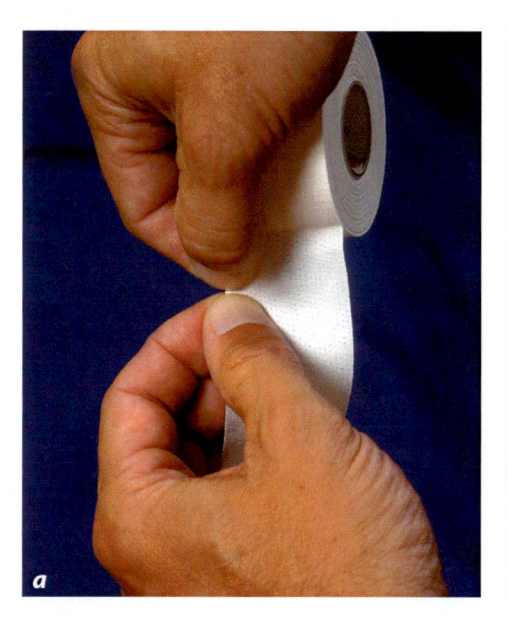

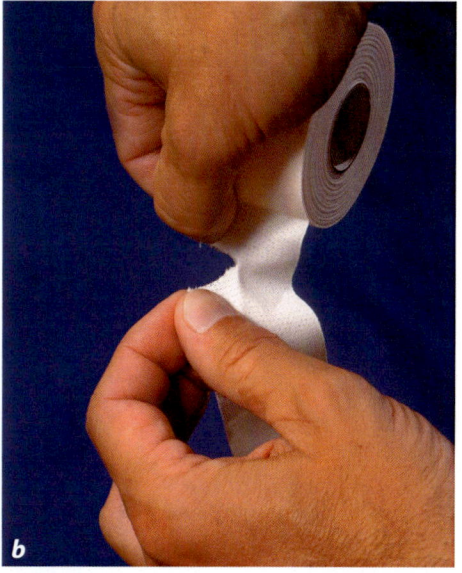

Figura 1.15 Técnica de cortar o esparadrapo inelástico. *(a)* Coloque os dedos juntos e faça um rápido movimento em direções opostas. *(b)* Provavelmente, o esparadrapo vai se romper, mas, se surgir alguma dobra ou prega, solte esse pedaço, puxe um pouco mais de esparadrapo, longe da área dobrada, e tente de novo. Alguns tipos de esparadrapo podem ser cortados com os dedos; em outros casos, é necessária uma tesoura.

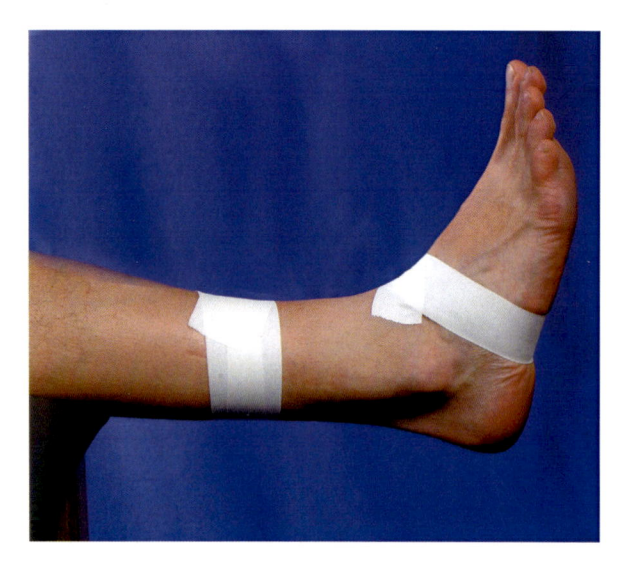

Figura 1.16 Aplicação de âncoras para iniciar a maior parte dos procedimentos. Na foto, as âncoras na região do tornozelo antes da colocação do esparadrapo são mostradas. Note o potencial de irritação sobre os tendões do tornozelo em função da ausência de acolchoamentos contra fricção.

- **Retirar a bandagem:** Os fisioterapeutas devem providenciar a remoção de toda a bandagem no final da prática esportiva ou do jogo. Use tesouras cirúrgicas ou estiletes especiais para cortar bandagens em áreas com menor proeminência óssea e maior flexibilidade do tecido (Fig. 1.18). Removedores de bandagens encontram-se disponíveis no mercado para facilitar o processo (Fig. 1.19). Você deve examinar a pele em busca de cortes, bolhas ou sinais de reação alérgica. Limpe adequadamente os cortes e bolhas e cubra-os com curativos. Se o atleta desenvolver erupções, será preciso encontrar uma alternativa para tratar a lesão com a bandagem.

A seguir, uma lista de competências gerais para ajudar instrutores e estudantes a avaliarem as habilidades, as técnicas e os conhecimentos necessários ao exame da lesão e à colocação eficaz da bandagem.

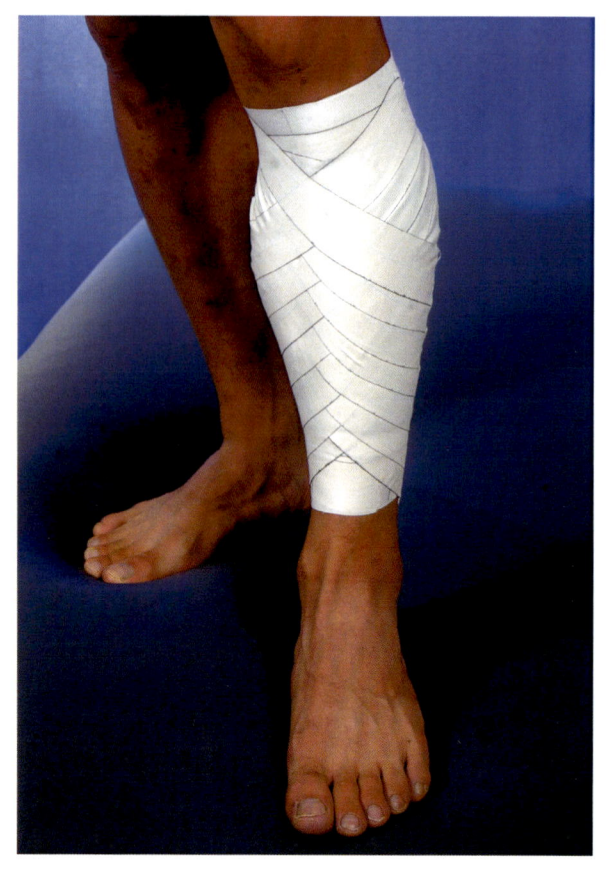

Figura 1.17 Sobreposição de tiras de esparadrapo aplicado à perna. Observe como cada tira cobre metade da precedente. Corte cada tira após a aplicação em vez de fazer a colocação de modo contínuo. Em geral, a aplicação contínua de esparadrapos inelásticos produz dobras e pode restringir tanto o fluxo sanguíneo quanto a função normal dos músculos. Em condições normais, você pode aplicar esparadrapos e ataduras elásticas de modo contínuo.

Os princípios que foram apresentados neste capítulo vão prepará-lo para os tratamentos específicos discutidos mais adiante. Boa sorte no desenvolvimento dessas gratificantes habilidades psicomotoras!

Lista de competências de colocação de bandagens

1. Determinar o mecanismo da lesão: ☐
2. Limpar e depilar a parte do corpo: ☐
3. Escolher um esparadrapo ou atadura apropriada: ☐
4. Posicionar o atleta e a parte do corpo de modo adequado: ☐
5. Usar o procedimento de colocação apropriada da bandagem apropriado a cada caso: ☐
6. Instruir o atleta corretamente na hora de remover a bandagem: ☐
7. Encorajar o atleta a cumprir o regime de exercícios apropriado. ☐

Bandagens Funcionais e Órteses Esportivas 27

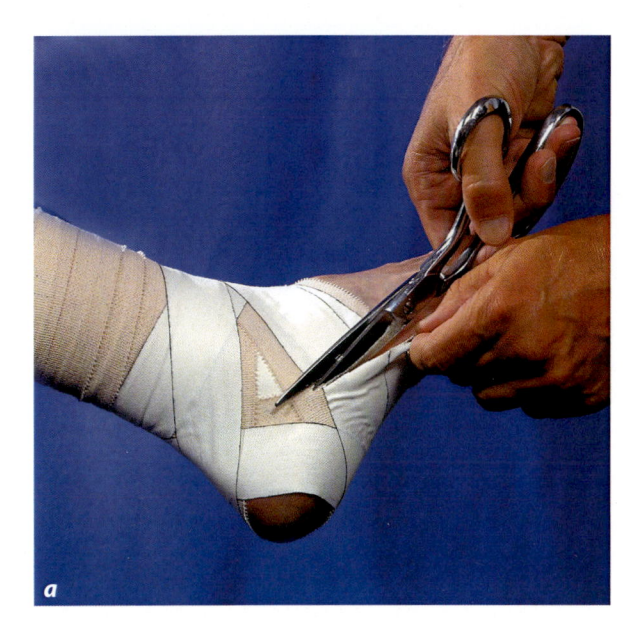

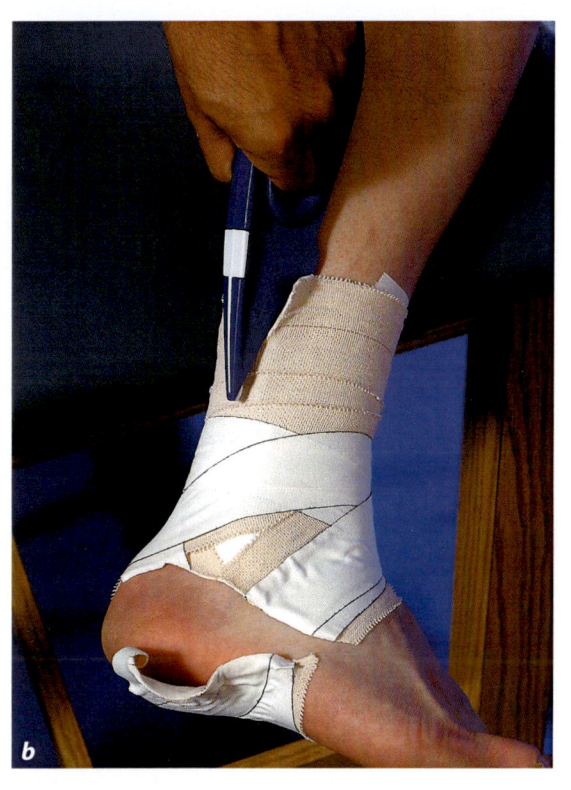

Figura 1.18 *(a)* Use tesouras cirúrgicas, de ponta cega, ou estilete específico para a remoção de bandagens. *(b)* Corte a bandagem na ponta que tende a ficar solta por causa da configuração anatômica da parte do corpo.

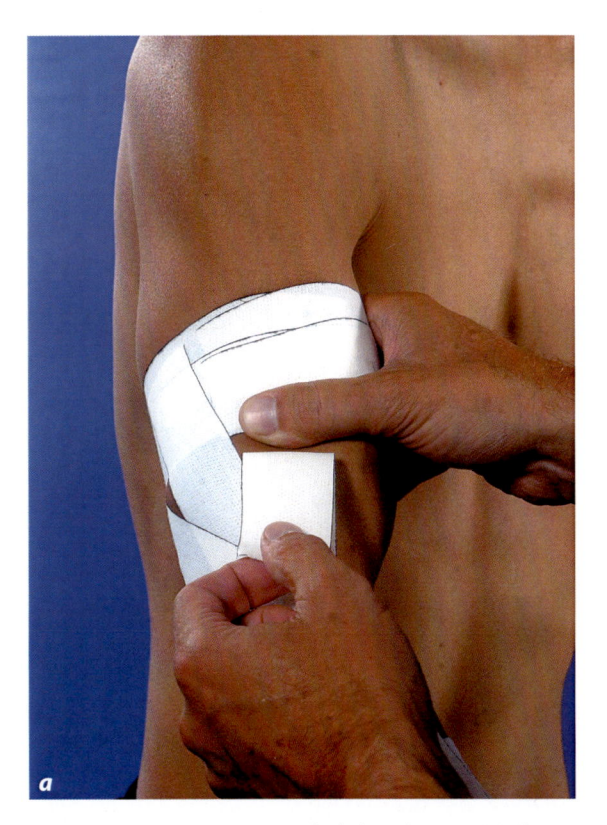

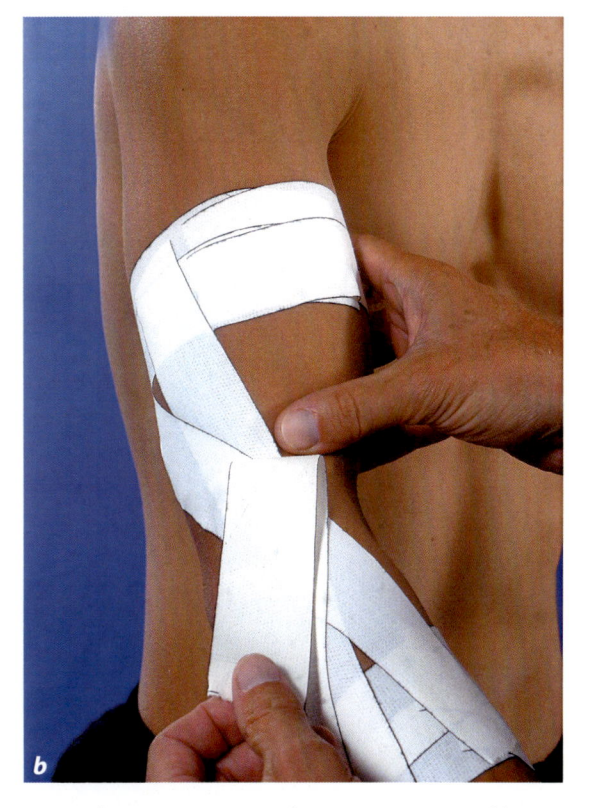

Figura 1.19 Remoção apropriada da bandagem. *(a)* Observe como uma das mãos segura a pele, enquanto a outra *(b)* remove o esparadrapo aos poucos, puxando-o exatamente na direção oposta à da pele estabilizada.

CAPÍTULO 2
Pé, Tornozelo e Perna

O pé contém uma complexa coleção de ossos, ligamentos e músculos. Os 26 ossos do pé criam várias articulações importantes. O tálus e o calcâneo formam a articulação subtalar; as junções do calcâneo com o cuboide e do tálus com o navicular geram a articulação mediotarsal. A base dos cinco ossos metatarsais e os ossos tarsais formam as articulações tarsometatarsais (TMT), enquanto as cabeças dos metatarsais e as falanges formam as metatarsofalângicas (MF). Cada dedo do pé contém articulações interfalângicas – uma interfalângica no hálux e as interfalângicas proximal (IFP) e distal (IFD) nos outros quatro dedos. Uma multiplicidade de pequenos ligamentos suporta as articulações do pé.

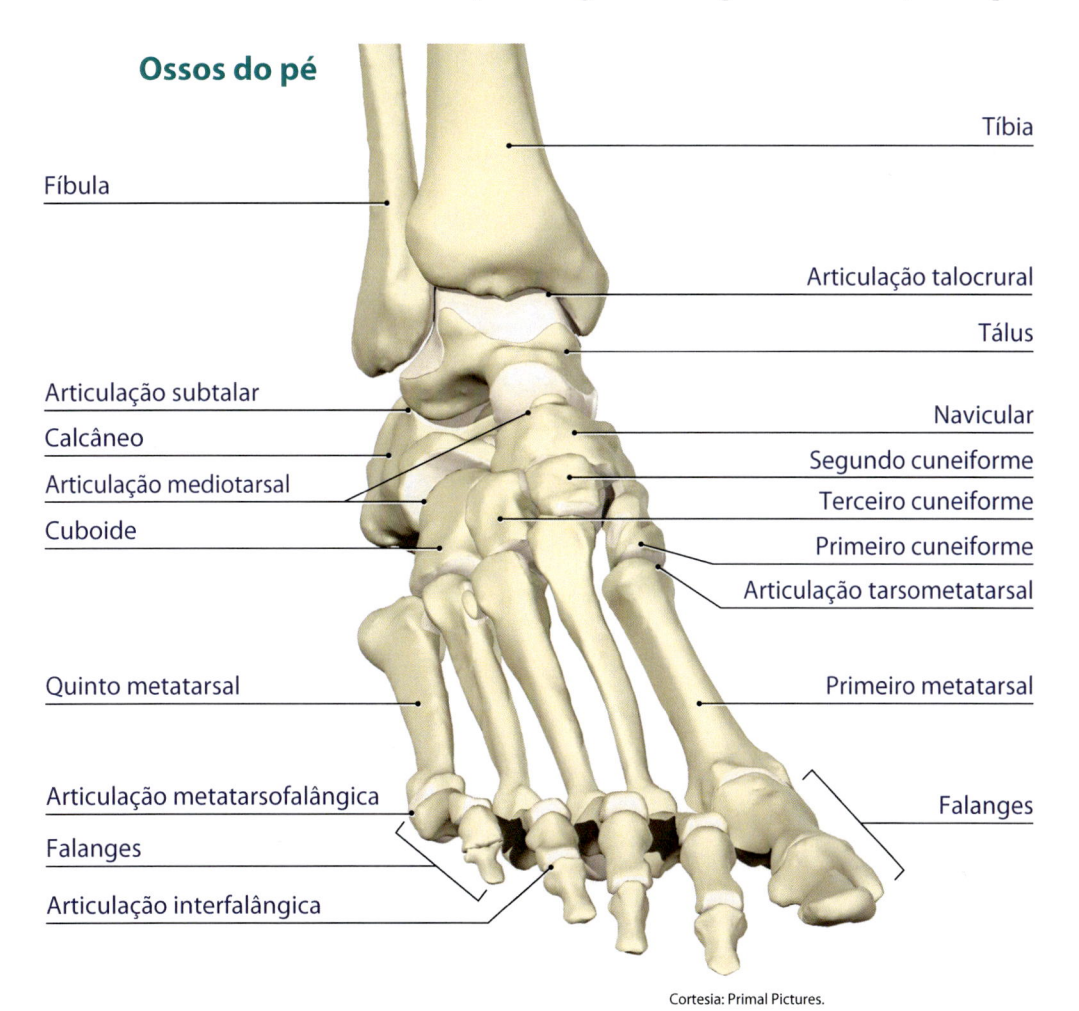

Ossos do pé

- Tíbia
- Fíbula
- Articulação talocrural
- Tálus
- Articulação subtalar
- Navicular
- Calcâneo
- Segundo cuneiforme
- Articulação mediotarsal
- Terceiro cuneiforme
- Cuboide
- Primeiro cuneiforme
- Articulação tarsometatarsal
- Quinto metatarsal
- Primeiro metatarsal
- Articulação metatarsofalângica
- Falanges
- Falanges
- Articulação interfalângica

Cortesia: Primal Pictures.

Os ossos do pé criam também dois arcos. O primeiro, longitudinal, surge ao longo da margem **medial**. Atletas com arco longitudinal pronunciado (alto) têm **pé cavo**, enquanto os de arco plano têm **pé plano**. O segundo arco, formado pelas cabeças dos cinco ossos metatarsais, é o transverso.

O pé tem quatro camadas de músculos, conhecidos coletivamente como **intrínsecos**. A camada mais **superficial**, a fáscia plantar, mantém o arco longitudinal. Os nervos plantares **lateral** e medial **inervam** os músculos intrínsecos. Esses nervos seguem na direção dos dedos, entre as cabeças dos metatarsais, como **interdigitais** e são local comum de irritação em atletas.

> **medial** Situado à linha média.
> **pé cavo** Pé com arco longitudinal alto.
> **pé plano** Pé com arco longitudinal plano.
> **músculo intrínseco** Aquele que se origina e se insere no pé ou na mão.
> **superficial** Na superfície do corpo.
> **lateral** Situado à linha externa.
> **inervação** Processo de envio de um impulso nervoso do sistema nervoso central à periferia para induzir a contração de um músculo.
> **interdigital** Localizado entre os dígitos, ou seja, entre os dedos das mãos e dos pés.

A **articulação** da tíbia distal e da fíbula com o tálus, conhecida como talocrural, forma o tornozelo. O pé e o tornozelo movem-se pela combinação das articulações talocrural, subtalar e mediotarsal. A **dorsiflexão** e a **flexão plantar** ocorrem, principalmente, na articulação talocrural; a **inversão** e a **eversão** acontecem na articulação subtalar (Fig. 2.1). A **abdução** e a **adução**, por sua vez, acontecem na mediotarsal. A combinação (sem suporte do peso do corpo) entre a eversão, a dorsiflexão do tornozelo e a abdução do pé causa **pronação**; já a inversão, a adução e a flexão plantar resultam em **supinação**.

> **articulação** Ponto em que dois ou mais ossos adjacentes entram em contato.
> **dorsiflexão** Movimento do pé na direção da superfície superior ou dorsal.
> **flexão plantar** Movimento do pé na direção da superfície inferior ou plantar.
> **inversão** Movimento do pé para dentro.
> **eversão** Movimento do pé para fora.
> **abdução** Movimento na direção contrária à linha média do corpo.
> **adução** Movimento na direção da linha média do corpo.
> **pronação** Movimento do antebraço para colocar a palma da mão virada para baixo ou, sem suporte do peso do corpo, a combinação da dorsiflexão, eversão e abdução do pé.
> **supinação** Movimento do antebraço para colocar a palma da mão virada para cima; ou, sem suporte do peso do corpo, a combinação da flexão plantar, inversão e adução do pé.

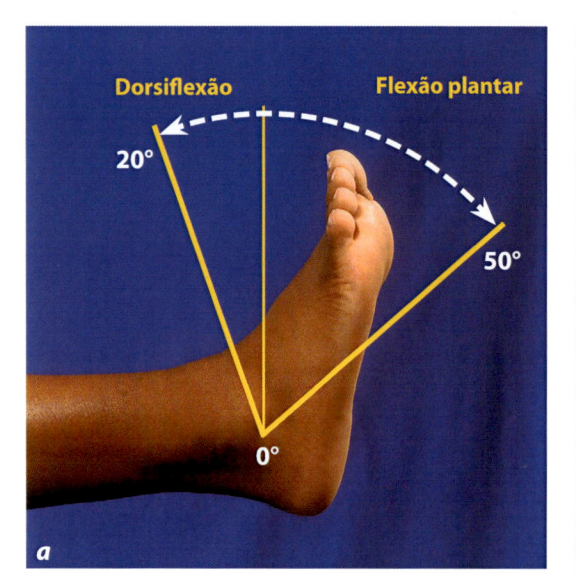

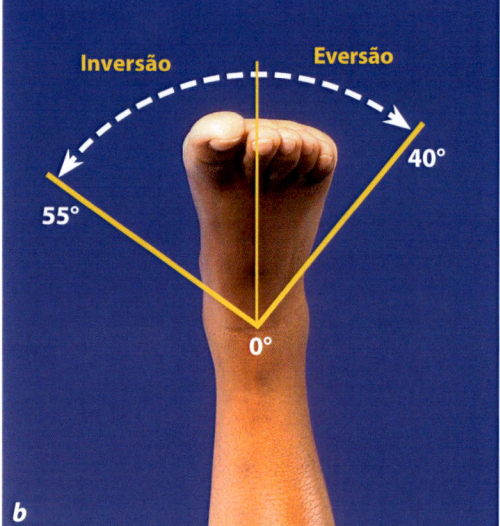

Figura 2.1 Amplitudes do movimento: (*a*) dorsiflexão e flexão plantar do tornozelo; (*b*) inversão e eversão.

Vários ligamentos reforçam o tornozelo. Na lateral, o talofibular **anterior**, o calcaneofibular e o talofibular **posterior** previnem a inversão excessiva. O abrangente e extensível ligamento colateral medial (deltoide) – uma combinação de quatro ligamentos – fornece estabilidade ao aspecto medial do tornozelo e controla a eversão excessiva.

Os **músculos extrínsecos**, que atuam sobre os dedos e o tornozelo, têm **origem** na perna. Os músculos anteriores – tibial anterior, extensor longo do hálux, extensor longo dos dedos e fibular terceiro – produzem dorsiflexão e extensão dos dedos. Os músculos laterais, que consistem nos fibulares longo e curto, causam eversão. Os músculos profundos póstero-mediais, que incluem o tibial posterior, o flexor longo do hálux e o flexor longo dos dedos, produzem inversão e flexão dos dedos. A flexão plantar ocorre a partir do gastrocnêmio, sóleo e dos músculos plantares, também conhecidos como músculos **posteriores** verdadeiros. O gastrocnêmio e o sóleo juntam-se ao calcâneo para formar o tendão do calcâneo. O gastrocnêmio e os plantares começam acima do joelho, enquanto o sóleo se origina na perna. Essa distinção será significativa na discussão dos exercícios de alongamento do tornozelo.

O tornozelo contém vários **retináculos** que prendem os tendões dos músculos extrínsecos quando eles cruzam o tornozelo e passam pelo pé. O retináculo dos extensores será relevante quando for necessário usar bandagens para aliviar o desconforto causado pela canilite (*shin splint*).

> **anterior**   Superfície frontal ou superior de um membro.
> **músculo extrínseco**   Aquele que se origina na perna ou no antebraço e se insere no pé ou na mão.
> **origem**   Ponto de inserção dos músculos com os ossos; comumente, refere-se à inserção proximal do músculo.
> **posterior**   Superfície posterior ou inferior de um membro.
> **retináculo**   Estrutura fibrosa de tecido mole, destinada a estabilizar tendões e ossos.

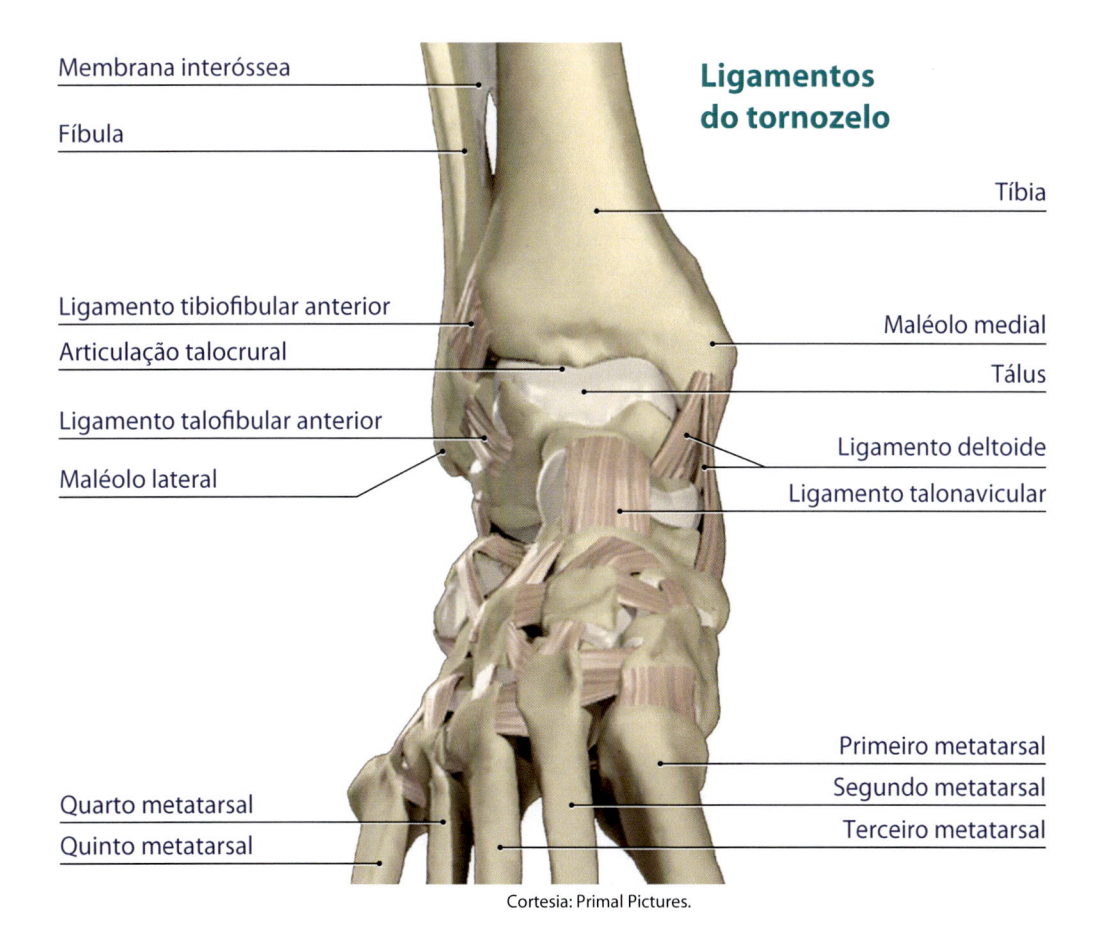

Ligamentos do tornozelo

- Membrana interóssea
- Fíbula
- Ligamento tibiofibular anterior
- Articulação talocrural
- Ligamento talofibular anterior
- Maléolo lateral
- Quarto metatarsal
- Quinto metatarsal
- Tíbia
- Maléolo medial
- Tálus
- Ligamento deltoide
- Ligamento talonavicular
- Primeiro metatarsal
- Segundo metatarsal
- Terceiro metatarsal

Cortesia: Primal Pictures.

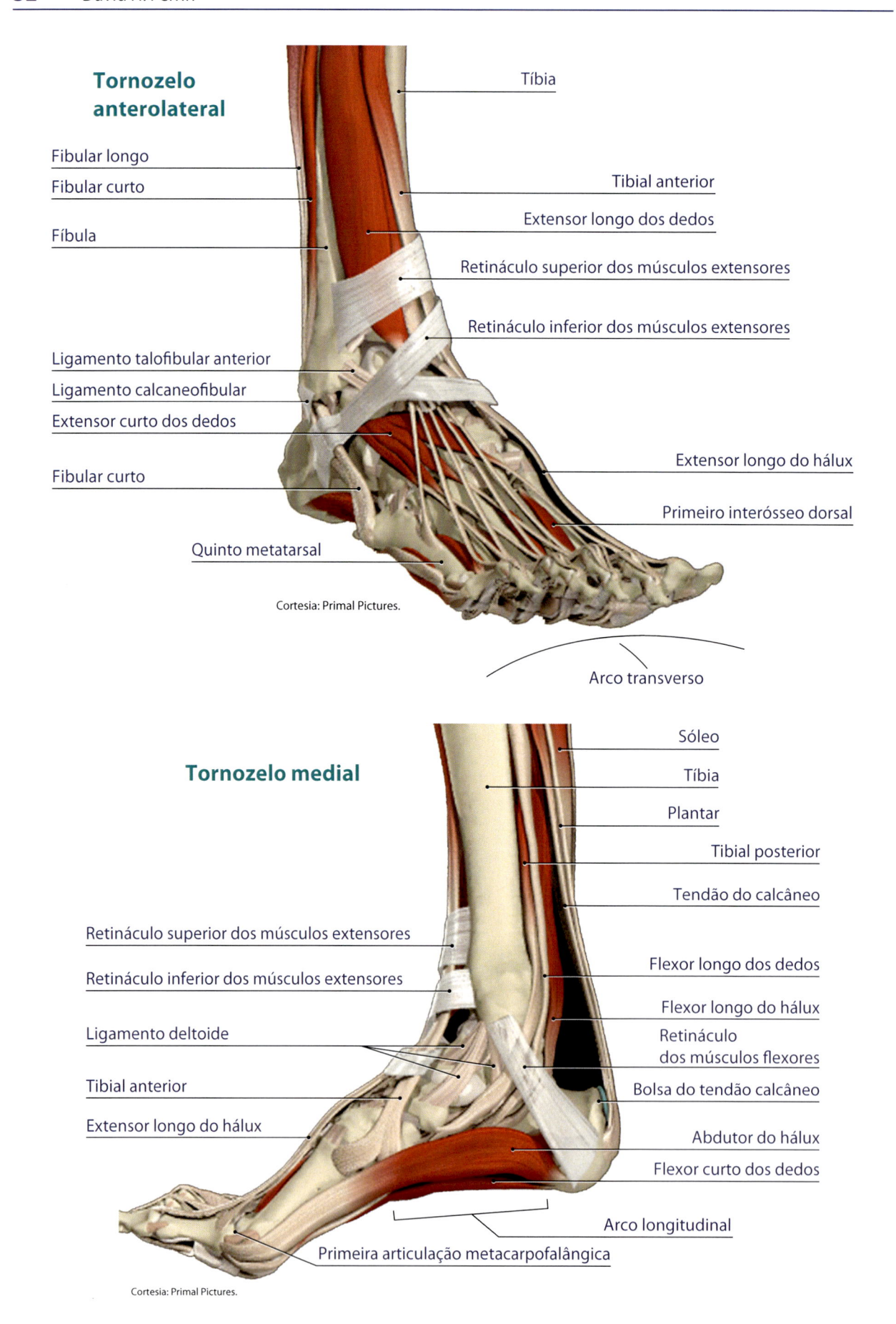

Tornozelo anterolateral

- Fibular longo
- Fibular curto
- Fíbula
- Ligamento talofibular anterior
- Ligamento calcaneofibular
- Extensor curto dos dedos
- Fibular curto
- Quinto metatarsal
- Tíbia
- Tibial anterior
- Extensor longo dos dedos
- Retináculo superior dos músculos extensores
- Retináculo inferior dos músculos extensores
- Extensor longo do hálux
- Primeiro interósseo dorsal

Cortesia: Primal Pictures.

Arco transverso

Tornozelo medial

- Retináculo superior dos músculos extensores
- Retináculo inferior dos músculos extensores
- Ligamento deltoide
- Tibial anterior
- Extensor longo do hálux
- Sóleo
- Tíbia
- Plantar
- Tibial posterior
- Tendão do calcâneo
- Flexor longo dos dedos
- Flexor longo do hálux
- Retináculo dos músculos flexores
- Bolsa do tendão calcâneo
- Abdutor do hálux
- Flexor curto dos dedos
- Arco longitudinal
- Primeira articulação metacarpofalângica

Cortesia: Primal Pictures.

Bandagens Funcionais e Órteses Esportivas **33**

Músculos posteriores

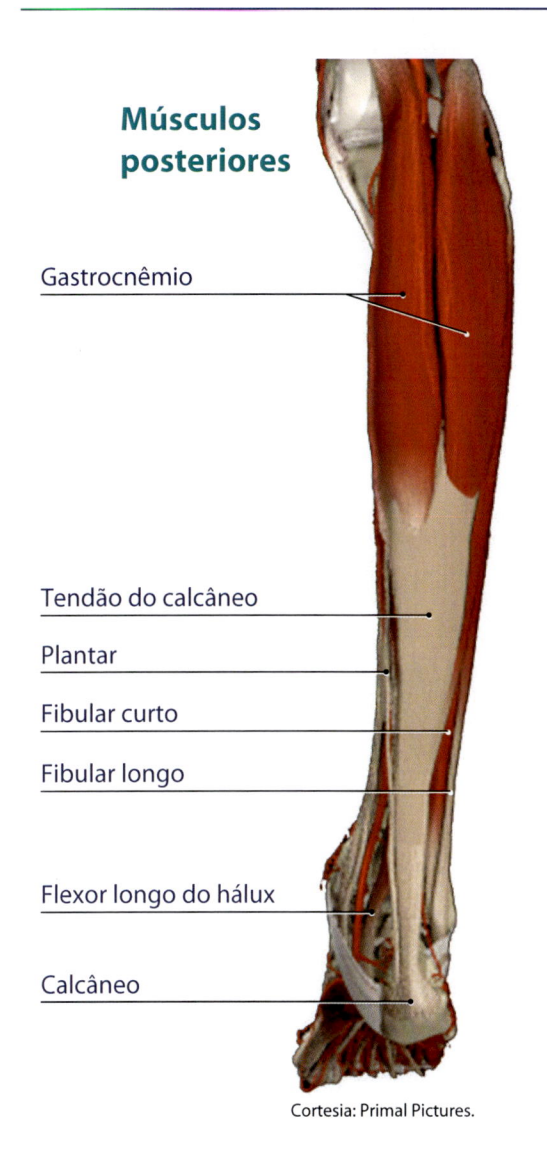

- Gastrocnêmio
- Tendão do calcâneo
- Plantar
- Fibular curto
- Fibular longo
- Flexor longo do hálux
- Calcâneo
- Extensor longo do hálux
- Extensor longo dos dedos

Cortesia: Primal Pictures.

Pontos de referência para palpação

Aspecto lateral
- Ligamento talofibular anterior
- Ligamento calcaneofibular
- Ligamento talofibular posterior

Aspecto medial
- Ligamento deltoide
- Arco longitudinal

Aspecto anterior
- Ligamento tibiofibular anterior

Aspecto posterior
- Tendão do calcâneo
- Músculo gastrocnêmio
- Músculo sóleo

Superfície plantar
- Fáscia plantar
- Arco transverso
- Calcâneo

Superfície dorsal
- Primeira articulação metatarsofalângica

Anatomia de superfície

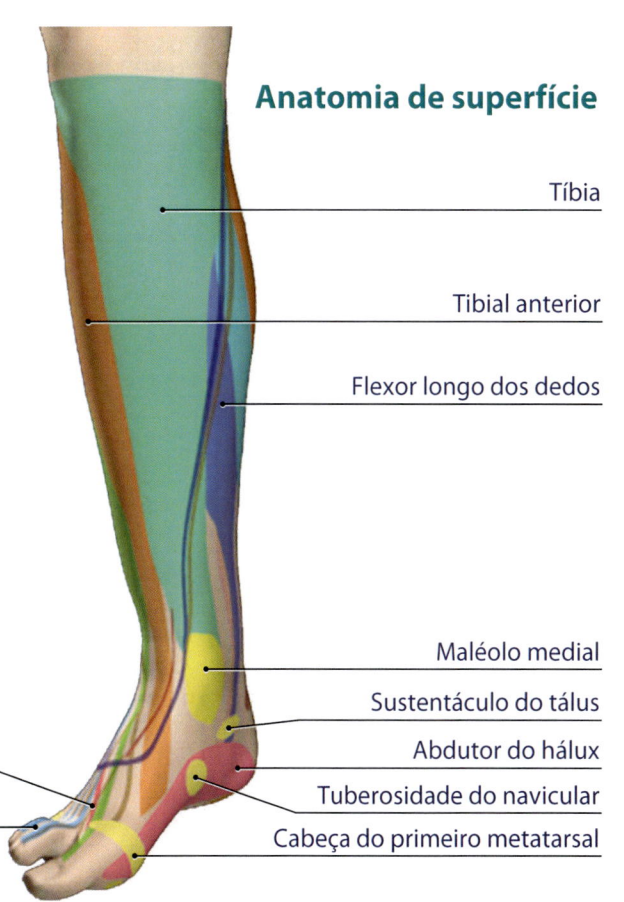

- Tíbia
- Tibial anterior
- Flexor longo dos dedos
- Maléolo medial
- Sustentáculo do tálus
- Abdutor do hálux
- Tuberosidade do navicular
- Cabeça do primeiro metatarsal

Cortesia: Primal Pictures.

(continua)

(continuação)

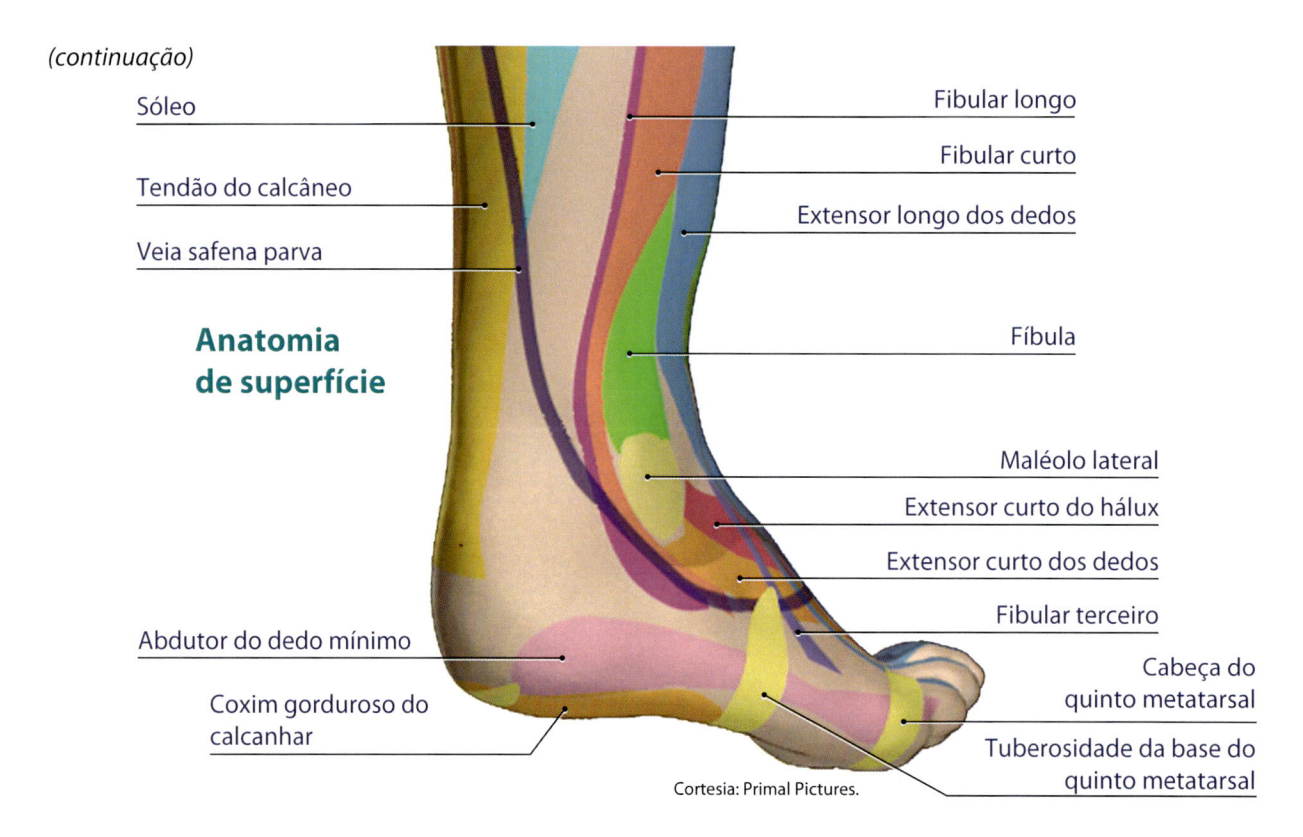

Anatomia de superfície

- Sóleo
- Tendão do calcâneo
- Veia safena parva
- Abdutor do dedo mínimo
- Coxim gorduroso do calcanhar
- Fibular longo
- Fibular curto
- Extensor longo dos dedos
- Fíbula
- Maléolo lateral
- Extensor curto do hálux
- Extensor curto dos dedos
- Fibular terceiro
- Cabeça do quinto metatarsal
- Tuberosidade da base do quinto metatarsal

Cortesia: Primal Pictures.

ENTORSES NO TORNOZELO

A atividade física aplica estresse excessivo ao pé e ao tornozelo, deixando essa região do corpo altamente suscetível a lesões. Entorses no tornozelo será a lesão que você vai encontrar com maior frequência.

Elas resultam de inversão ou eversão excessiva. As entorses por inversão são mais comuns por causa da configuração dos ossos e dos ligamentos da articulação. Os quatro ligamentos do complexo colateral medial (deltoide) são mais fortes do que os três ligamentos separados, dispostos lateralmente, e o entalhe criado pela fíbula estende-se mais distalmente do que a tíbia. Esses fatores limitam a eversão e são responsáveis pela alta incidência de entorses por inversão no tornozelo. Para fornecer apoio a um tornozelo que sofreu entorse, você pode aplicar bandagens funcionais, órteses ou uma combinação desses dois tratamentos.

Bandagem em formato de cesto trançado fechado

Para iniciar o procedimento de aplicação de bandagens em formato de cesto trançado fechado, coloque primeiro as âncoras, seguidas de tiras verticais e horizontais entrelaçadas. Complete a colocação da bandagem com uma ou mais tiras que travam o calcanhar nos aspectos medial e lateral do tornozelo (Fig. 2.2). Em caso de entorse por inversão, comece com tiras verticais no lado medial da perna, puxadas na direção do aspecto lateral. Para lesões por eversão, inicie com tiras verticais na perna lateral, puxadas na direção do lado medial. Observe que os adjetivos horizontal e vertical referentes à tira pressupõem a posição anatômica do corpo (ou seja, a posição ereta).

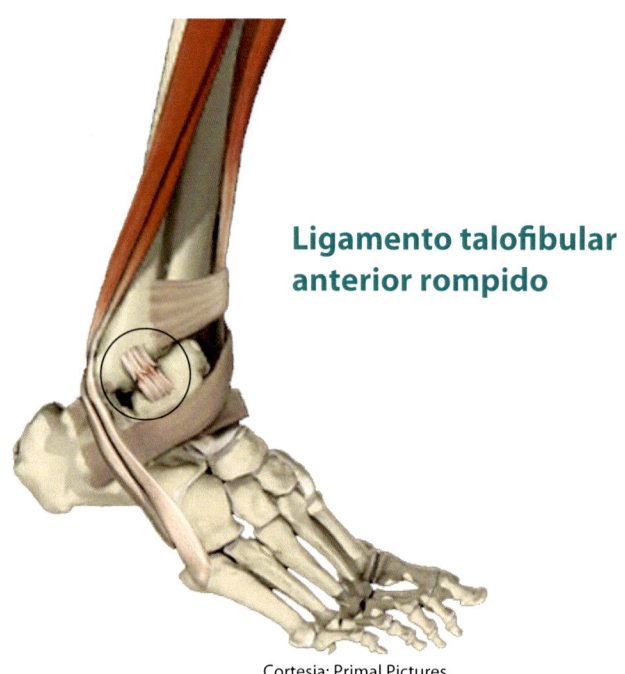

Ligamento talofibular anterior rompido

Cortesia: Primal Pictures.

Lembre-se de que o erro mais frequente, nesse procedimento de colocação da bandagem, é a aplicação de uma âncora muito apertada em torno do pé. Uma vez que o pé se expande quando sustenta o peso do corpo, uma âncora distal muito restritiva pode ser extremamente desconfortável para o atleta. Aplique a âncora na região mais próxima do tornozelo possível. Essa âncora pode ser dispensada quando o atleta precisa de maior destreza.

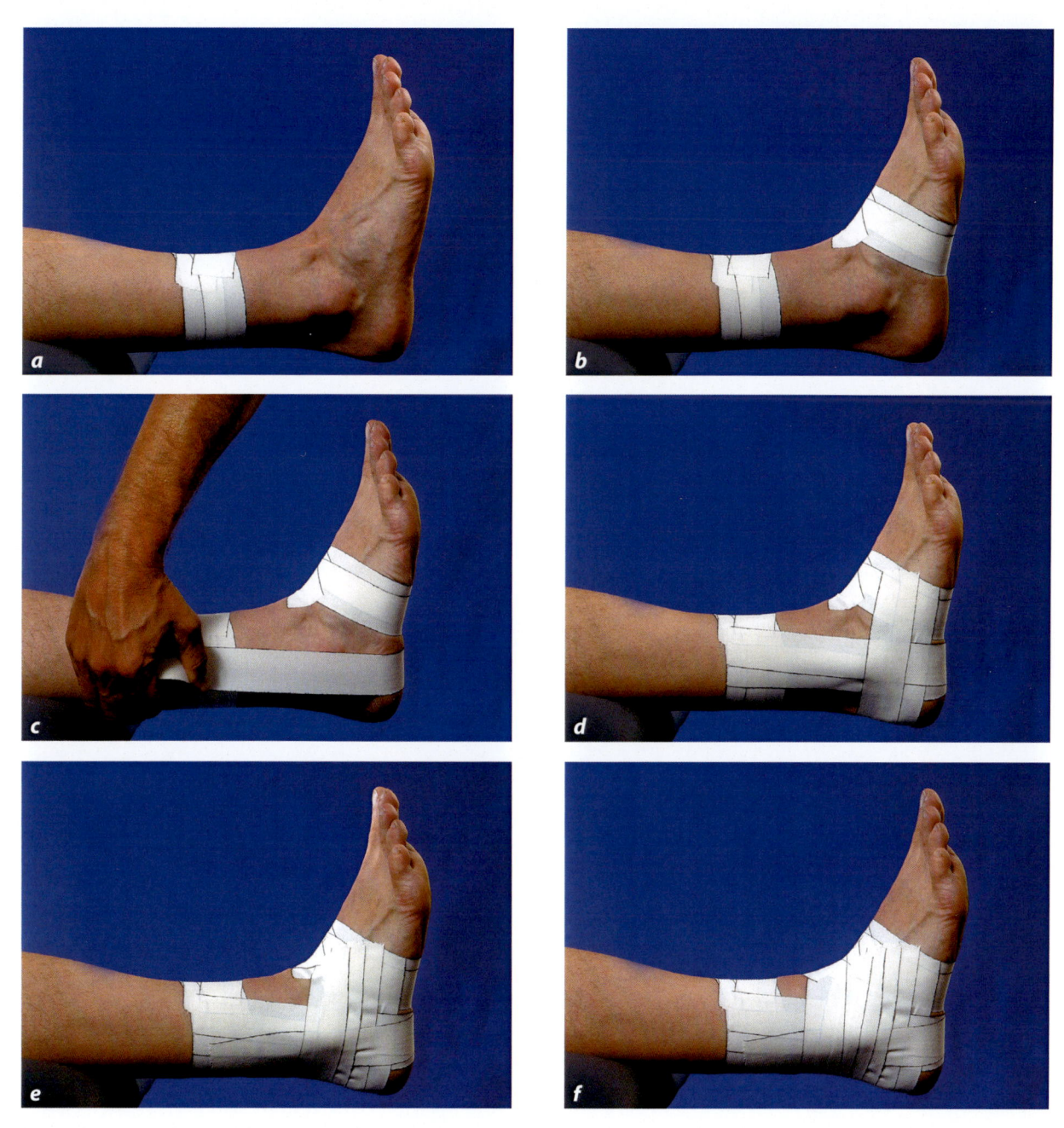

Figura 2.2 Procedimento de colocação de bandagem em formato de cesto trançado fechado. O atleta mantém o tornozelo em 90° de dorsiflexão. Para ilustrar melhor, estas fotos não mostram acolchoamentos antifricção. Coloque duas âncoras (*a*) na perna distal e, possivelmente, (*b*) em torno do pé. Uma vez que as âncoras do pé costumam causar constrição e desconforto, considere-as opcionais. Para evitar entorses por inversão ou para protegê-las, (*c*) aplique uma tira em forma de estribo, partindo do aspecto medial da perna e puxando-a sob o calcanhar, na direção do aspecto lateral. Em caso de entorses por eversão, a direção do estribo deve ser oposta, partindo da perna lateral para a medial. Coloque uma tira horizontal em forma de ferradura, saindo do aspecto medial do pé na direção do lateral, (*d*) seguida de outra em forma de estribo, no estilo de trança. (*e-f*). Continue esse processo até completar a aplicação de três tiras em forma de estribo. *(continua)*

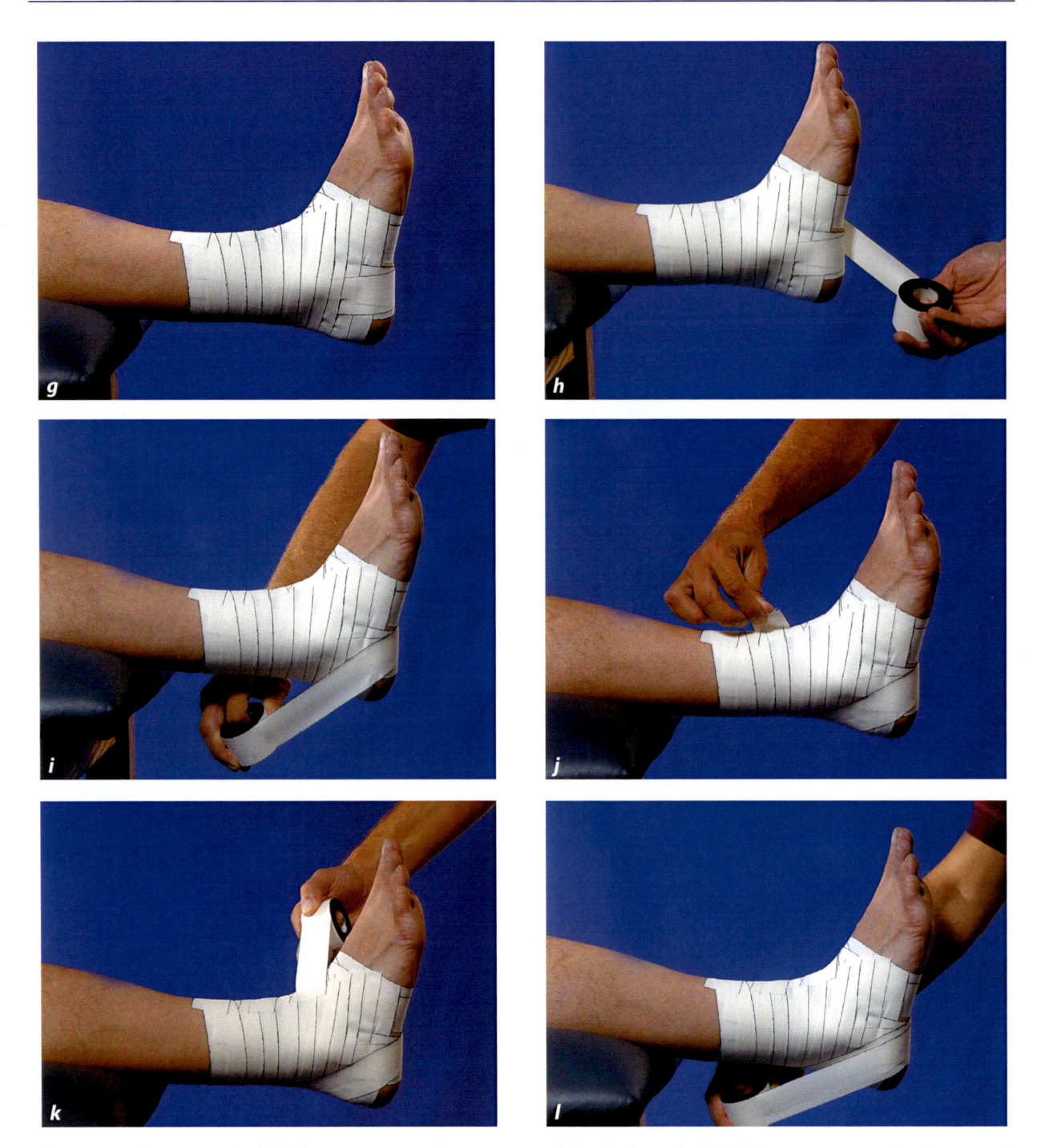

Figura 2.2 *(continuação)* (g) Cubra a perna completamente com faixas horizontais. (h-j) Coloque travas no calcanhar, a partir dos aspectos medial e lateral do tornozelo, de modo simples (aqui, mostramos o aspecto lateral do tornozelo). Observe como deve ser feita a colocação da trava no calcanhar, puxando a tira para cima. (k-n) Uma variação mais avançada pode incorporar travas no padrão da figura-oito. Note como devem ser colocadas a trava lateral do calcanhar, puxando a tira para cima, e a trava medial, puxando a tira para baixo. *(continua)*

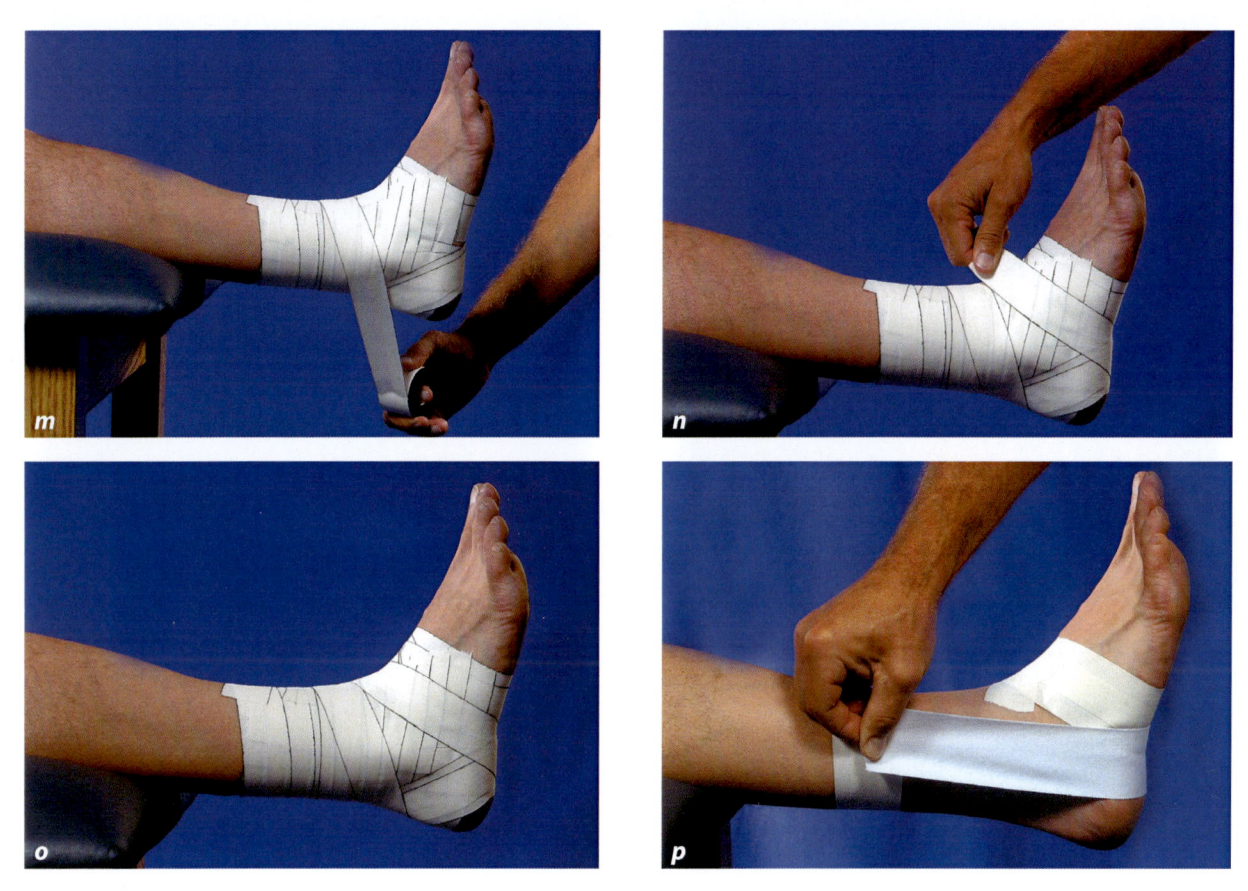

Figura 2.2 *(continuação)* (*o*) O produto final suporta o tornozelo sem comprimir o aspecto distal do pé. (*p*) Para fornecer suporte adicional, inclua um *moleskin* de 5,1 ou 7,6 cm na forma de estribo antes da bandagem de cesto trançado fechado.

Alternativas e variações de bandagens

Adquira grandes rolos de atadura de pano, que possa ser cortada em tiras de aproximadamente 180 cm. A combinação entre a atadura de pano e uma pequena quantidade de esparadrapo branco fornece suporte adequado (Fig. 2.3). As ataduras de pano não funcionam tão bem quanto os esparadrapos inelásticos, mas são uma alternativa razoável e eficaz em termos de custo.

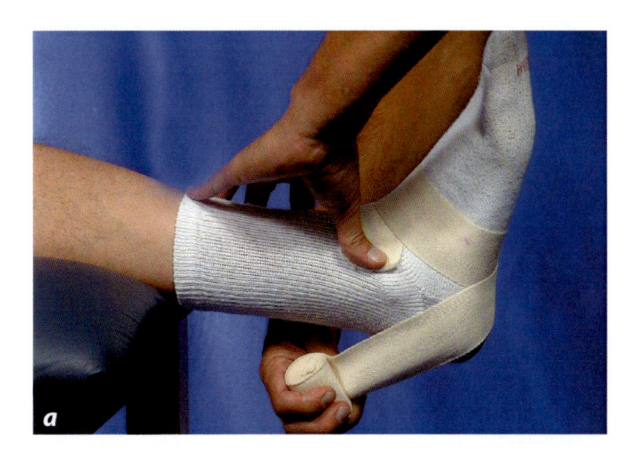

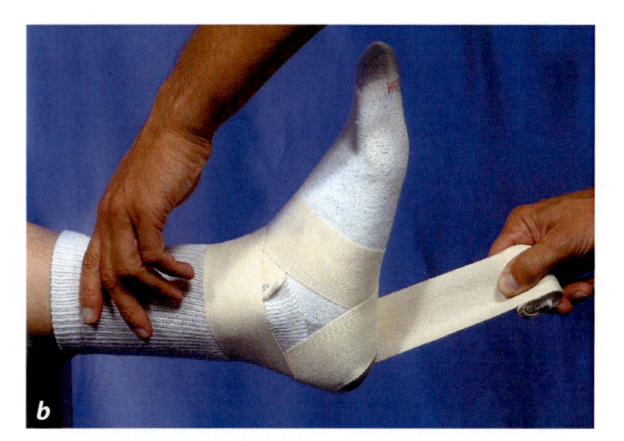

Figura 2.3 Coloque a atadura de pano no tornozelo como uma alternativa mais barata (apesar de menos eficaz) do que as bandagens em formato de cesto trançado fechado. Faça a aplicação sobre a meia, com o tornozelo dorsiflexionado em 90°. Primeiro, (*a-b*) use o padrão da figura-oito, com travas no calcanhar, puxadas para cima no aspecto lateral e para baixo no aspecto medial. *(continua)*

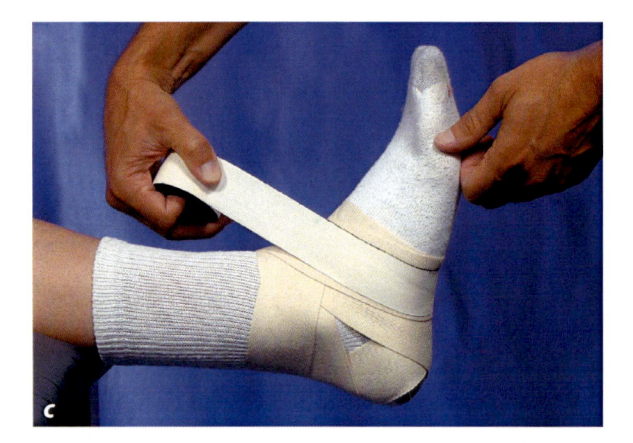

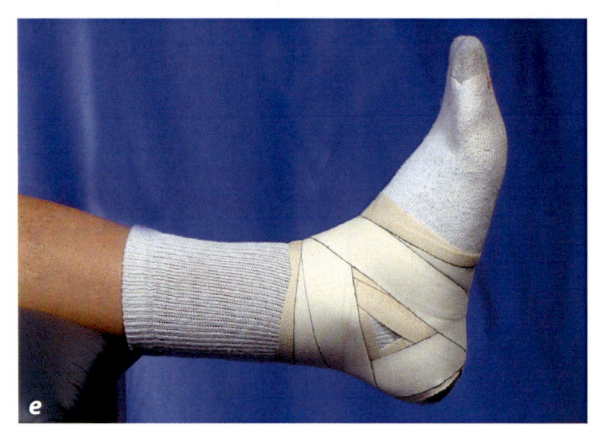

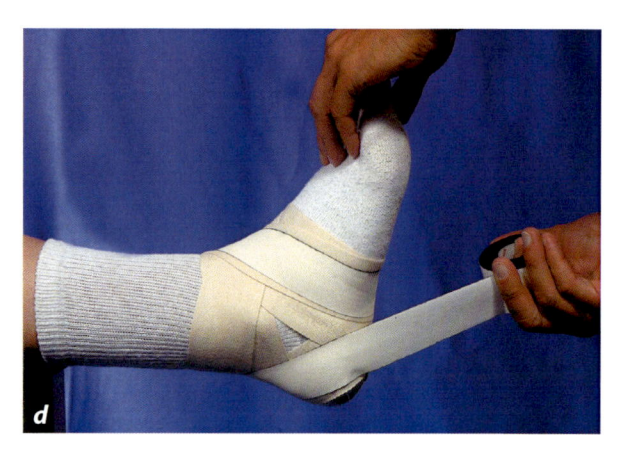

Figura 2.3 *(continuação)* (c-e) Cubra com uma bandagem inelástica.

Você pode usar, também, o procedimento da bandagem em formato de cesto trançado fechado, combinando *moleskin* (Fig. 2.2) ou esparadrapo inelástico e elástico (Fig. 2.4). Essa alternativa é aceitável para atletas que querem alguma proteção, mas não precisam do suporte adicional de um procedimento inteiro com esparadrapo branco.

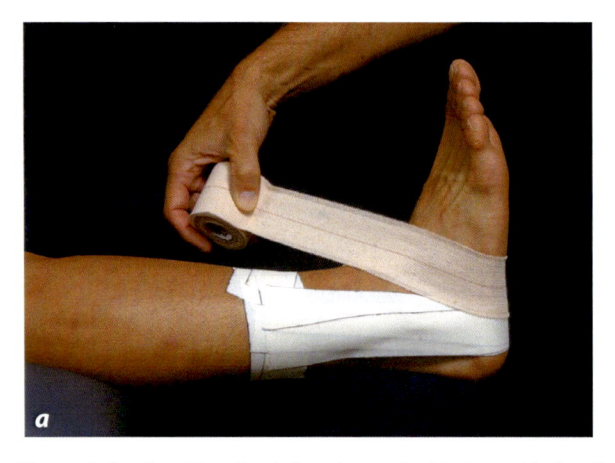

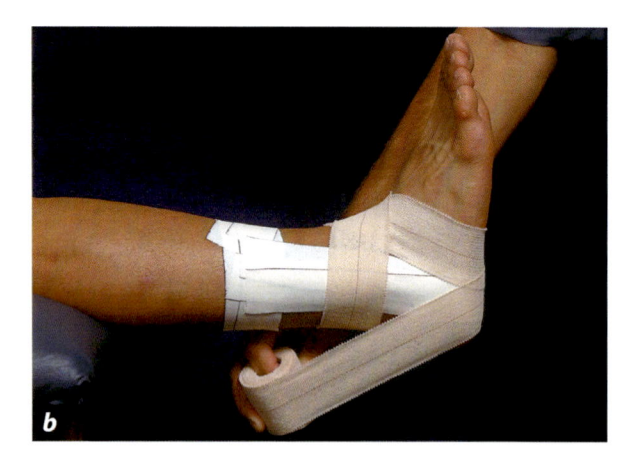

Figura 2.4 Combinação de bandagem inelástica e elástica. Se for preciso menos suporte, (a-b) use tiras de bandagem inelástica e aplique tanto o padrão da figura-oito quanto travas no calcanhar com a bandagem elástica. *(continua)*

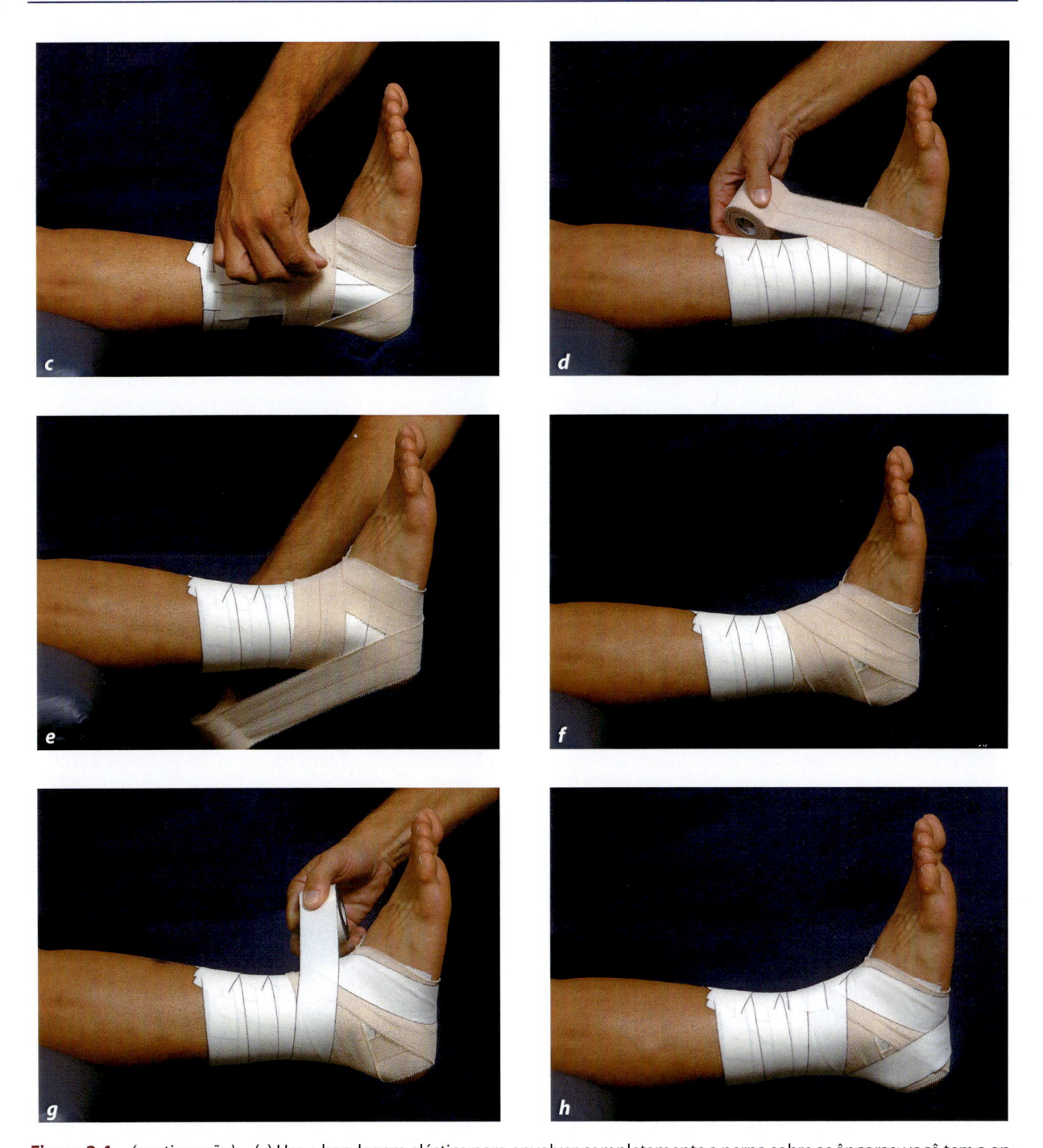

Figura 2.4 *(continuação)* (c) Use a bandagem elástica para envolver completamente a perna sobre as âncoras; você tem a opção de repetir o padrão da figura-oito e as travas do calcanhar com a bandagem inelástica. (d-f) Uma variação que pode fornecer suporte adicional consiste no uso do esparadrapo inelástico para todas as tiras – em formato de estribo e de ferradura –, seguido da bandagem elástica na figura-oito e nas travas do calcanhar. (g-h) A bandagem elástica pode completar o procedimento, ou então você pode repetir a figura-oito e as travas do calcanhar com a inelástica.

Bandagem em formato de cesto trançado aberto

Essa técnica de colocação de bandagem suporta e comprime o tornozelo vitimado por uma lesão aguda. Embora similar ao formato de cesto fechado, a técnica aberta deixa o **dorso** do pé descoberto (Fig. 2.5).

Em alguns casos, você pode cobrir o procedimento da bandagem com uma atadura elástica, a fim de fornecer mais compressão. Instrua o atleta a remover a atadura elástica à noite, mantendo a bandagem no lugar.

> **dorso**   A parte de cima do pé ou as costas da mão.

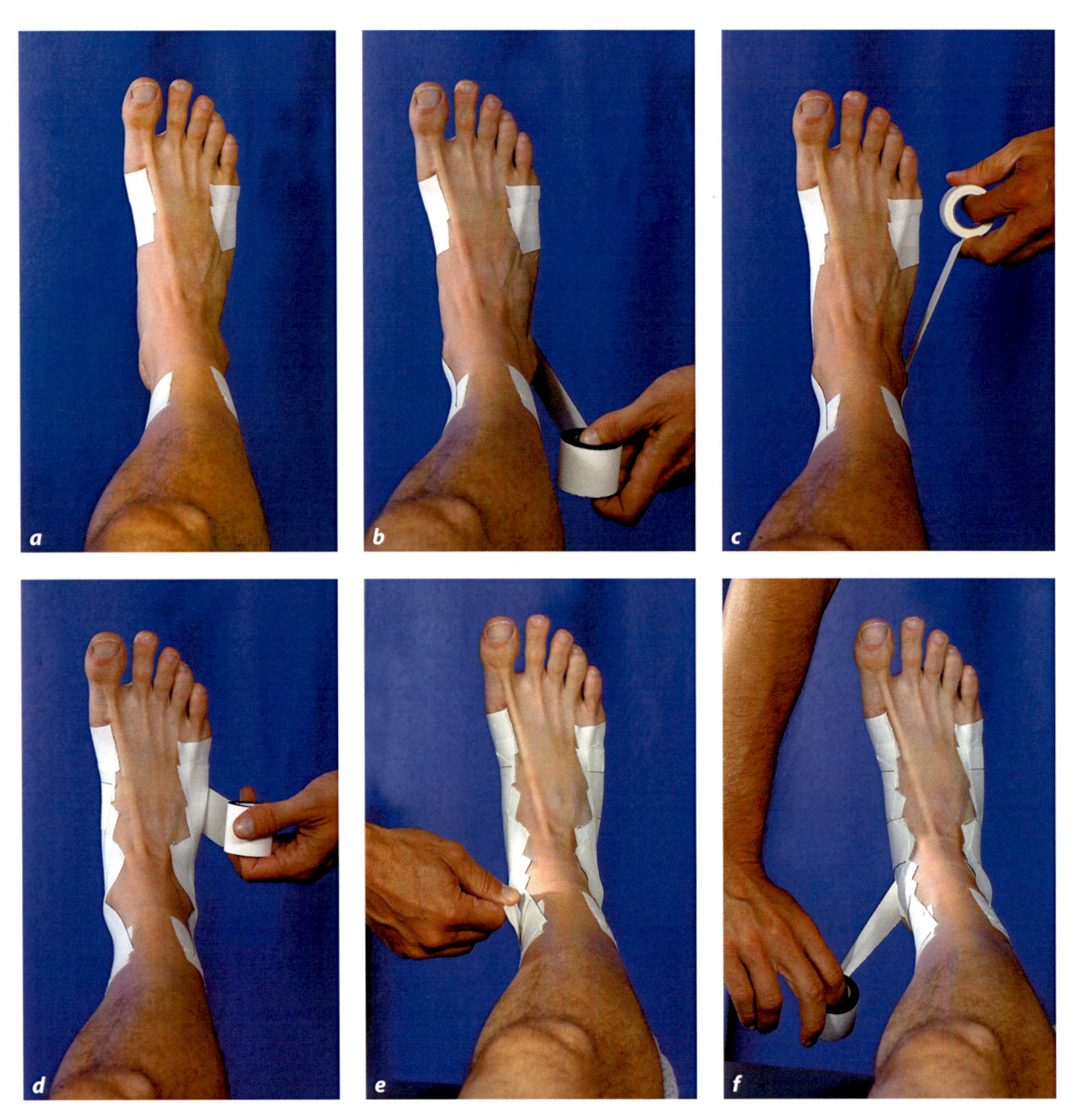

Figura 2.5   Bandagem em formato de cesto trançado aberto, destinada a comprimir e dar suporte ao tornozelo que sofreu lesão aguda. (*a*) O procedimento começa com âncoras proximais e distais, que devem ficar abertas sobre a perna anterior e o dorso do pé. (*b*) Em caso de entorse por inversão, puxe as tiras em forma de estribo do aspecto medial para o lateral. (*c*) Aplique as tiras na forma de ferradura de modo similar à bandagem em formato fechado, com especial atenção à necessidade de deixar a perna anterior e o dorso do pé descobertos. (*d-e*) Aplique tiras na forma de estribo e de ferradura até cobrir completamente a superfície plantar do pé e o aspecto posterior da perna. Use travas no calcanhar para o (*f*) tornozelo medial e (*g*) lateral.   *(continua)*

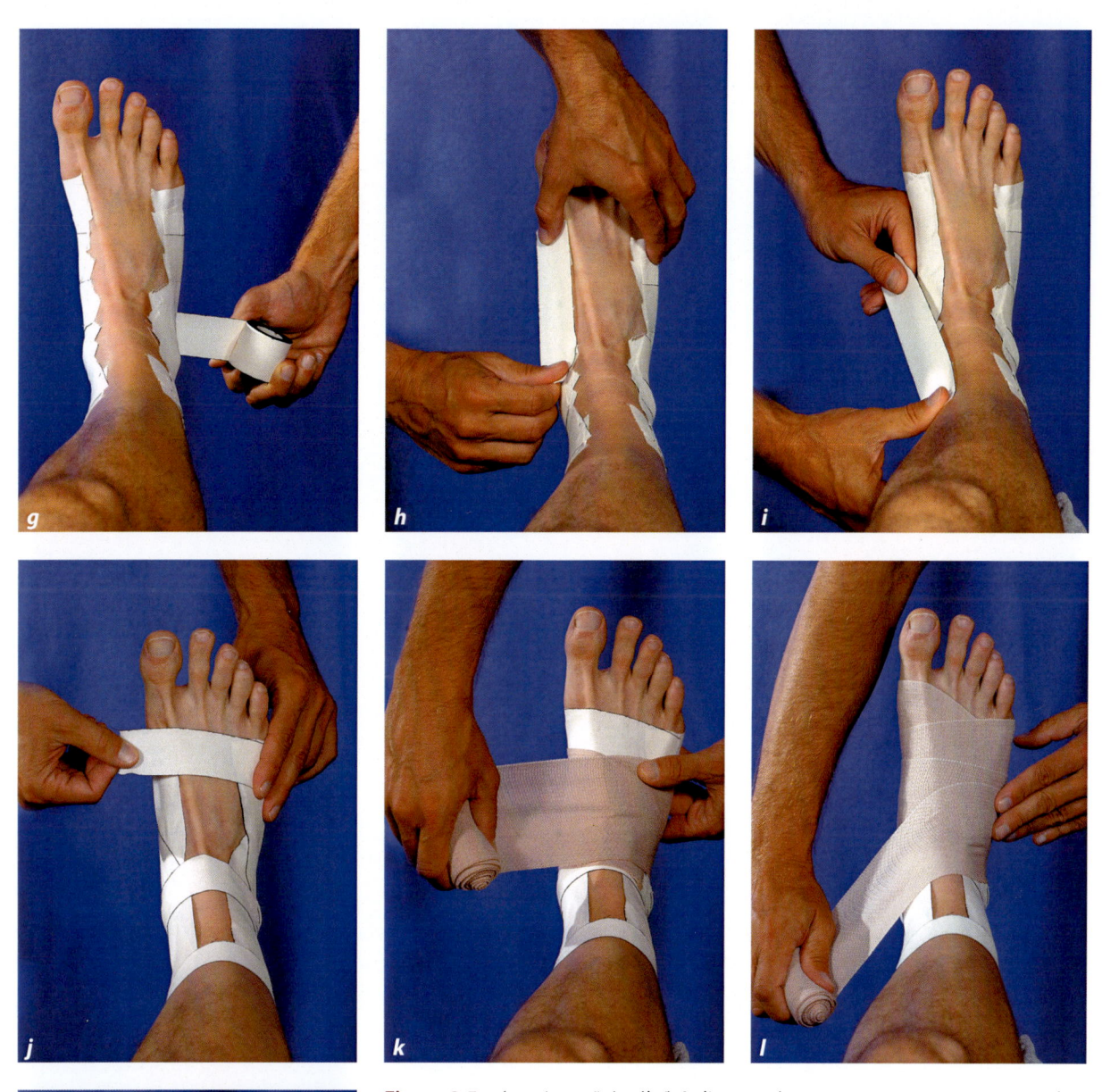

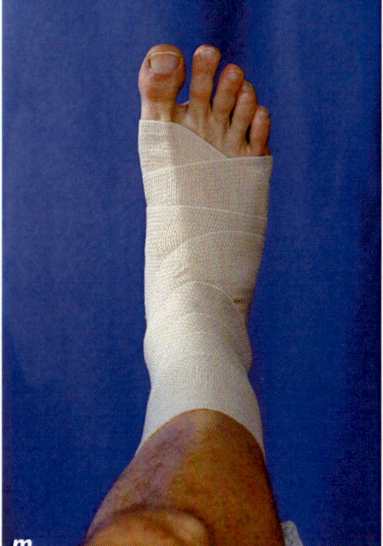

Figura 2.5 *(continuação)* (h-i) Aplique as âncoras na perna anterior e no dorso do pé. (j) Três tiras horizontais prendem o procedimento, mas você deve instruir o atleta a removê-las caso o tornozelo comece a doer por causa de um edema significativo. (k-m) Finalmente, aplique uma atadura elástica para prender a bandagem em formato de cesto trançado aberto e oferecer compressão adicional ao tornozelo que sofreu lesão aguda. Remova a atadura durante a aplicação de gelo e quando o atleta for dormir.

Uma vez que a bandagem em formato de cesto trançado aberto tem o objetivo de fornecer suporte ao tornozelo que sofreu lesão aguda, você também deve providenciar muletas ajustadas ao atleta. O ajuste deve garantir que elas fiquem à distância de 15,2 cm das partes lateral e anterior do pé, com espaços de dois ou três dedos de largura entre as axilas e o acolchoamento axilar. A flexão dos cotovelos deve ser de 20 a 30°, e você deve instruir o atleta a deixar que maior parte do peso recaia sobre as mãos, e não sobre as axilas (Fig. 2.6).

Órteses para o tornozelo

Órteses de amarrar têm se tornado um substituto popular para a bandagem no tornozelo, em especial quando não há um fisioterapeuta disponível (Fig. 2.7). Esses suportes comerciais também podem suplementar o procedimento da bandagem. A órtese, normalmente colocada sobre a meia, costuma ter âncoras laterais para reforço.

Exercícios para o tornozelo

Os exercícios para o tornozelo devem restaurar ou manter a flexibilidade, a força e o equilíbrio normais. Com frequência, verifica-se perda da dorsiflexão normal em resultado da entorse no tornozelo. Os atletas que se recuperam dessa lesão devem alongar os músculos do tornozelo, com atenção especial ao gastrocnêmio e ao sóleo.

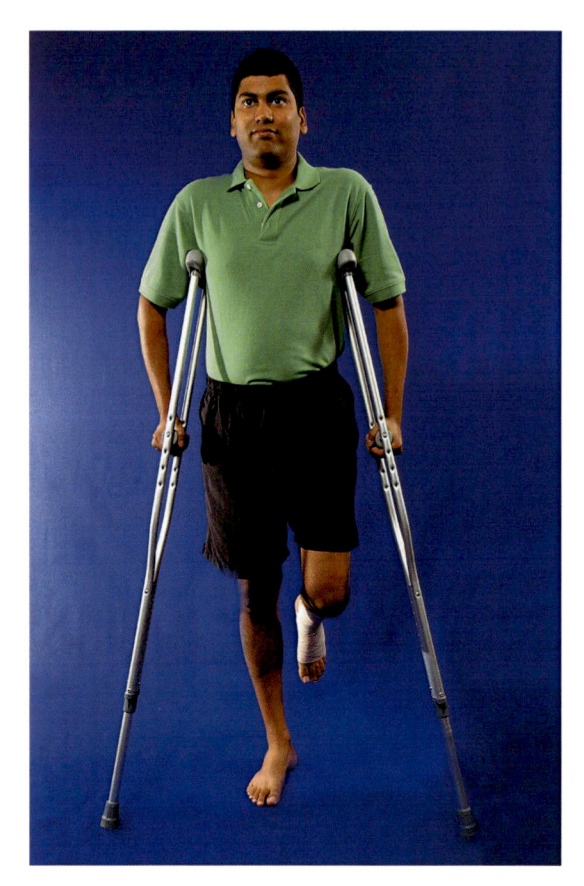

Figura 2.6 O atleta com marcha antálgica deve usar muletas ajustadas. As mãos, e não as axilas, suportam a maior parte do peso.

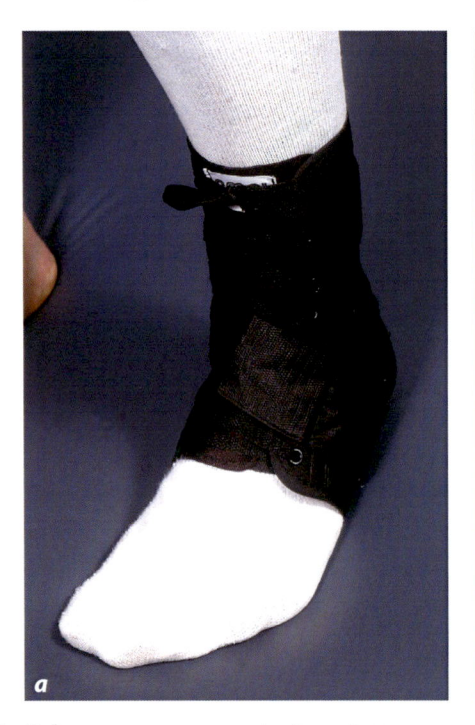

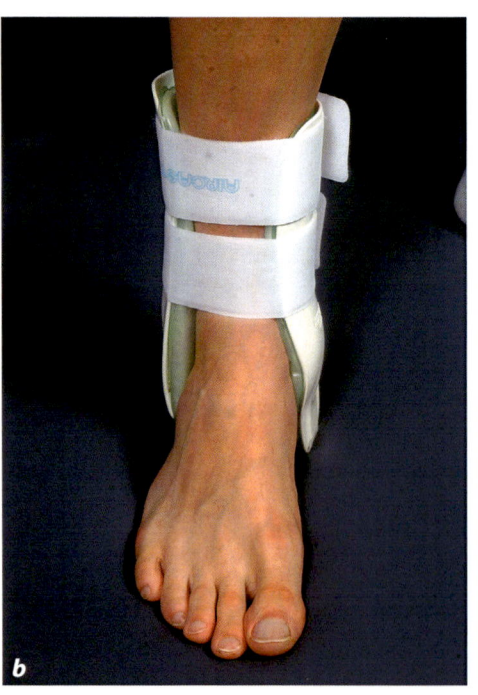

Figura 2.7 (*a-b*) Órteses para o tornozelo disponíveis no mercado são alternativas à bandagem. A órtese permite a flexão plantar e a dorsiflexão normais, enquanto limita o excesso de inversão e de eversão.

A Figura 2.8 ilustra técnicas de alongamento dos músculos gastrocnêmio e sóleo. Uma vez que o gastrocnêmio começa no fêmur, o atleta inicia o alongamento com o joelho completamente estendido. Em seguida, repete o exercício com o joelho flexionado. A flexão encurta o gastrocnêmio e isola o músculo sóleo, que se origina na tíbia e na fíbula. O uso de uma cunha também alonga esses músculos com eficácia. O atleta pode alongar os outros músculos do tornozelo manualmente. Instrua os atletas a realizar o **alongamento estático** – sem movimento por 10 a 15 segundos – nesses e em outros exercícios apresentados neste livro.

> **alongamento estático** Alongamento do músculo em posição estacionária.

As bandas elásticas implementam exercícios de fortalecimento de grupos musculares maiores atuantes no tornozelo. O atleta simplesmente realiza inversão, eversão, flexão plantar e dorsiflexão contra a resistência de borrachas (*theraband*) (Fig. 2.9). Os métodos de fortalecimento do tornozelo são similares aos dos exercícios de alongamento. O atleta deve realizar a flexão plantar com o joelho estendido e

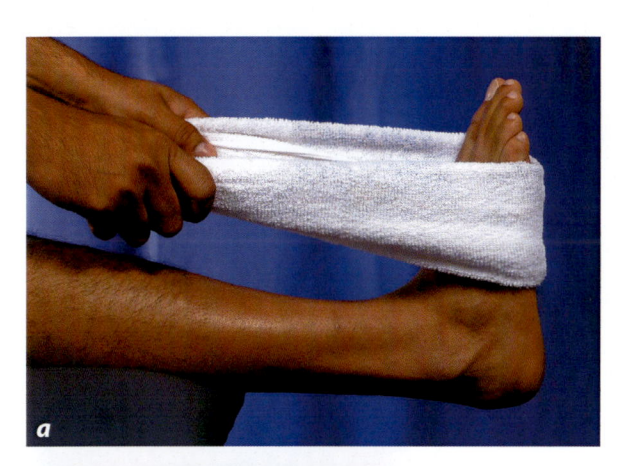

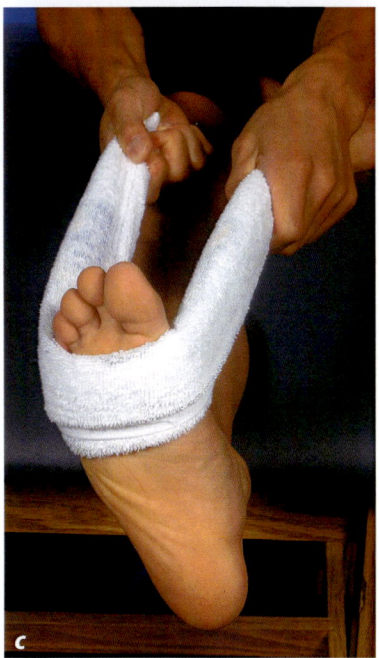

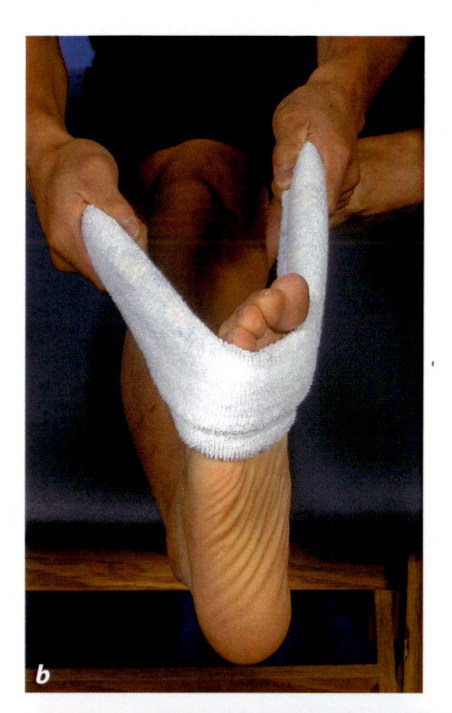

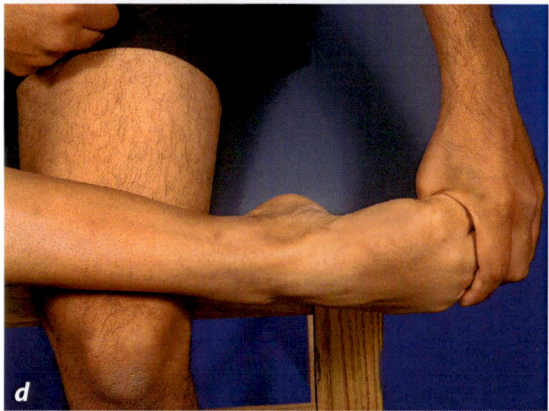

Figura 2.8 (*a*) Alongamento do músculo gastrocnêmio da perna com a ajuda de uma toalha. O atleta deve fazer a dorsiflexão do tornozelo com a força do próprio músculo e usar a toalha para fornecer um alongamento adicional. O alongamento também pode ser combinado com (*b*) a inversão e a (*c*) eversão do tornozelo. Repita todos esses três exercícios com o joelho flexionado em 90° e a perna pendente, na extremidade de uma mesa, a fim de isolar o músculo sóleo. (*d*) Para alongar os músculos anteriores do tornozelo, o atleta deve movimentá-lo manualmente até atingir a flexão plantar.

Figura 2.9 Exercícios de fortalecimento do tornozelo com material elástico. Movimente o tornozelo para fazer (*a*) inversão, (*b*) eversão, (*c*) flexão plantar e (*d*) dorsiflexão contra a resistência do material. (*e*) Repita a flexão plantar com o joelho flexionado em 90° a fim de isolar o músculo sóleo.

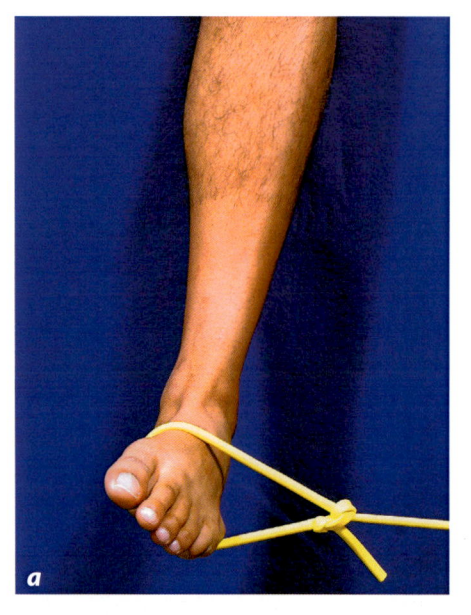

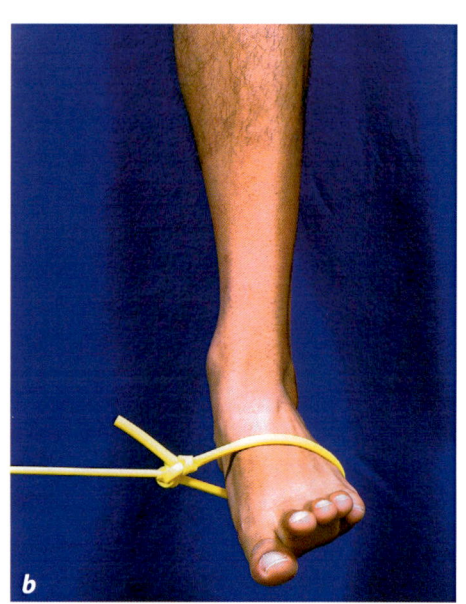

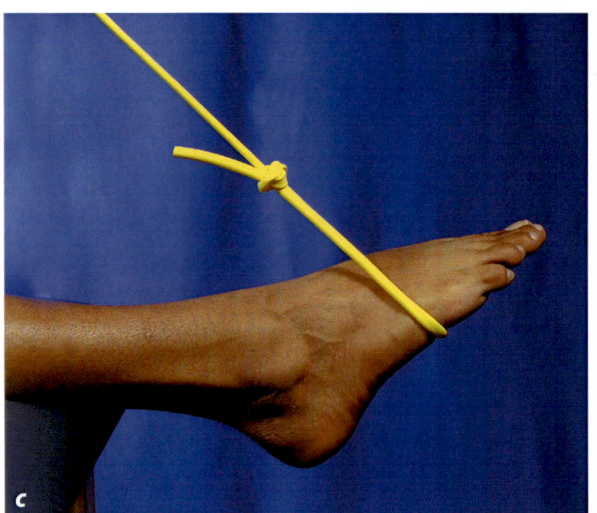

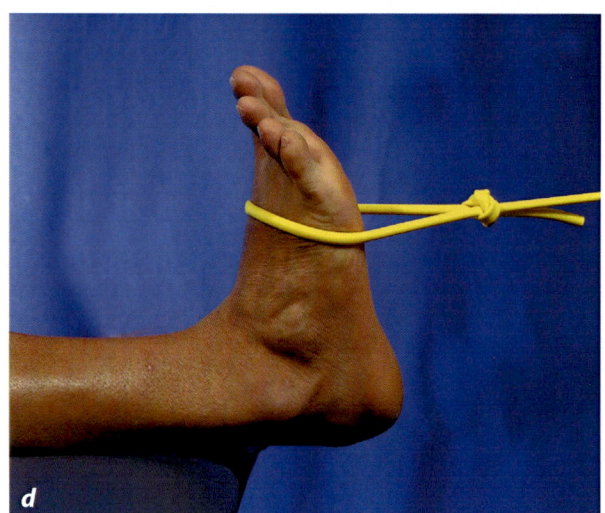

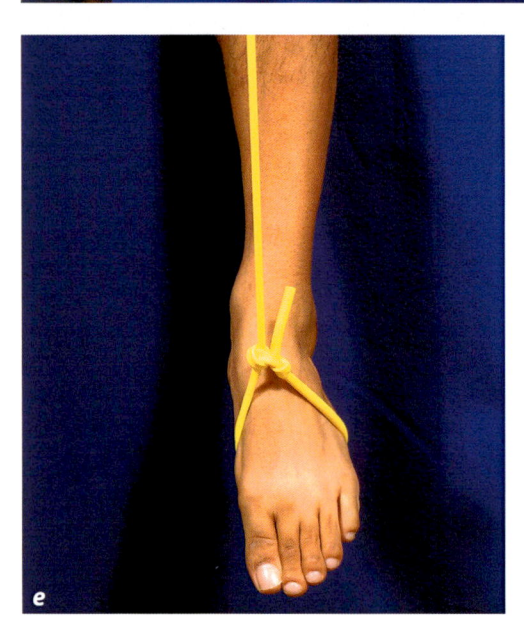

também flexionado, para isolar o gastrocnêmio e o sóleo, respectivamente. Sugerimos que o atleta complete três séries de, no mínimo, dez repetições de todos os exercícios de fortalecimento descritos neste livro, usando uma resistência adequada a sua tolerância. A seção Sugestão de Leituras fornece referências de protocolos mais sofisticados para exercícios de resistência progressiva.

Com frequência, a lesão no tornozelo compromete o equilíbrio e a propriocepção do atleta. Encontram-se disponíveis dispositivos de equilíbrio para o tratamento desses problemas. Além disso, para tratar déficits de equilíbrio e propriocepção, você pode pedir ao atleta que fique de pé, apoiado em uma das pernas, inicialmente com os olhos abertos e, depois, com os olhos fechados (Fig. 2.10). A fim de aumentar a dificuldade do exercício, aplique leve pressão aos ombros do atleta nas quatro direções, escolhidas aleatoriamente, enquanto ele estiver de olhos fechados.

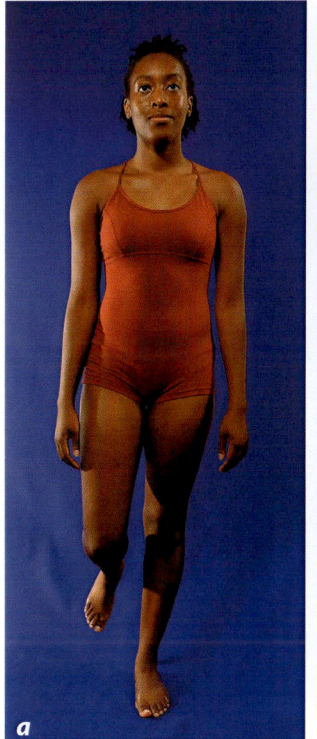

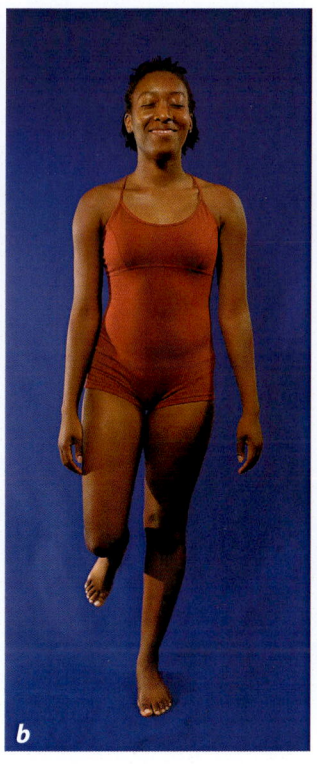

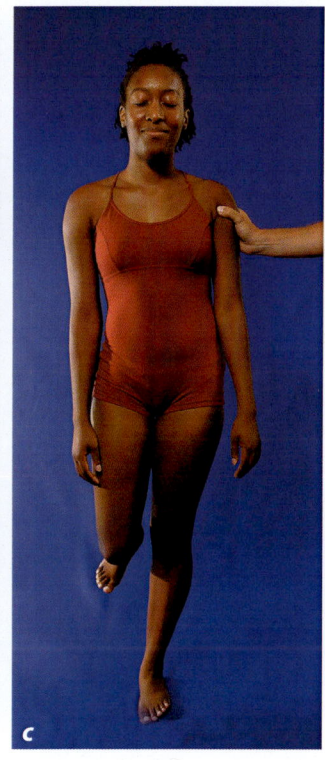

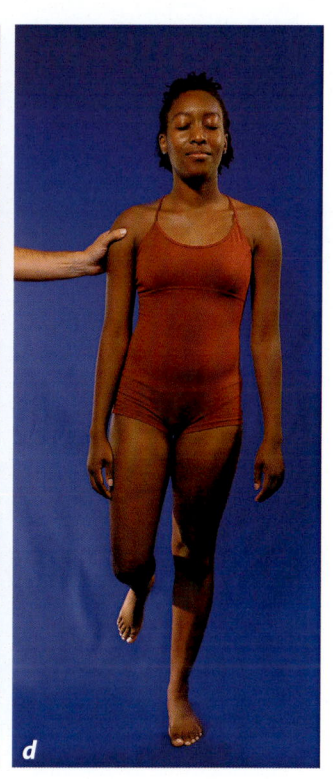

Figura 2.10 Exercícios proprioceptivos para o tornozelo. O atleta se equilibra sobre uma das pernas (*a*) com os olhos abertos, depois (*b*), fechados. (*c-d*) Para aumentar a dificuldade, aplique uma força leve em uma direção aleatória. O atleta terá de contrair os músculos da perna para manter o equilíbrio.

TENDINITE E DISTENSÃO DO TENDÃO DO CALCÂNEO

Correr e saltar estressa o tendão do calcâneo e a inserção dos músculos gastrocnêmio e sóleo no calcanhar. A **tendinite** e a **distensão** do tendão do calcâneo são lesões comuns no esporte. Atletas mais velhos e pessoas que fazem atividade física de modo irregular costumam romper esse tendão por completo.

Um alongamento excessivo agudo (súbito) ou a contração forçada dos músculos gastrocnêmio e sóleo causa a distensão do tendão do calcâneo. A tendinite costuma ser uma **lesão por esforço repetitivo**, frequente em atletas que correm ou saltam extensivamente. Em qualquer uma dessas duas lesões, para aliviar o desconforto do atleta, o fisioterapeuta deve usar bandagens que limitam a dorsiflexão excessiva.

> **tendinite** Inflamação de um tendão ou da sua bainha.
> **distensão** Estiramento (primeiro grau), ruptura parcial (segundo grau) ou ruptura completa (terceiro grau) de qualquer componente da unidade musculotendínea.
> **lesão por esforço repetitivo** Lesão crônica, resultante de estresse repetitivo.

Bandagem para o tendão do calcâneo

Determine a quantidade de dorsiflexão que produz desconforto no tendão. O atleta deve fazer uma leve flexão plantar e manter essa posição durante o procedimento. A bandagem consiste na colocação de âncoras em torno da perna, do pé e de uma série de tiras

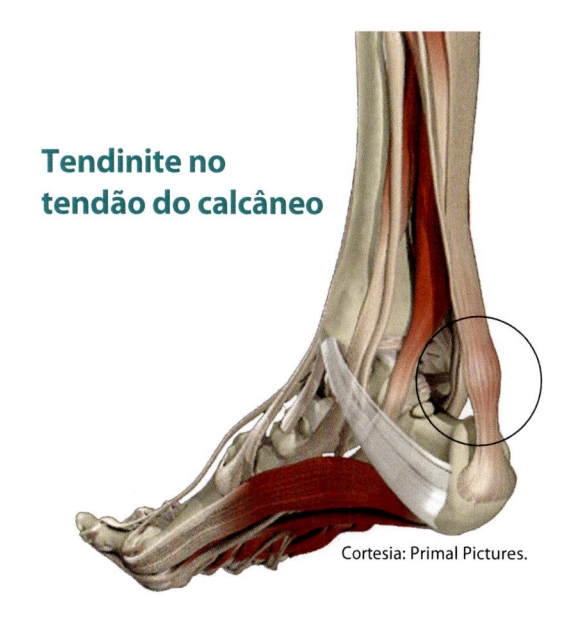

Tendinite no tendão do calcâneo

Cortesia: Primal Pictures.

para limitar a dorsiflexão. O esparadrapo elástico é a melhor opção, pois impede que a dorsiflexão termine abruptamente. Para suplementar o procedimento da bandagem, você pode inserir uma compensação de 0,6 cm no calcanhar, em *ambos* os pés do calçado (Fig. 2.11). Enquanto o atleta estiver usando essas compensações, cuide para que ele realize exercícios de alongamento regularmente, prevenindo o encurtamento adaptativo dos tendões do calcâneo.

Se houver necessidade da amplitude total de movimento e de agilidade no pé e no tornozelo (p. ex., após uma distensão muscular da panturrilha) e, especialmente, se o esporte for praticado sobre uma superfície irregular, o fisioterapeuta pode usar o recurso alternativo da bandagem elástica cinesiológica (Fig. 2.12).

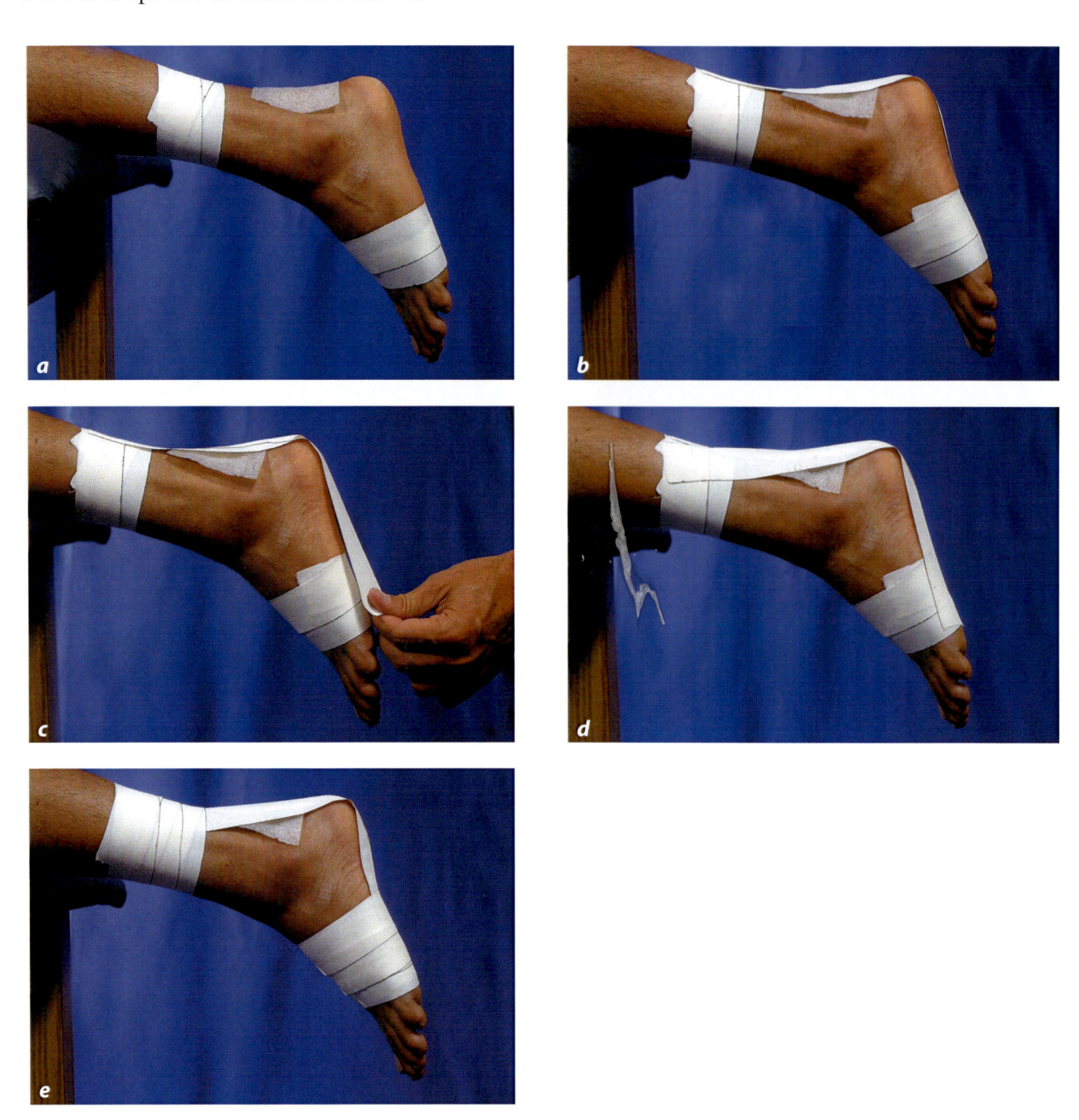

Figura 2.11 Procedimento de bandagem destinado a limitar extremos de dorsiflexão e, portanto, a proteger o tendão do calcâneo que sofreu distensão ou inflamação. Identifique a quantidade desejada de limitação da dorsiflexão e posicione o tornozelo de acordo com ela. (*a*) Aplique as âncoras proximais e distais, com um acolchoamento contra fricção para proteger o tendão do calcâneo. (*b-d*) Coloque três tiras em forma de X, cruzando o tornozelo, para limitar a dorsiflexão. (*e*) Aplique âncoras proximais e distais. *(continua)*

Bandagens Funcionais e Órteses Esportivas 47

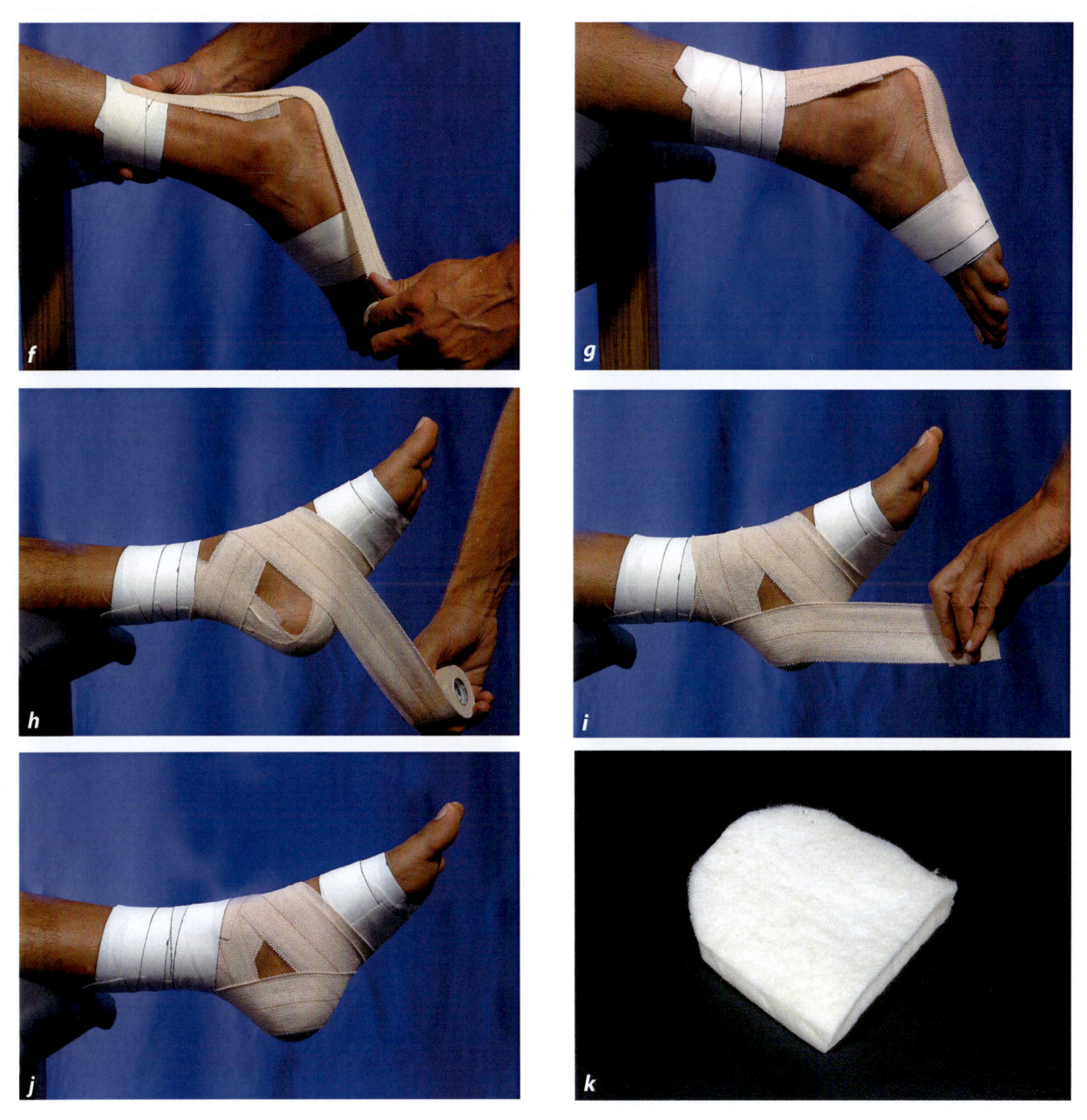

Figura 2.11 (*continuação*) (*f-g*) Como variação desse procedimento, use esparadrapo elástico para limitar a dorsiflexão. Isso faz com que o ponto final seja mais suave. (*h-j*) Prenda o procedimento inteiro com esparadrapo elástico em figura-oito e travas no calcanhar. (*k*) Suplemente o procedimento com uma compensação no calcanhar, que pode ser colocada no calçado do atleta. Use a compensação nos dois pés para evitar discrepância no comprimento das pernas.

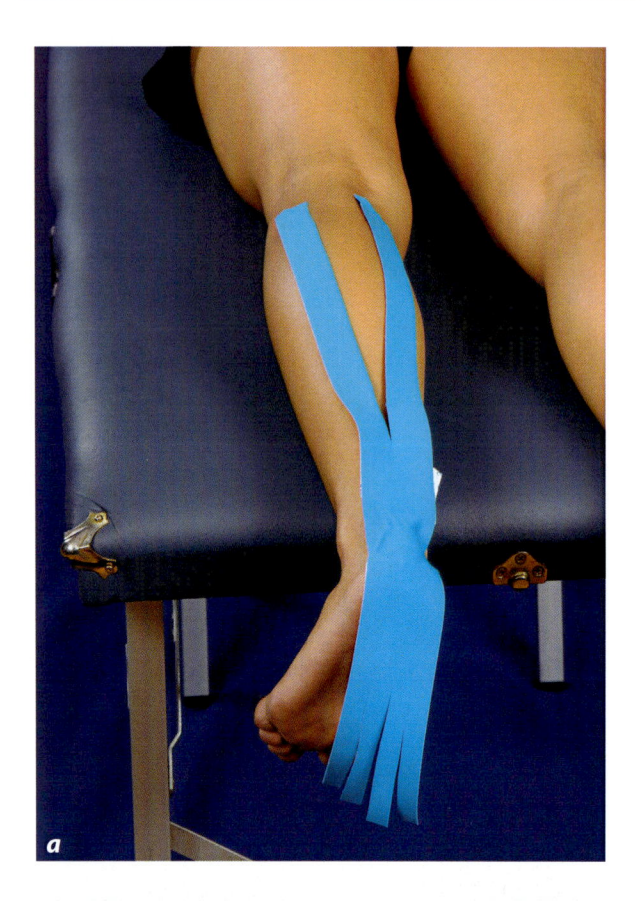

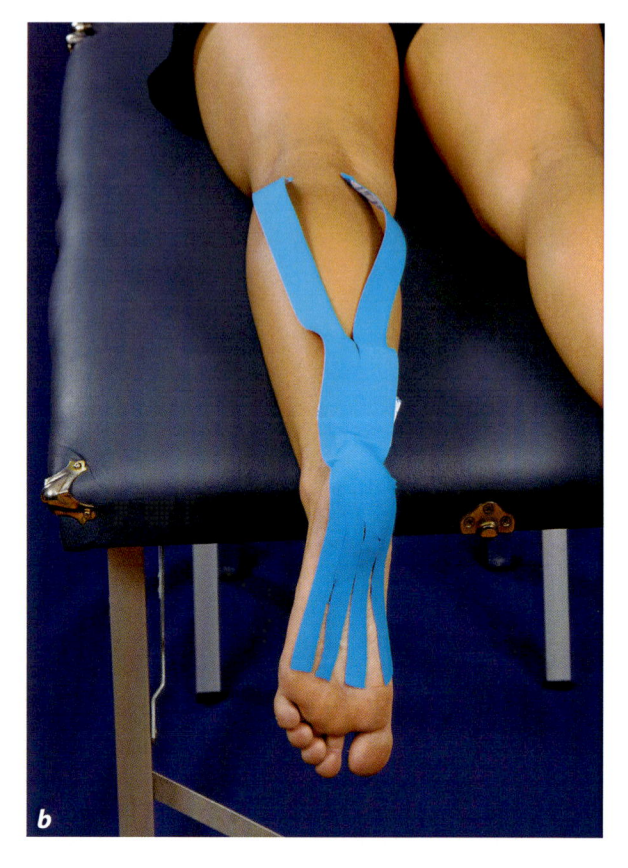

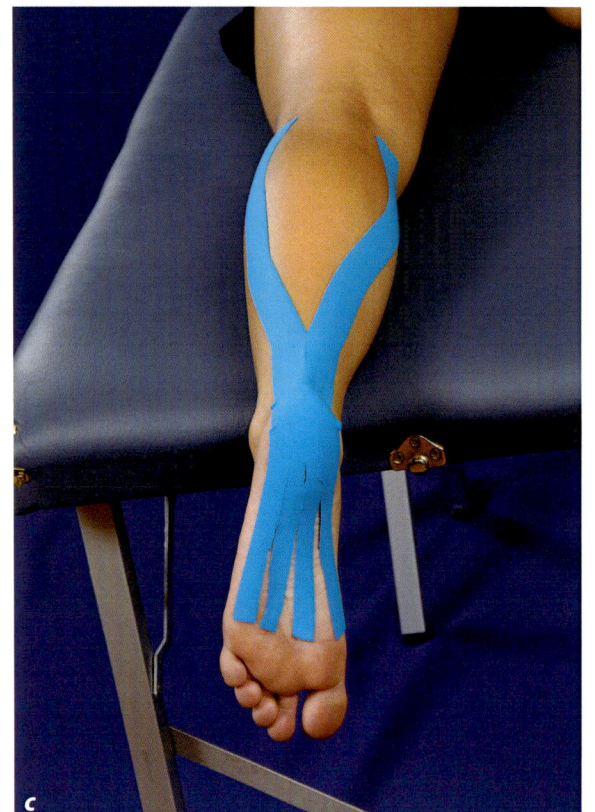

Figura 2.12 Bandagem elástica cinesiológica para distensão do gastrocnêmio, tendinite do calcâneo ou problemas no arco. (*a*) Comece com o pé em dorsiflexão; o paciente deve estar na posição pronada, com o pé fora da mesa. Meça a bandagem para cobrir a distância do topo da panturrilha ao arco distal (cabeças metatarsais) e faça o corte. Faça um leque de quatro lâminas na seção do arco e um Y na seção da panturrilha. (*b*) Tire o papel protetor, aplique a bandagem no calcanhar e estique-a bem, puxando-a do arco para a base dos metatarsais. Esfregue a bandagem pra ativar o adesivo. (*c*) Segurando a parte do calcanhar com firmeza, aplique a bandagem ao gastrocnêmio medial e lateral, esticando minimamente (15 a 25%).

Exercícios para o tendão do calcâneo

Os exercícios para o tornozelo também são apropriados para o tendão do calcâneo, quando o atleta dispensa atenção especial ao alongamento e ao fortalecimento dos músculos gastrocnêmio e sóleo (Figs. 2.8 e 2.9).

FASCIITE PLANTAR E DISTENSÕES NO ARCO

Indivíduos com pé cavo, quando fisicamente ativos, podem sofrer distensões no arco ou na fáscia plantar. Corridas ou saltos excessivos provocam distensão no arco. Além disso, a corrida e, sobretudo, o estresse continuado aplicado ao pé precipitam a **fasciite plantar**. Calçados esportivos inadequados e de má qualidade também podem causar essas lesões. Alguns atletas sentem um alívio quando usam uma órtese para fasciite plantar disponível comercialmente (Fig. 2.13).

> **fasciite plantar** Inflamação da fáscia plantar na sua inserção com o calcâneo.

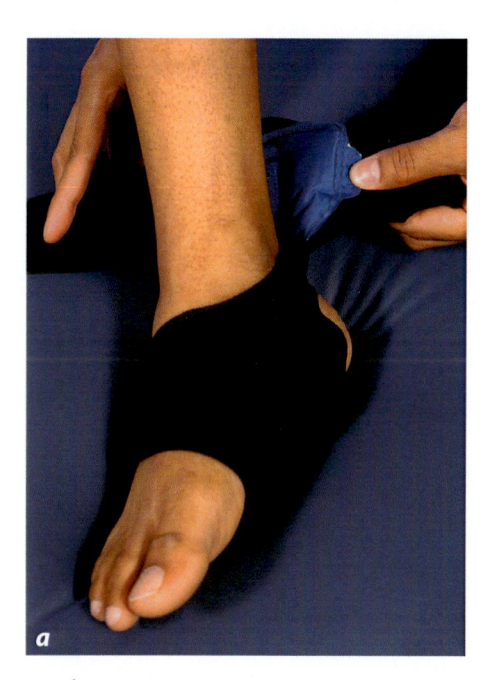

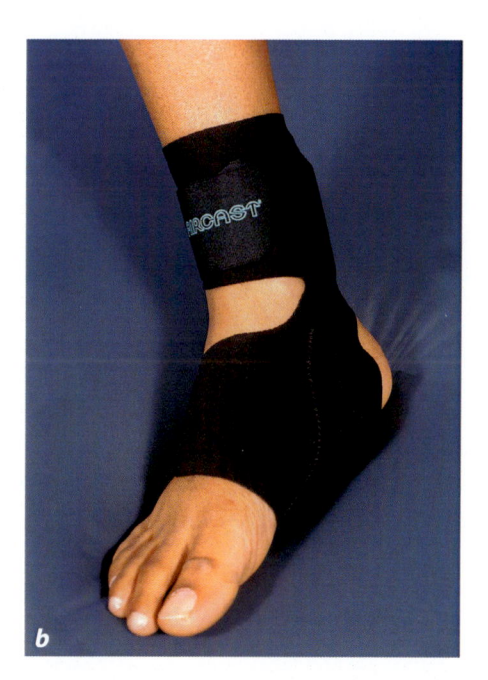

Figura 2.13 (a-b) Órtese produzida comercialmente, que pode ajudar a aliviar a dor associada à fasciite plantar.

Bandagem para o arco

Para dar suporte ao arco longitudinal, faça um procedimento de bandagem simples (Fig. 2.14) ou outro mais complexo, com arco em forma de X (Fig. 2.15). No primeiro, empregam-se três ou quatro tiras, colocadas circularmente em torno do pé. Para colocar a bandagem com arco em forma de X, usa-se uma âncora em torno das cabeças metatarsais. A partir dessa âncora, estendem-se tiras sucessivas, que passam em volta do calcanhar e retornam ao ponto de partida.

Um acolchoamento longitudinal no arco pode tornar essa bandagem mais eficaz (Fig. 2.16).

Para que a aplicação dure mais e o suporte do arco fique mais rígido, use uma bandagem rígida (Fig. 2.17). Essa bandagem pode durar alguns dias e não precisa ser reaplicada durante o esporte. Aplicada ao arco, ela também não exige um enfaixe pré-bandagem do pé, e isso é especialmente vantajoso para atletas com calçados apertados ou compressivos e, também, para aqueles que normalmente utilizam órteses personalizadas ou praticam esporte descalços.

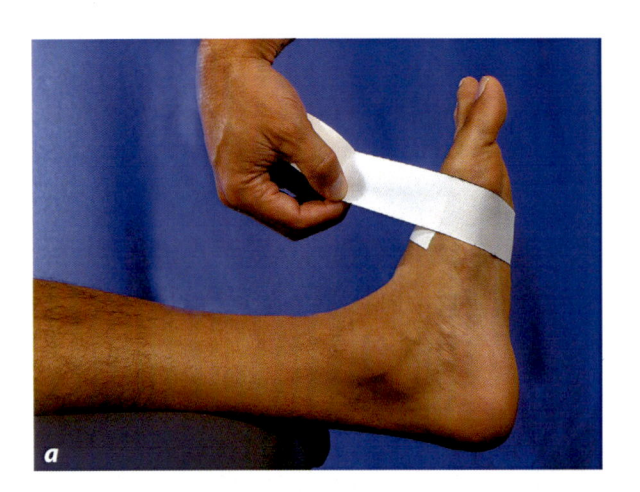

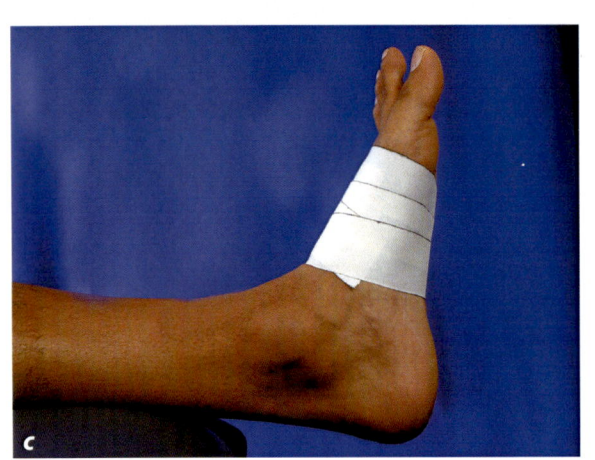

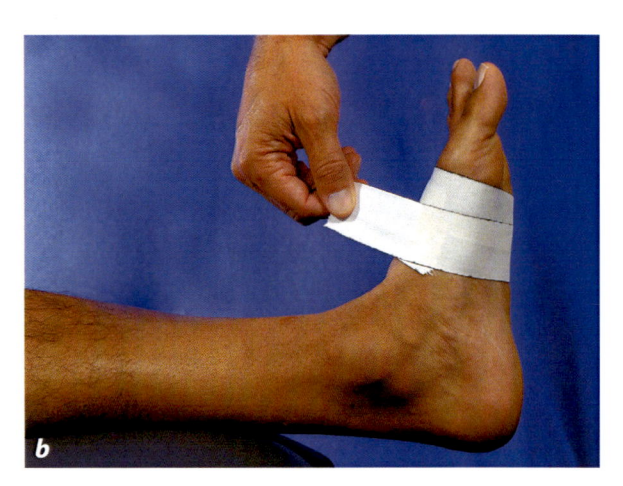

Figura 2.14 Bandagem simples para dar suporte ao arco longitudinal. (*a-b*) Ao colocar a bandagem, comece pelo dorso do pé e siga na direção lateral para, finalmente, levantar o arco longitudinal. (*c*) Normalmente, três ou quatro tiras são suficientes para dar suporte a esse arco.

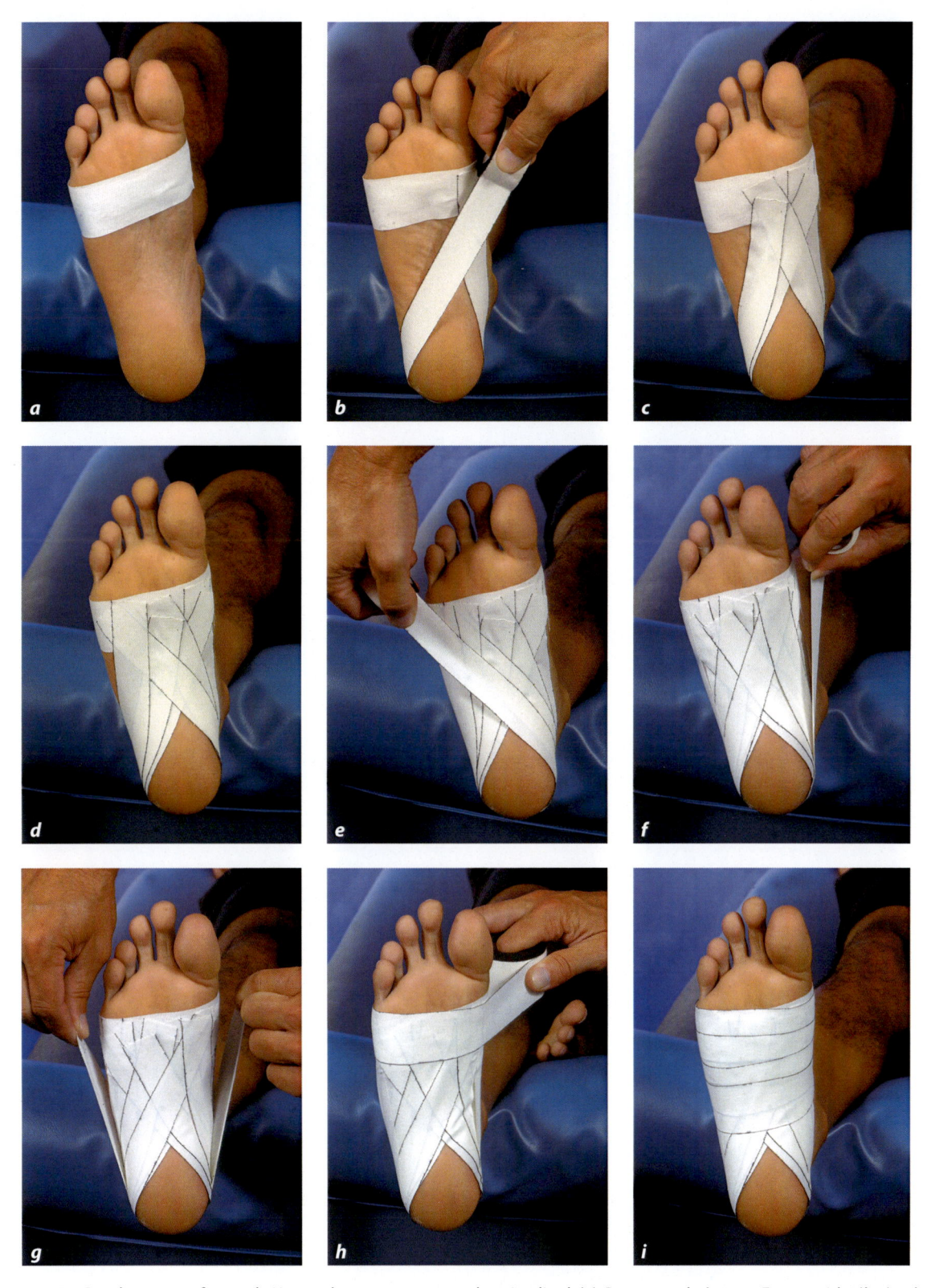

Figura 2.15 Bandagem em forma de X para dar suporte ao arco longitudinal. (*a*) Comece pela âncora. Em seguida, (*b-c*) coloque o esparadrapo, partindo da base do hálux, seguindo ao redor do calcanhar e de volta ao ponto inicial. (*d*) As próximas tiras devem sair do aspecto medial em direção ao aspecto lateral da superfície plantar. (*e-f*) Agora sobreponha tiras que saem do aspecto lateral em direção ao aspecto medial do pé. (*g*) Coloque uma tira em forma de ferradura, saindo da âncora lateral até a âncora medial. (*h-i*) Finalize com tiras que imitam o procedimento de bandagem simples do arco, descrito na Figura 2.14.

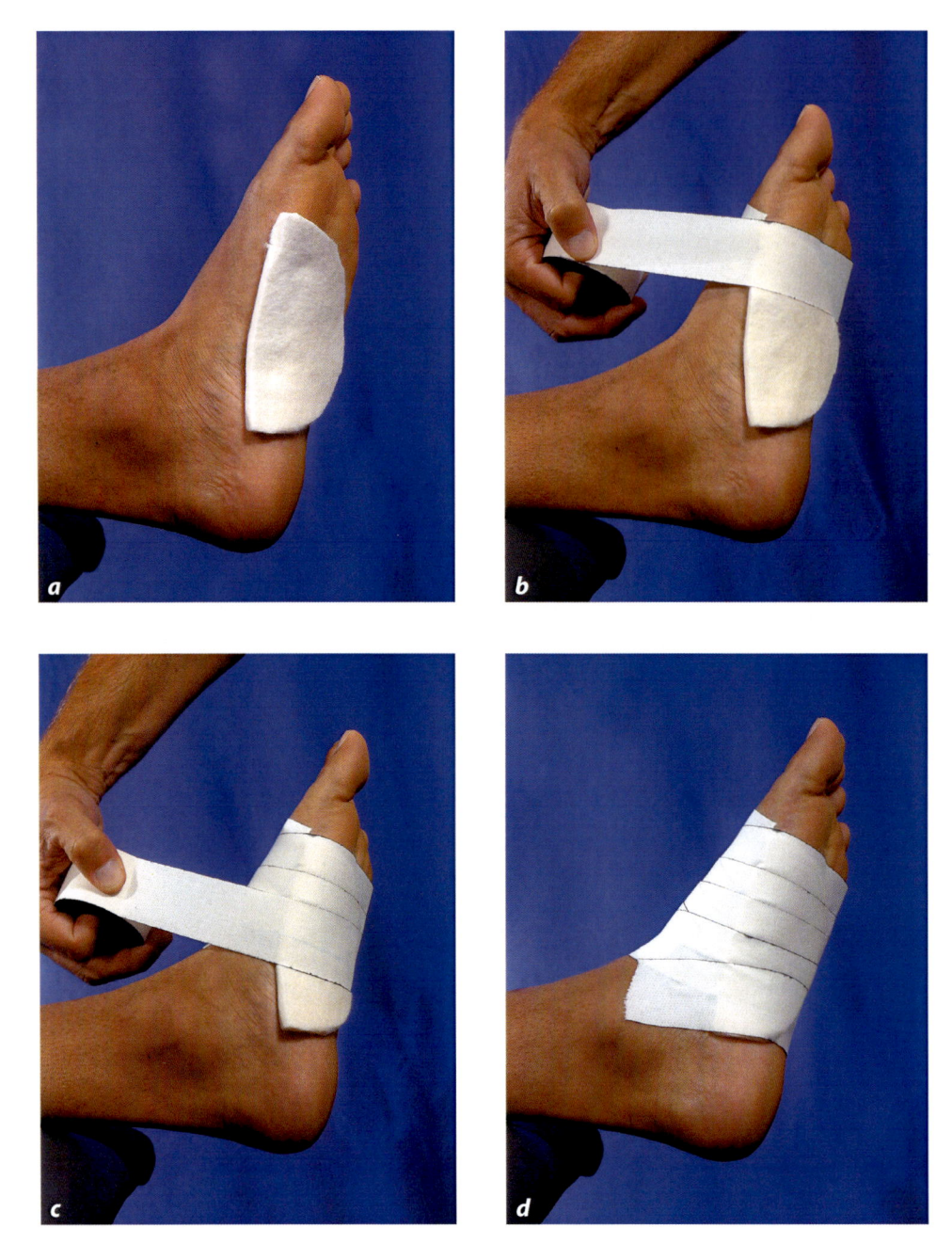

Figura 2.16 (*a*) Providencie um acolchoamento macio para dar suporte ao arco longitudinal do atleta que tem pé cavo (arco longitudinal alto). (*b-d*) Para prender o acolchoamento ao pé, coloque uma bandagem simples, como descrito na Figura 2.14.

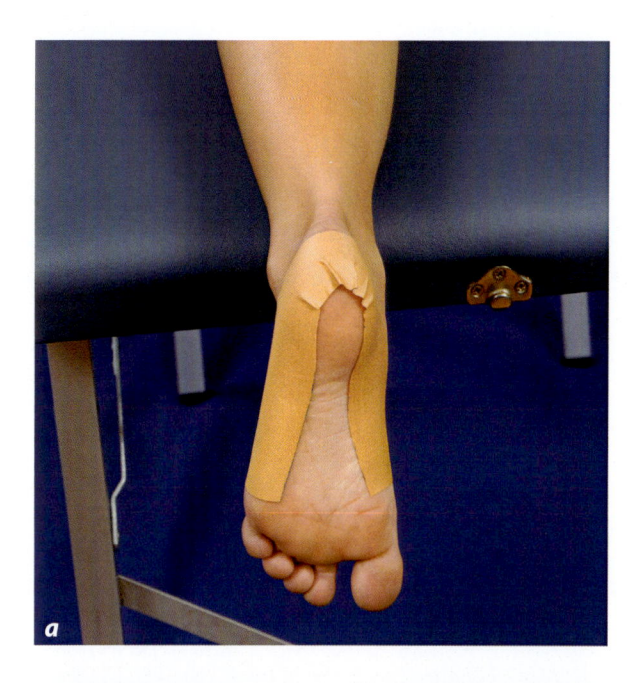

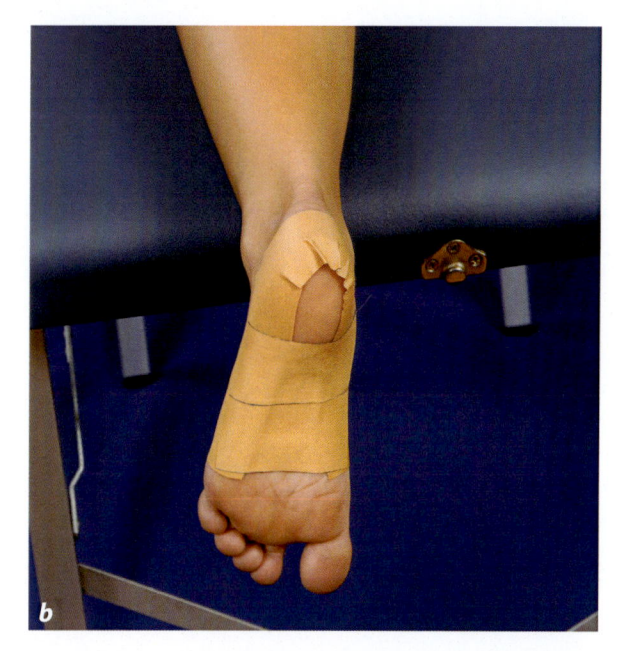

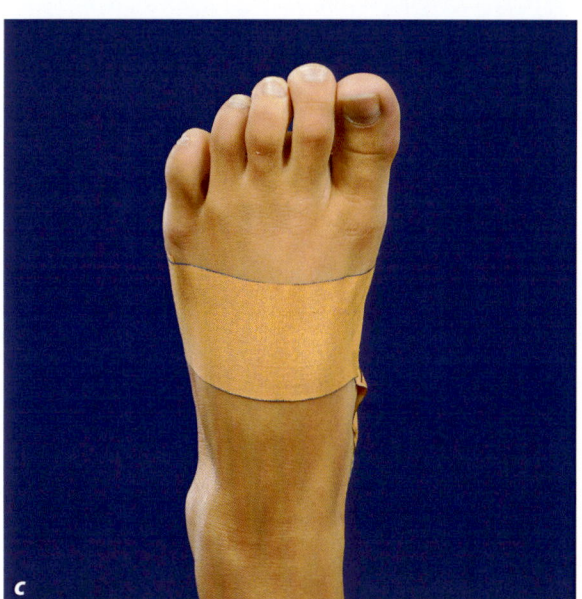

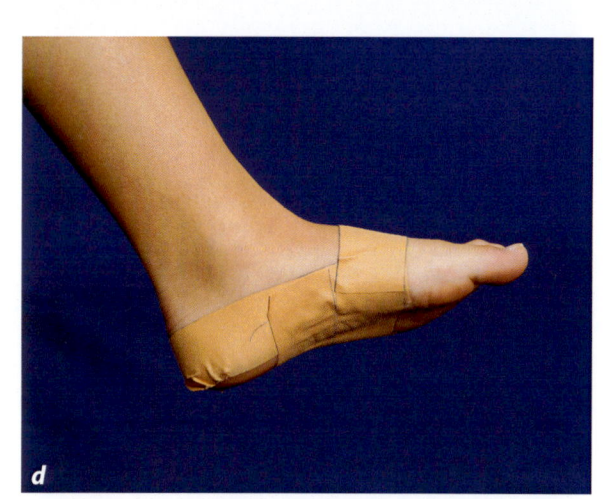

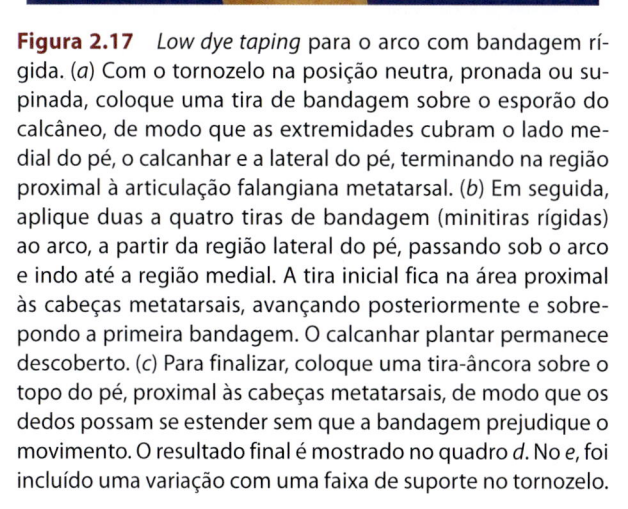

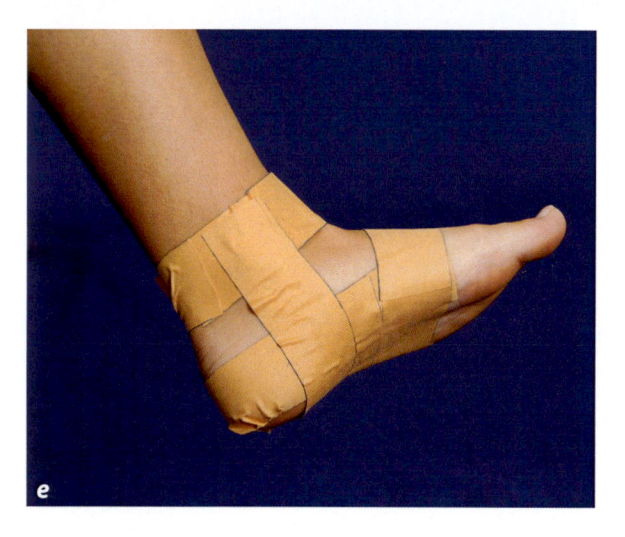

Figura 2.17 *Low dye taping* para o arco com bandagem rígida. (*a*) Com o tornozelo na posição neutra, pronada ou supinada, coloque uma tira de bandagem sobre o esporão do calcâneo, de modo que as extremidades cubram o lado medial do pé, o calcanhar e a lateral do pé, terminando na região proximal à articulação falangiana metatarsal. (*b*) Em seguida, aplique duas a quatro tiras de bandagem (minitiras rígidas) ao arco, a partir da região lateral do pé, passando sob o arco e indo até a região medial. A tira inicial fica na área proximal às cabeças metatarsais, avançando posteriormente e sobrepondo a primeira bandagem. O calcanhar plantar permanece descoberto. (*c*) Para finalizar, coloque uma tira-âncora sobre o topo do pé, proximal às cabeças metatarsais, de modo que os dedos possam se estender sem que a bandagem prejudique o movimento. O resultado final é mostrado no quadro *d*. No *e*, foi incluído uma variação com uma faixa de suporte no tornozelo.

Exercícios para o arco longitudinal

Os exercícios de flexibilidade devem incluir o alongamento dos músculos gastrocnêmio e sóleo (Fig. 2.8). Para alongar o arco, os atletas também podem hiperestender os dedos (Fig. 2.18).

Os esportistas podem fortalecer o arco enfatizando os músculos intrínsecos do pé. Atividades como pegar pedrinhas com os dedos do pé e usar os dedos em forma de garra para puxar uma toalha pelo chão isolam esses músculos (Fig. 2.19).

NEUROMA DE MORTON

Essa lesão, também conhecida como **neuroma plantar**, ocorre quando há inflamação do nervo interdigital entre as cabeças de dois ossos metatarsais. Com maior frequência, o nervo é afetado entre o terceiro e o quarto metatarsais, mas pode haver envolvimento de outros nervos interdigitais. Um arco transverso caído ou calçados esportivos ruins provocam a lesão.

> **neuroma plantar** Inflamação ou irritação de um nervo plantar.

Bandagem para o arco transverso

Embora a bandagem funcional, isoladamente, possa fornecer suporte adequado a essa lesão, é útil combiná-la com um acolchoamento especialmente preparado para apoiar o arco transverso. Utilize um acolchoamento em forma de gota, produzido comercialmente, ou prepare um com materiais específicos e prenda-o ao local com a bandagem (Fig. 2.20). A resolução completa do neuroma plantar pode exigir um tratamento médico mais definitivo.

Exercícios para o arco transverso

Exercícios para o arco longitudinal também podem ser benéficos para essa lesão (Figs. 2.18 e 2.19).

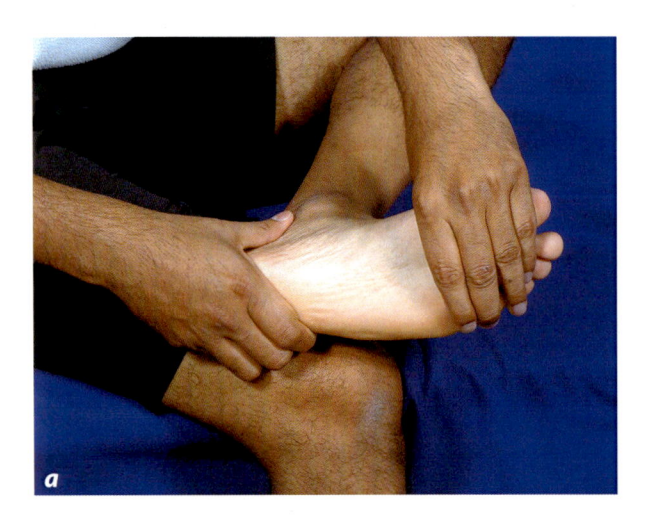

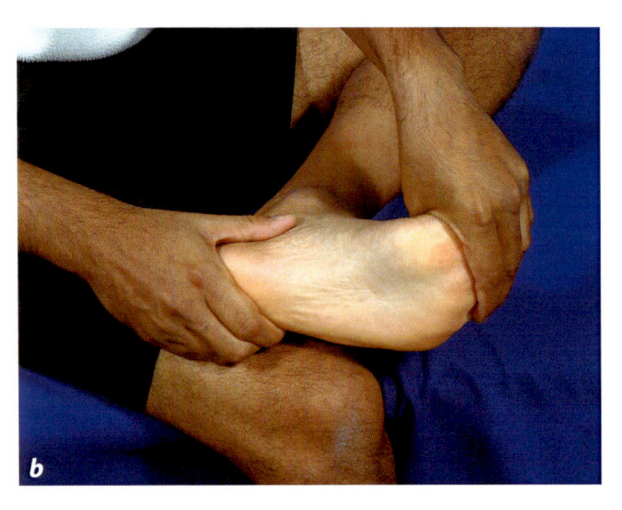

Figura 2.18 Para alongar a fáscia plantar, (*a*) segure a ponta do pé e (*b*) estenda os dedos.

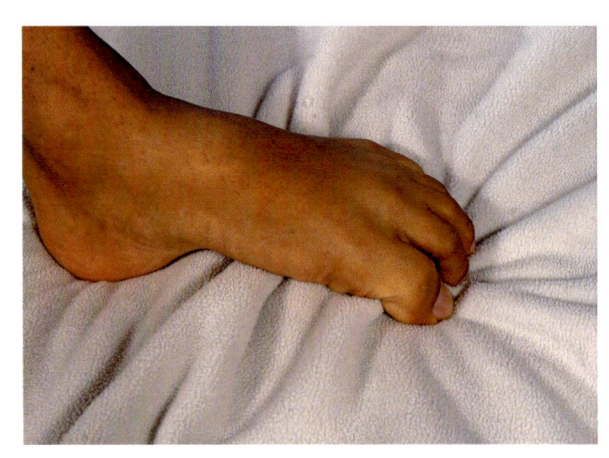

Figura 2.19 Para fortalecer os músculos que mantêm o arco do pé, puxe uma toalha, usando os dedos em forma de garra. À medida que os músculos ficam mais fortes, acrescente um peso à toalha a fim de fornecer maior resistência ao trabalho muscular.

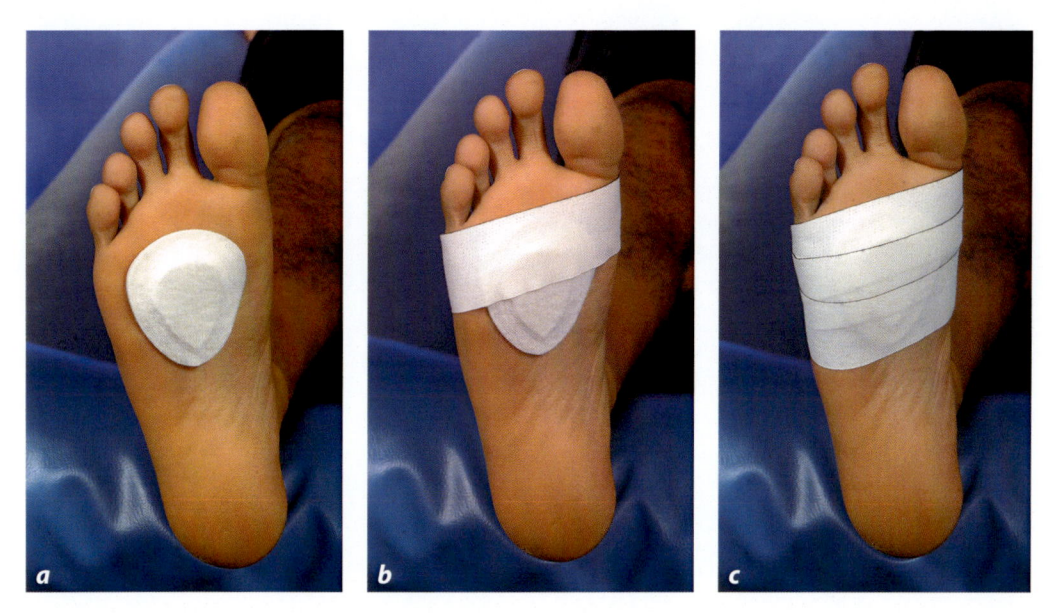

Figura 2.20 (*a*) Use um acolchoamento fabricado comercialmente ou corte um pedaço de espuma em forma de gota, e (*b-c*) prenda-o ao pé com uma bandagem. Não aperte demais para não restringir a expansão normal do pé durante atividades em que há suporte do peso do corpo.

ENTORSES DO HÁLUX

A entorse do hálux, também conhecida como "dedo de turfa", pode causar inabilidade. Geralmente, a lesão resulta de hiperflexão ou hiperextensão da primeira articulação metatarsofalângica. Os atletas que praticam o esporte na grama (turfa) artificial apresentam maior incidência dessa lesão em função da maior força de impacto entre o calçado e o solo.

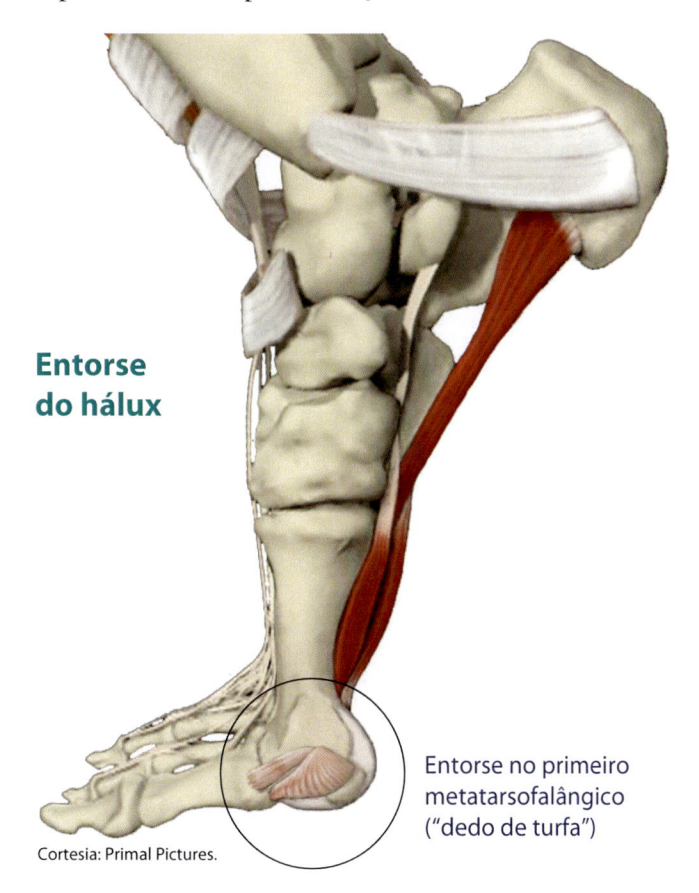

Entorse do hálux

Entorse no primeiro metatarsofalângico ("dedo de turfa")

Cortesia: Primal Pictures.

Bandagem para o hálux

Determine o que exatamente produz o desconforto no atleta – a hiperflexão ou a hiperextensão (Fig. 2.21). Para iniciar o procedimento, aplique as âncoras em torno do meio do pé e do hálux. Em seguida, de acordo com o mecanismo da lesão, coloque tiras longitudinais ao longo da superfície dorsal a fim de prevenir a hiperflexão ou ao longo da superfície plantar para prevenir a hiperextensão (Fig. 2.22). Em alguns casos, podem ser necessárias tiras de esparadrapos tanto na superfície dorsal quanto na plantar.

Às vezes, o atleta prefere esparadrapos elásticos para esse procedimento.

Você também pode adquirir palmilhas de placa de aço para usar com as bandagens (Fig. 2.23).

Exercícios para o hálux

Os exercícios de alongamento e de fortalecimento do arco longitudinal (Fig. 2.18 e 2.19), quando direcionados especificamente para o hálux, ajudam o atleta a se recuperar dessa lesão.

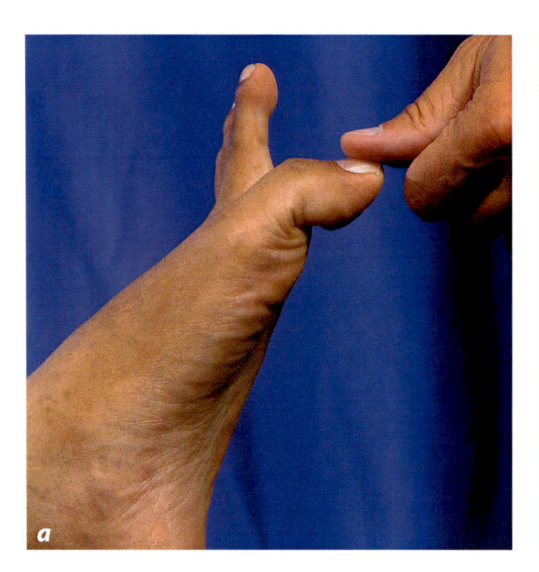

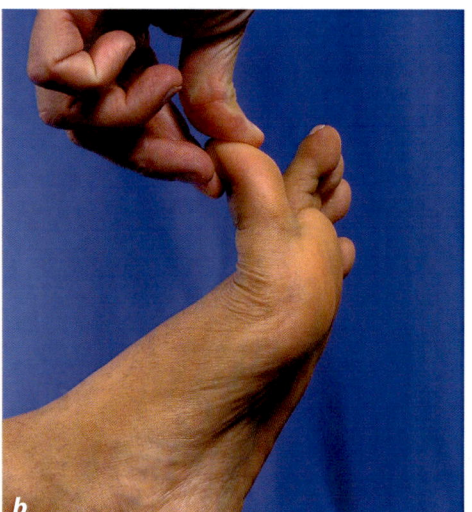

Figura 2.21   *(a)* Hiperflexão e *(b)* hiperextensão do hálux.

Bandagens Funcionais e Órteses Esportivas **57**

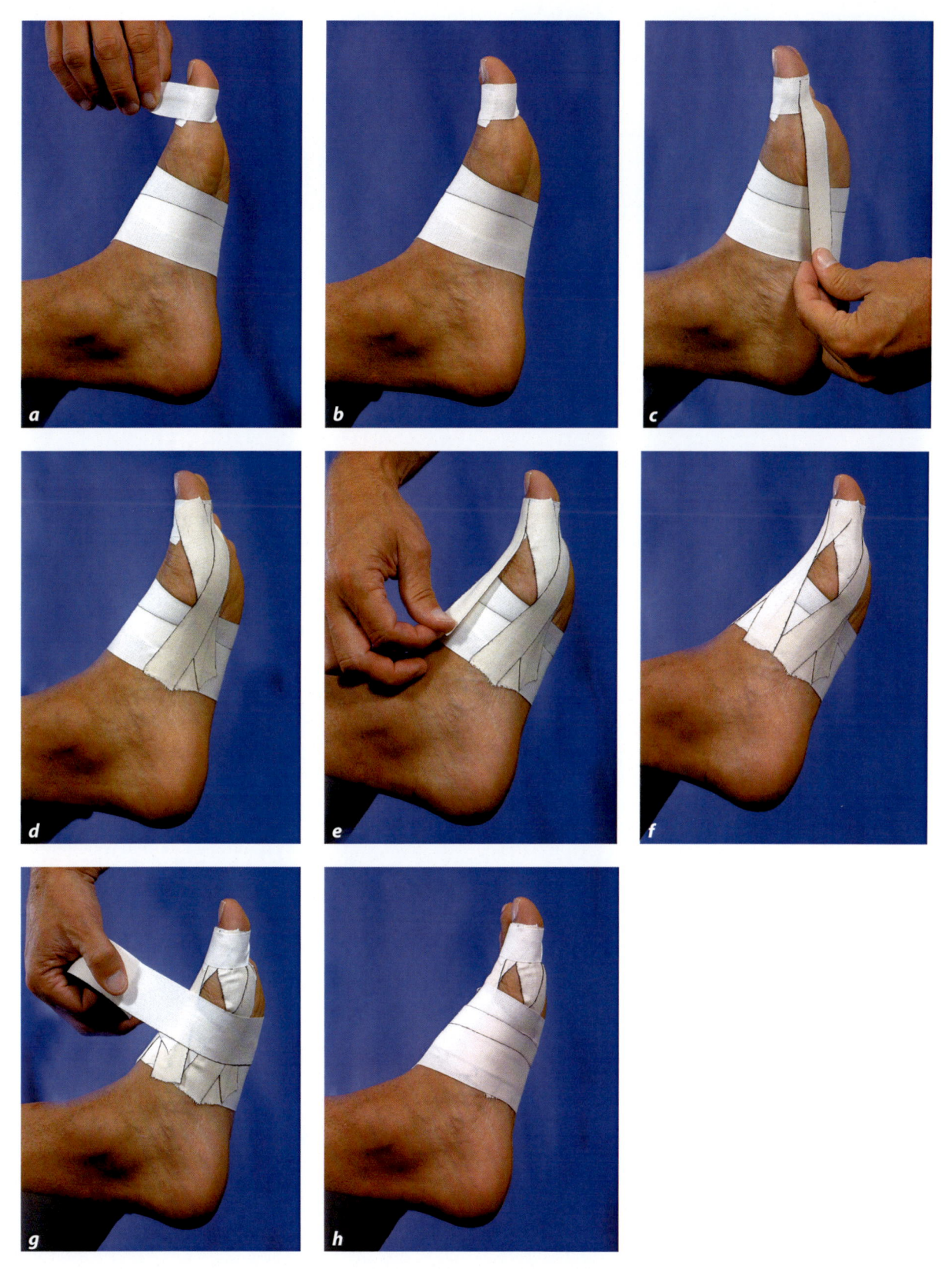

Figura 2.22 Bandagens para entorse do hálux, também chamada de "dedo de turfa". (*a-b*) Para iniciar o procedimento, coloque âncoras em torno do hálux e do pé. (*c-d*) Em seguida, use tiras na superfície plantar do pé para prevenir hiperextensão ou *(e)* nas superfícies plantar e dorsal para evitar hiperextensão e hiperflexão. (*f*) Coloque tiras adicionais para fornecer suporte extra. (*g-h*) Finalize o procedimento prendendo âncoras em torno do dedo e do pé.

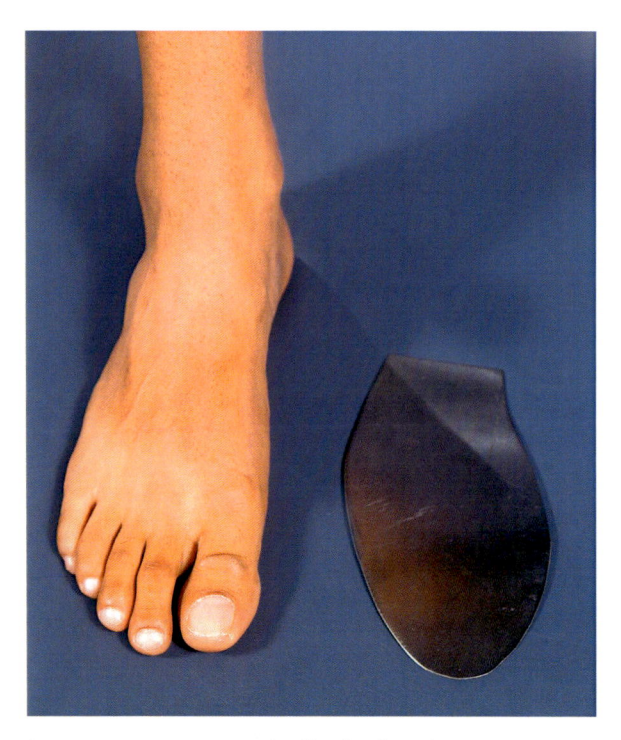

Figura 2.23 Use uma palmilha de placa de aço para dar suporte adicional ao dedo de turfa, limitando a flexão e a extensão do dedão.

CONTUSÕES NO CALCANHAR

Um coxim gorduroso espesso protege o calcâneo (ou osso do calcanhar) na superfície plantar. Apesar disso, com frequência, contusões no calcâneo causam dores e inabilidade em pessoas fisicamente ativas. Tanto o trauma agudo quanto o estresse crônico podem precipitar essa lesão. Calçados inadequados também podem provocar traumatismo no calcanhar.

Bandagem para contusão no calcanhar

A Figura 2.24 ilustra uma bandagem que dá suporte ao calcâneo. Você também pode prender um acolchoamento ao calcanhar, acompanhado de uma bandagem em formato de cesto trançado.

CANELITE (SHIN SPLINTS)

O termo **canelite ou periostite** refere-se a dores na perna que surgem por vários motivos, como distensões no arco, tendinite, síndrome compartimental ou fraturas por estresse da tíbia ou da fíbula. Procure a assistência de um médico experiente para identificar a origem e o mecanismo da lesão.

Distensões do arco

A distensão ou queda do arco longitudinal faz com que os ossos tarsais do pé se espalhem. O pé plano pode implicar em estresse no local em que o retináculo dos extensores une os tendões anteriores à perna, causando dores na perna distal do atleta.

Tendinite

A tendinite pode ocorrer em qualquer tendão que cruza o tornozelo, mas o tibial posterior é o mais atingido. Correr em superfícies desniveladas ou protuberantes, que forçam a eversão contínua do tornozelo, precipita a lesão. O pé hiperpronado também pode contribuir para o mecanismo da lesão.

Síndrome compartimental

A tíbia, a fíbula e a fáscia superficial da perna criam um compartimento atravessado pelos músculos anteriores, pelo nervo peroneal profundo, por uma veia e por uma artéria. Quando os músculos anteriores edemaciam, geram a síndrome compartimental crônica anterior, causando dores na perna e dormência irradiada para o pé.

Fraturas por estresse

As fraturas por estresse na tíbia ou fíbula são um rompimento do **periósteo** e, comumente, ocorrem em atletas submetidos a períodos prolongados de corrida. Nenhum procedimento de bandagem melhora os sintomas associados a esse tipo de fratura. Em geral, o atleta precisa de seis semanas de repouso para a resolução dos sintomas.

> **periostite ou canelite** Termo usado para dores na perna, que podem surgir por vários motivos.
> **periósteo** Camada exterior do osso.

Bandagem para canelite

No tratamento da canelite, prevalece a colocação de bandagens sem muito rigor. Há várias técnicas para remediar as dores na perna. Quando a dor ocorre devido a um arco longitudinal caído, o atleta pode encontrar alívio com a simples colocação de bandagens no arco, combinada com duas ou três tiras em torno da perna distal para dar suporte ao retináculo dos extensores (Fig. 2.25). O formato de cesto trançado destina-se a limitar a eversão e ajuda em

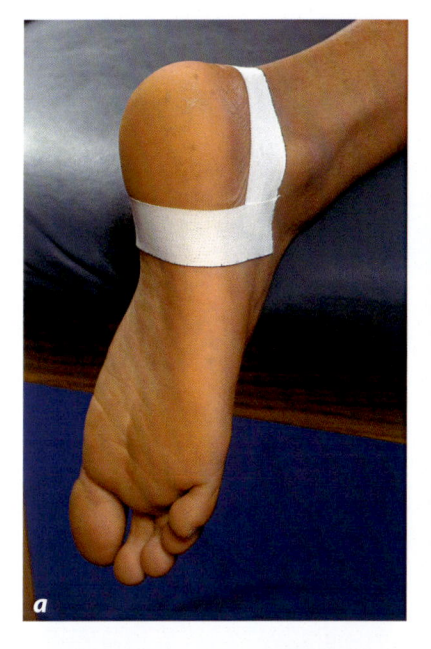

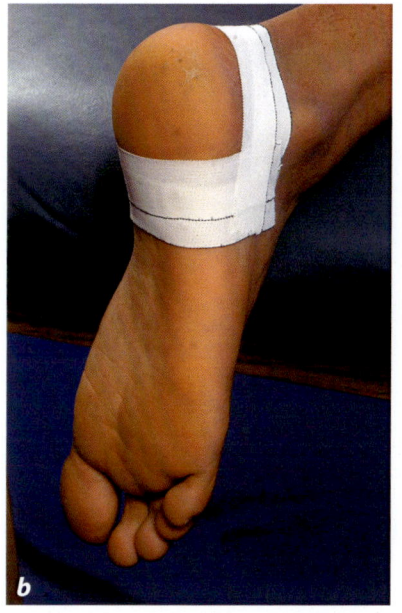

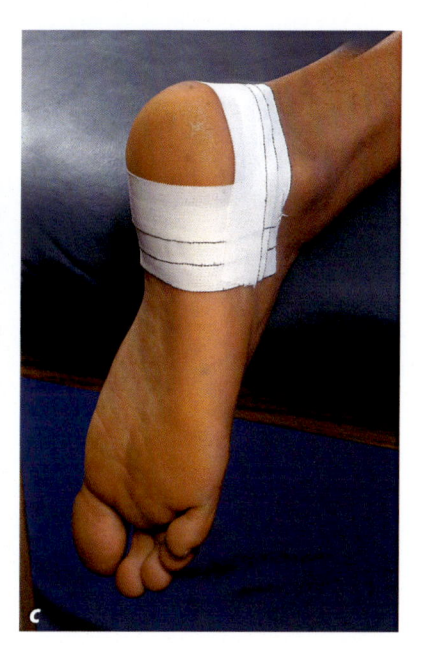

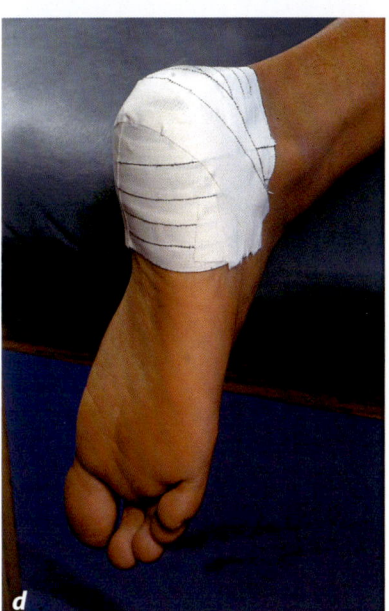

Figura 2.24 Para dar suporte a uma contusão no calcanhar coloque uma bandagem que limita o movimento do coxim gorduroso do calcanhar ou que mantém o acolchoamento no lugar. (*a*) Ao iniciar o procedimento, coloque âncoras atrás e abaixo do calcanhar. (*b-c*) Sobreponha tiras trançadas (*d*) até cobri-lo completamente.

caso de tendinite tibial posterior. Os atletas também relatam sentir mais alívio com a bandagem por compressão do que com o procedimento que dá suporte à musculatura envolvida (Fig. 2.26). Parece que nenhum tipo de bandagem é capaz de aliviar os efeitos da síndrome compartimental ou das fraturas por estresse.

Exercícios para canelite

Os exercícios de alongamento e de fortalecimento do tornozelo (Figs. 2.8 e 2.9) e do arco longitudinal

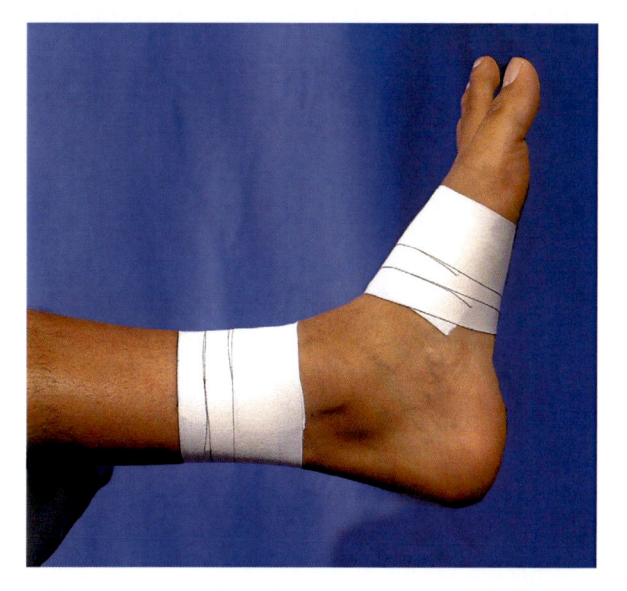

Figura 2.25 Procedimento de bandagem para canelite causada por enfraquecimento ou queda do arco longitudinal. Combinam-se a bandagem simples no arco e o reforço do retináculo do calcanhar. O retináculo protege os tendões anteriores da perna.

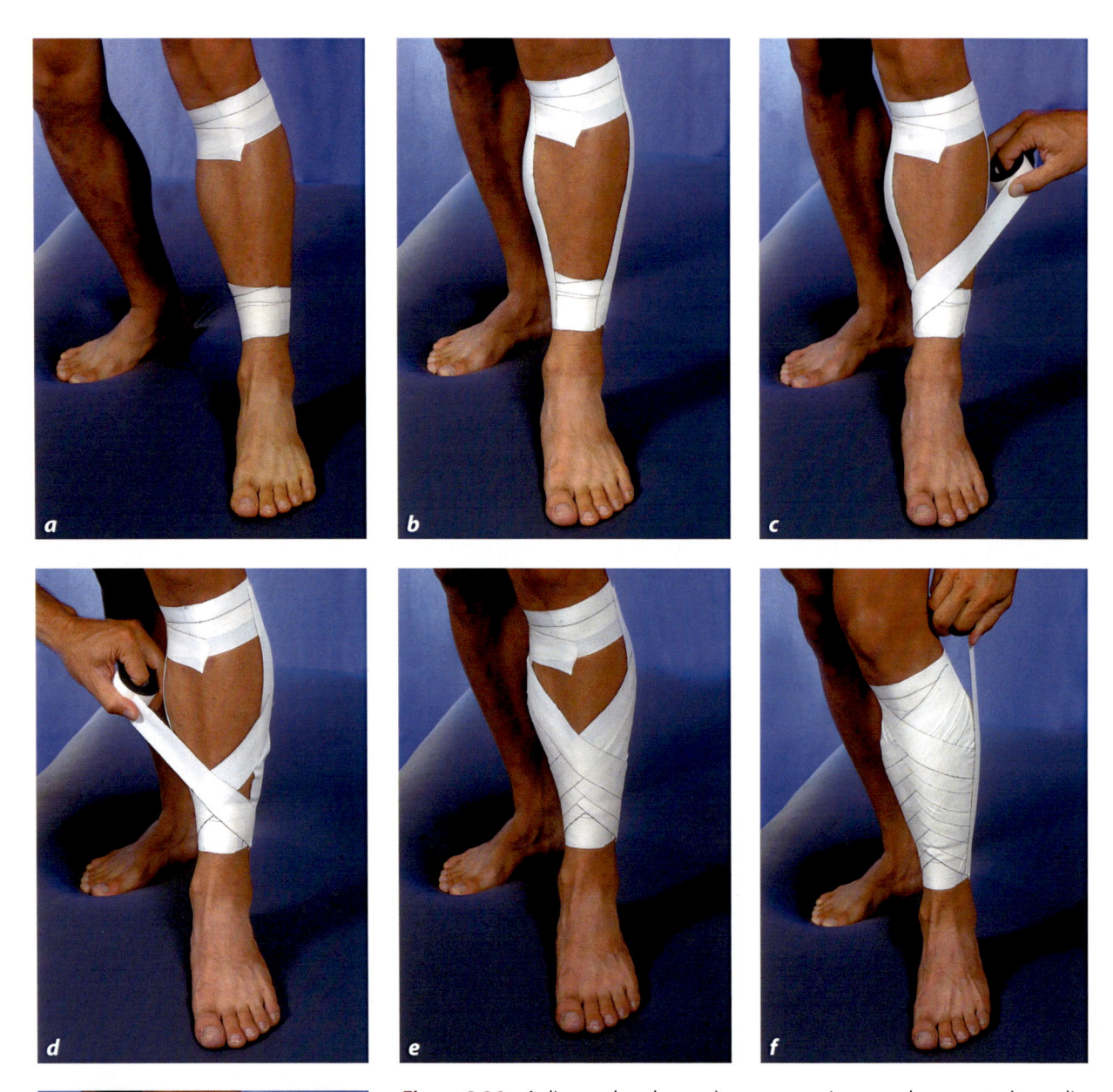

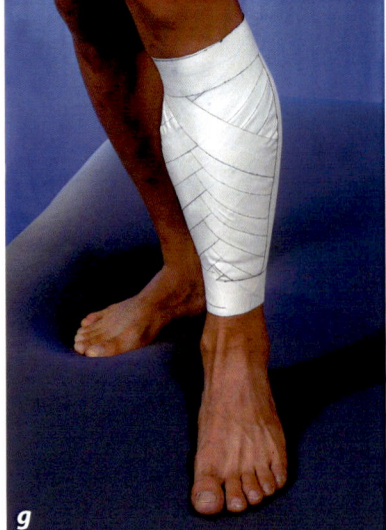

Figura 2.26 Aplique a bandagem à perna anterior para dar suporte à canelite. Inicie o procedimento com (*a*) âncoras proximais e distais e (*b*) mediais e laterais. Coloque a bandagem obliquamente, puxando-a do aspecto (*c*) medial para o lateral e (*d*) do lateral para o medial, (*e*) de modo sobreposto. Cubra completamente o aspecto anterior da perna. (*f*) Aplique âncoras mediais e laterais (*g*) a fim de concluir o procedimento.

(Figs. 2.18 e 2.19) também podem ser eficazes para diminuir dores nas pernas. O atleta deve equilibrar cuidadosamente a força dos músculos anteriores e posteriores. Além disso, ele deverá usar calçados de boa qualidade.

ORTÓTICOS PARA O PÉ

Os ortóticos podem tratar muitas lesões descritas neste capítulo. A Figura 2.27 mostra um **ortótico** cujo molde pode ser tirado com facilidade e enviado à fábrica para produção. Há ortóticos que exigem um molde de gesso. Seja sensato ao prescrever ortóticos, pois são caros. Solicite a avaliação de um médico experiente, que possa analisar com cuidado o pé e a biomecânica do membro inferior, antes de recomendar esse recurso.

> **ortótico** Palmilha comercialmente disponível, destinada a realinhar e a alterar a biomecânica do pé.

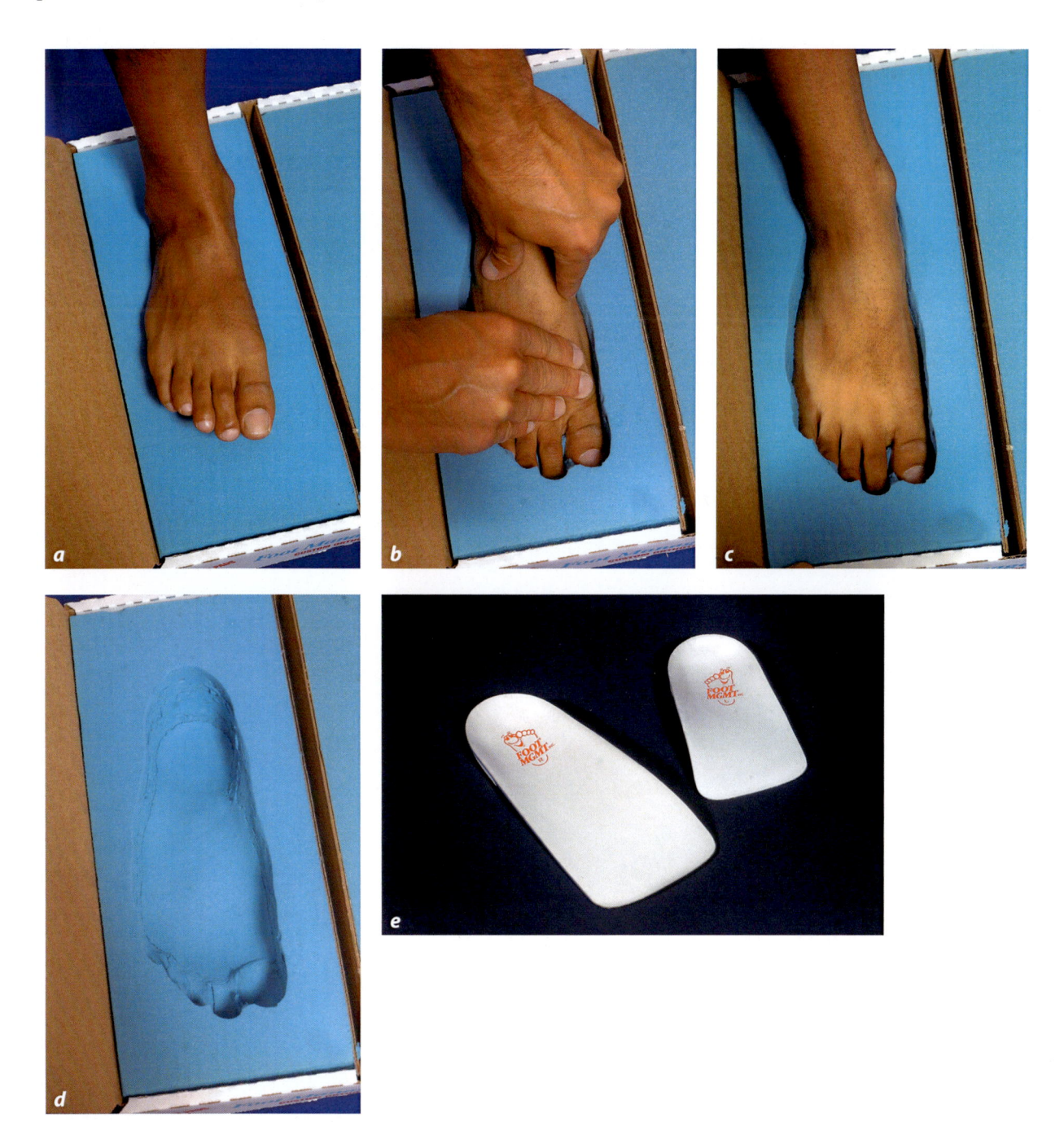

Figura 2.27 Impressão em espuma usada para produzir um ortótico. (*a*) Primeiro o atleta pressiona o calcanhar sobre a espuma, (*b*) depois o fisioterapeuta esportivo empurra o antepé e os dedos do atleta contra a espuma (*c*) para deixar ali a marca do pé inteiro. (*d*) Envie a impressão ao fabricante para produção do (*e*) ortótico.

CAPÍTULO 3
Joelho

A articulação do fêmur distal com a tíbia proximal forma o joelho. A fíbula e a tíbia proximal também criam uma articulação que é mais relevante para a inversão e a eversão normal do tornozelo do que para o movimento do joelho. A ação de deslizamento da patela na fossa intercondilar do fêmur cria a articulação patelofemoral, região essencial para o funcionamento normal do joelho.

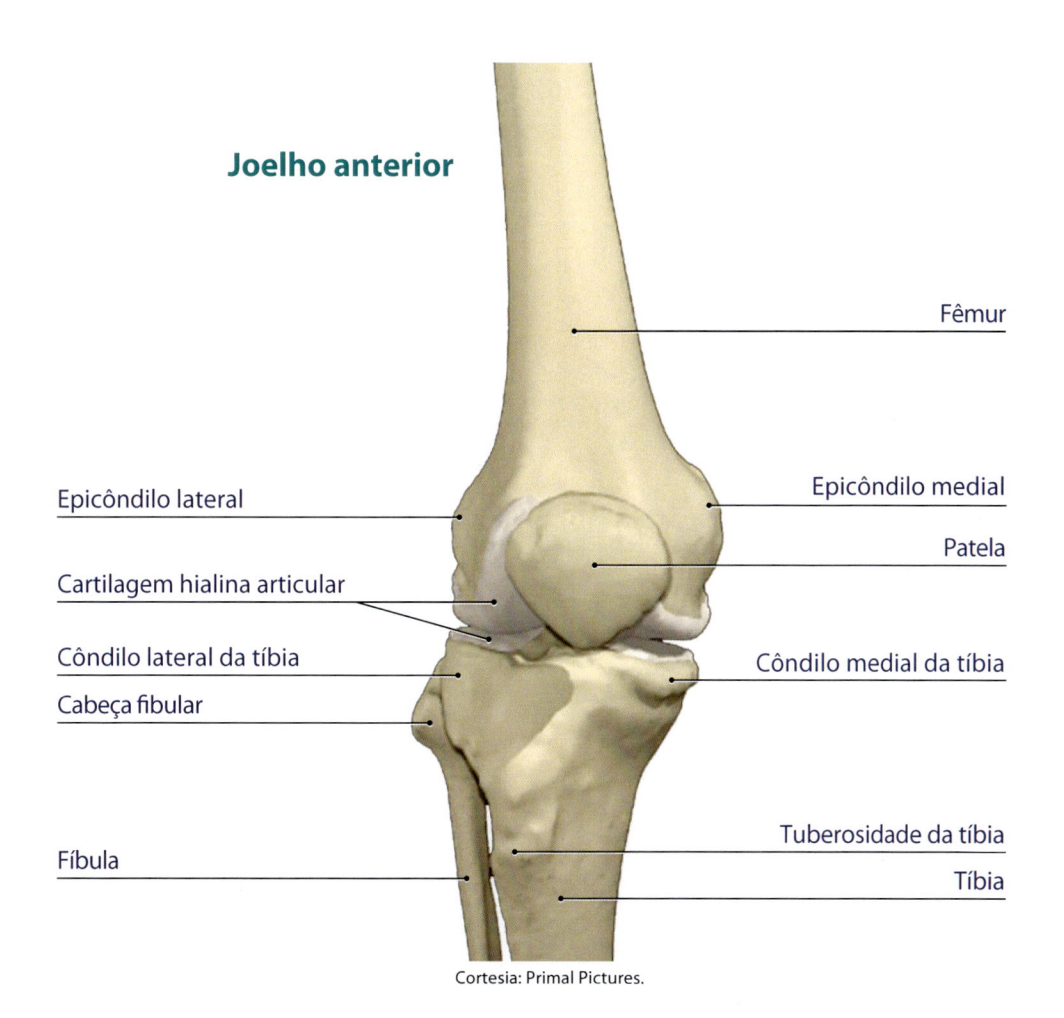

Joelho anterior

- Fêmur
- Epicôndilo lateral
- Epicôndilo medial
- Patela
- Cartilagem hialina articular
- Côndilo lateral da tíbia
- Côndilo medial da tíbia
- Cabeça fibular
- Tuberosidade da tíbia
- Fíbula
- Tíbia

Cortesia: Primal Pictures.

Os movimentos do joelho incluem flexão e extensão (Fig. 3.1). O joelho é uma articulação em dobradiça modificada, pois a tíbia faz a rotação internamente durante a flexão e externamente durante a extensão.

Vários ligamentos estabilizam a articulação relativamente frouxa entre o fêmur e a tíbia. O ligamento colateral medial, denominado colateral tibial, dá suporte ao aspecto medial do joelho, evitando o des-

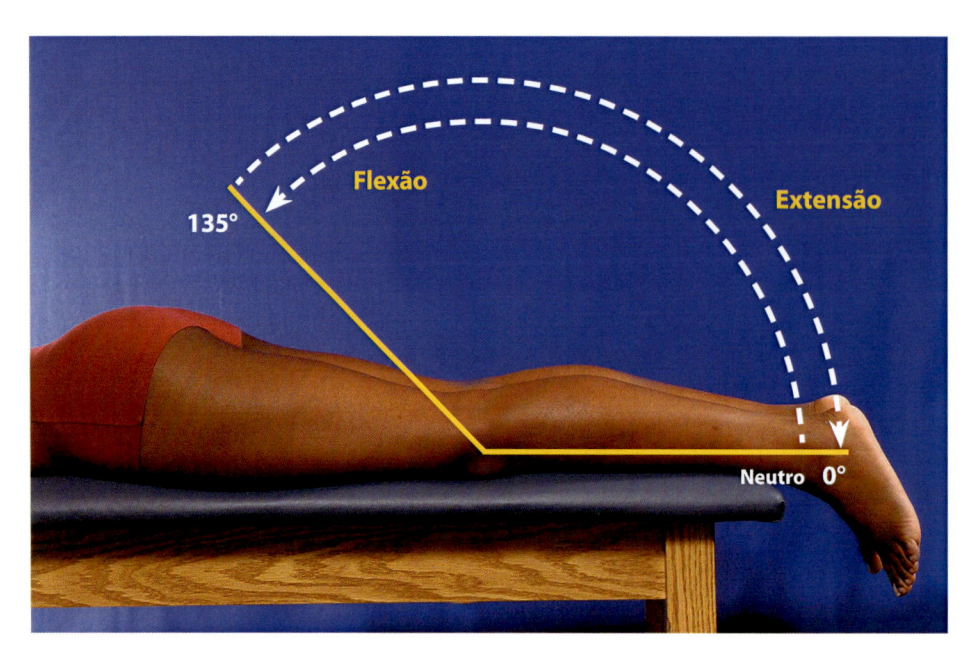

Figura 3.1 Amplitudes de movimento de flexão e extensão do joelho.

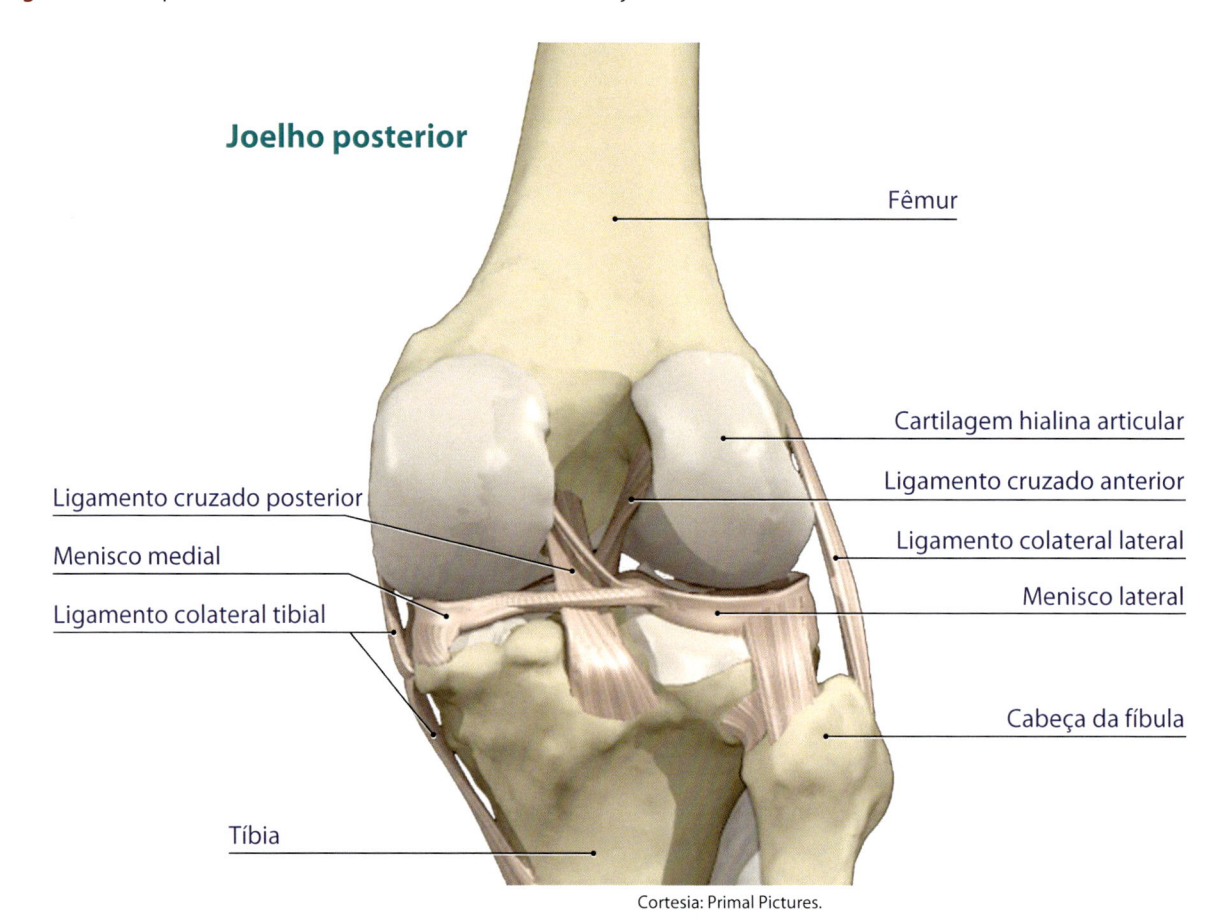

Cortesia: Primal Pictures.

locamento **valgo** excessivo. O ligamento colateral lateral, chamado de colateral fibular, estabiliza o aspecto lateral do joelho, prevenindo o deslocamento **varo** excessivo.

Os ligamentos cruzados anterior e posterior atravessam a articulação do joelho. O **ligamento cruzado anterior** previne o deslocamento anterior da tíbia em relação ao fêmur; enquanto o cruzado posterior evita o deslocamento posterior. Uma vez que os ligamentos cruzados barram instabilidades rotatórias, suas lesões frequentemente causam instabilidade rotatória anterolateral ou anteromedial.

> **valgo** Alinhamento ou estresse de uma articulação que coloca o osso distal em uma direção lateral; posição da articulação do joelho que provoca o "bater dos joelhos".
>
> **varo** Alinhamento ou estresse de uma articulação que coloca o osso distal em uma direção medial; posição da articulação do joelho que provoca as "pernas arqueadas".
>
> **ligamento cruzado anterior** Ligamento que cruza a articulação do joelho e conecta-se ao fêmur posterior pela tíbia anterior, limitando o movimento anterior da tíbia em relação ao fêmur, assim como a rotação da tíbia.

A instabilidade anterolateral ocorre quando o côndilo lateral da tíbia desliza para a frente. Já a anteromedial, quando o côndilo medial da tíbia desliza para a frente. Todas essas instabilidades rotacionais causam inabilidade em pessoas fisicamente ativas.

A cartilagem intra-articular, os **meniscos**, aprofunda-se na articulação e protege as superfícies articulares da tíbia e do fêmur. O menisco medial tem forma oval e une-se firmemente à tíbia e ao ligamento colateral tibial. Em contraste, o menisco lateral é mais redondo e move-se livremente; ele não se encontra preso ao ligamento colateral lateral. Lesões nos meniscos são especialmente problemáticas, pois, na qualidade de cartilagem **avascular**, eles raramente cicatrizam.

A extensão do joelho é feita pela contração dos poderosos músculos do **quadríceps femoral**. Esses músculos incluem o reto femoral, o vasto medial (veja p. 48), o vasto intermédio e o vasto lateral. As fibras do vasto medial inserem-se à borda medial da patela; com frequência, são chamados de músculo vasto medial oblíquo. O quadríceps insere-se à patela pelo tendão do quadríceps; ele passa sobre a patela e em torno dela e une-se à tíbia como o ligamento patelar. Esses músculos sofrem contusões durante a participação do atleta em esportes de contato.

> **menisco** Cartilagem intra-articular do joelho.
>
> **avascular** Sem suprimento de sangue.
>
> **quadríceps femoral** Grupo muscular da coxa anterior, formado pelo reto femoral, vasto medial, vasto intermédio e vasto lateral.

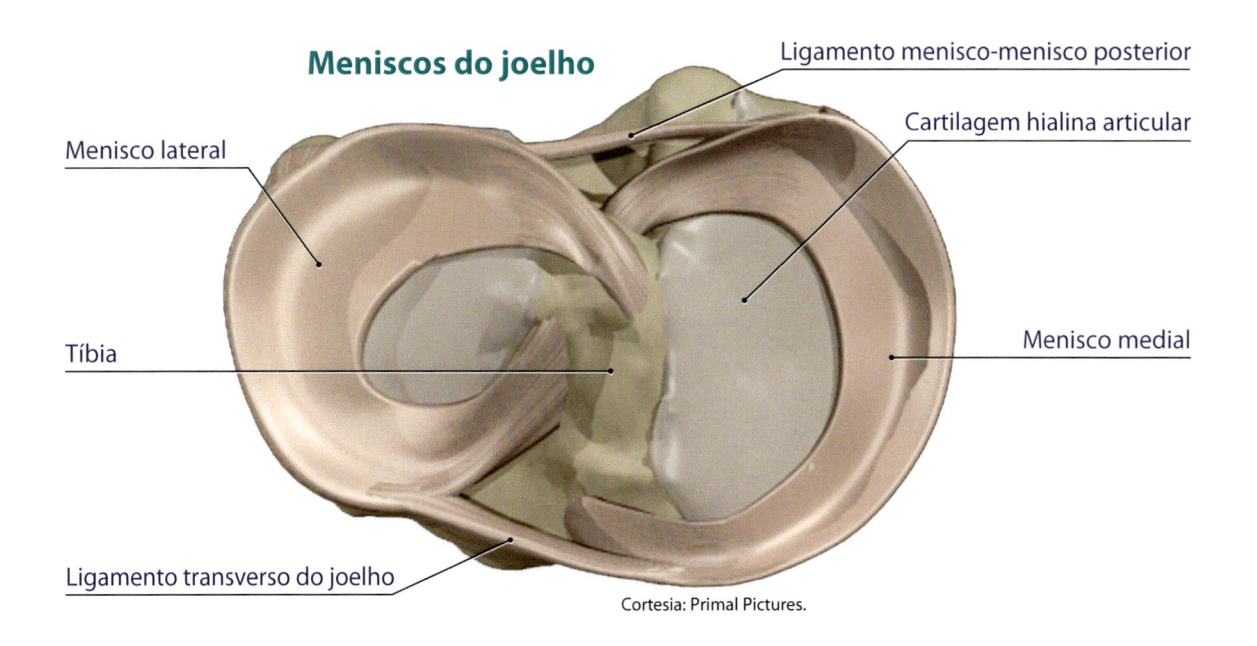

Meniscos do joelho

- Menisco lateral
- Tíbia
- Ligamento transverso do joelho
- Ligamento menisco-menisco posterior
- Cartilagem hialina articular
- Menisco medial

Cortesia: Primal Pictures.

O grupo muscular dos **isquiotibiais** produz a flexão do joelho. Esses músculos incluem medialmente o semitendíneo, o semimembranáceo e o bíceps femoral lateral; todos sofrem distensões durante atividades de velocidade.

Existem várias bolsas em torno do joelho, que reduzem a fricção gerada pelos tendões musculares sobrepostos. Essas **bolsas** incluem a suprapatelar, a pré-patelar e as infrapatelares profunda e superficial. A suprapatelar comunica-se diretamente com a cápsula da articulação do joelho. O excesso de fluidos nessa bolsa causa um edema significativo no joelho. A bolsa pré-patelar apresenta alta taxa de contusão por causa da sua posição anterior à articulação.

> **isquiotibiais** Grupo muscular da coxa posterior, constituído do semitendíneo, do semimembranáceo e do bíceps femoral.
> **bolsa** Saco de fluidos, que reduz a fricção entre duas estruturas.

Músculos da parte anterior da coxa

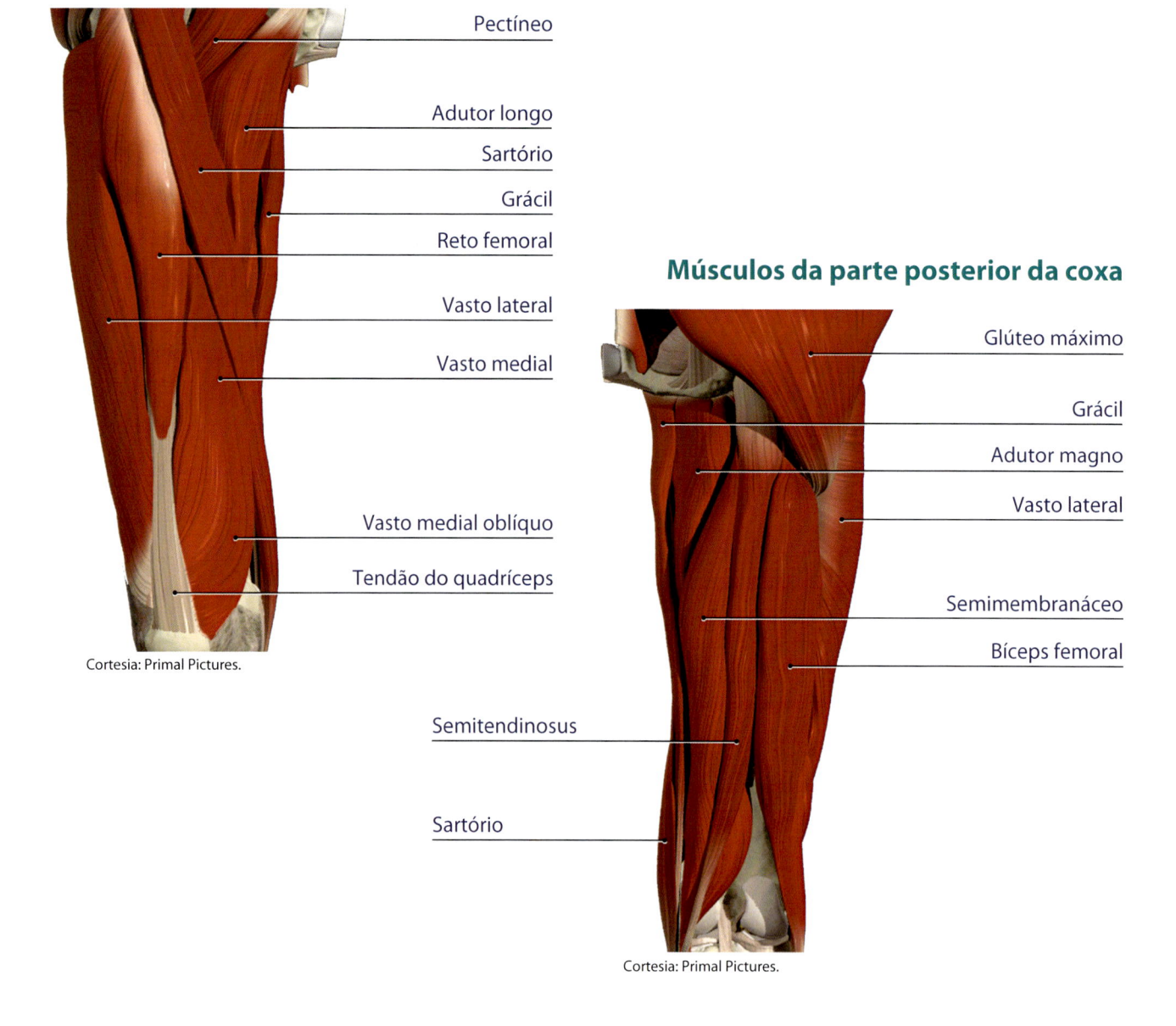

- Pectíneo
- Adutor longo
- Sartório
- Grácil
- Reto femoral
- Vasto lateral
- Vasto medial
- Vasto medial oblíquo
- Tendão do quadríceps
- Semitendinosus
- Sartório

Cortesia: Primal Pictures.

Músculos da parte posterior da coxa

- Glúteo máximo
- Grácil
- Adutor magno
- Vasto lateral
- Semimembranáceo
- Bíceps femoral

Cortesia: Primal Pictures.

Pontos de referência para palpação

Aspecto medial
- Ligamento colateral tibial
- Linha articular medial
- Menisco medial

Aspecto lateral
- Ligamento colateral lateral
- Linha articular lateral
- Menisco lateral

Aspecto anterior
- Tendão do quadríceps
- Patela
- Ligamento patelar

Aspecto posterior
- Fossa poplítea
- Tendão do bíceps femoral
- Tendão do semitendíneo
- Tendão semimembranáceo

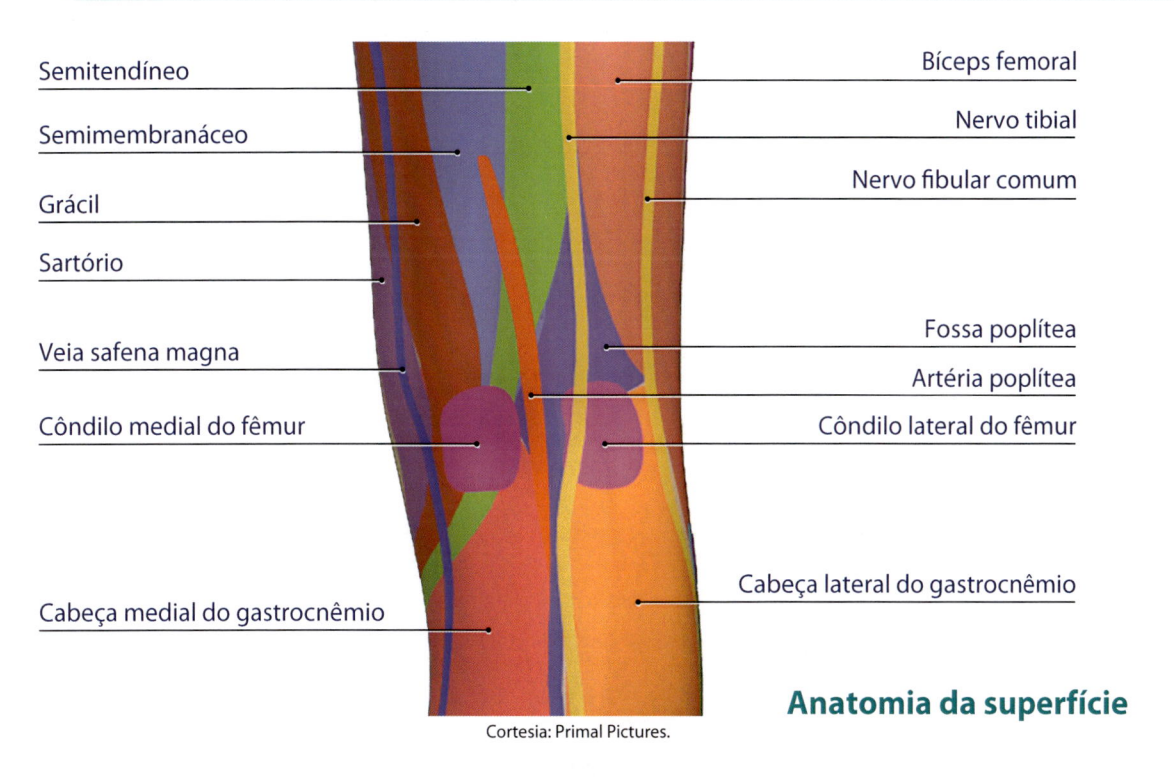

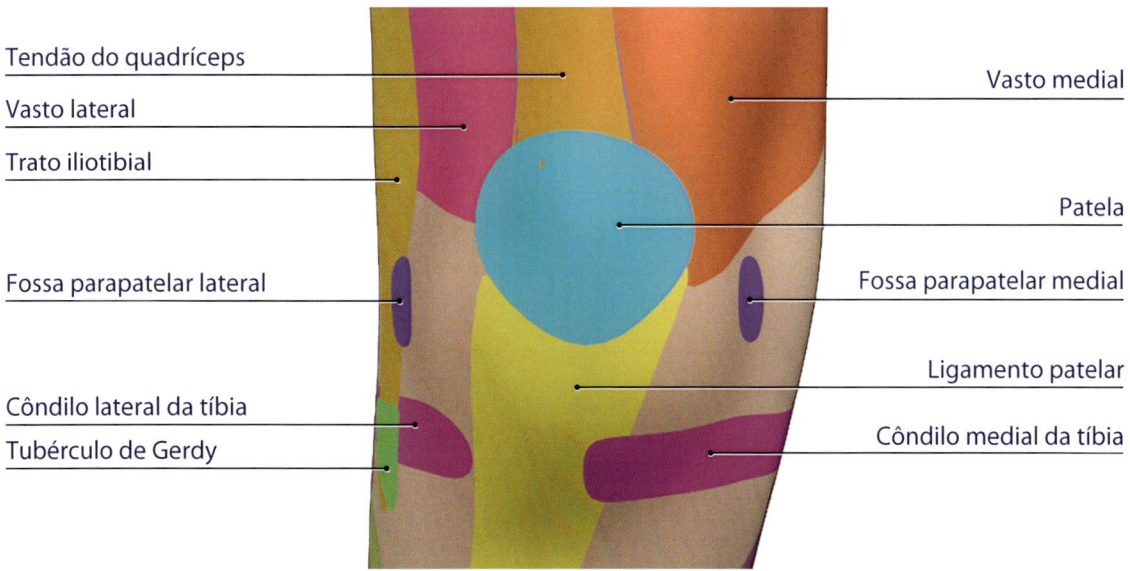

Semitendíneo
Semimembranáceo
Grácil
Sartório
Veia safena magna
Côndilo medial do fêmur
Cabeça medial do gastrocnêmio

Bíceps femoral
Nervo tibial
Nervo fibular comum
Fossa poplítea
Artéria poplítea
Côndilo lateral do fêmur
Cabeça lateral do gastrocnêmio

Cortesia: Primal Pictures.

Anatomia da superfície

Tendão do quadríceps
Vasto lateral
Trato iliotibial
Fossa parapatelar lateral
Côndilo lateral da tíbia
Tubérculo de Gerdy

Vasto medial
Patela
Fossa parapatelar medial
Ligamento patelar
Côndilo medial da tíbia

Cortesia: Primal Pictures.

ENTORSES NOS LIGAMENTOS COLATERAIS E CRUZADOS

A instabilidade relativa do joelho torna essa região altamente vulnerável a entorses nos ligamentos colaterais e cruzados. Forças valgas ou varas excessivas provocam entorse no ligamento colateral medial e no lateral, respectivamente. É provável que você encontre menor número de lesões no ligamento colateral lateral, pois a extremidade **contralateral** protege o joelho contra forças varas. As forças externas, direcionadas ao lado de fora do joelho, produzem estresse valgo; com frequência, elas comprometem o ligamento cruzado anterior e o menisco medial, assim como o ligamento colateral medial. Os médicos referem-se a essa lesão clássica como "tríade terrível".

> **contralateral** Refere-se à extremidade oposta.

Muitas vezes, mecanismos sem contato causam lesões isoladas aos ligamentos cruzados, em particular ao anterior. A desaceleração súbita, quando o atleta muda de direção ou sai de um aparelho de ginástica, pode produzir a ruptura isolada do liga-

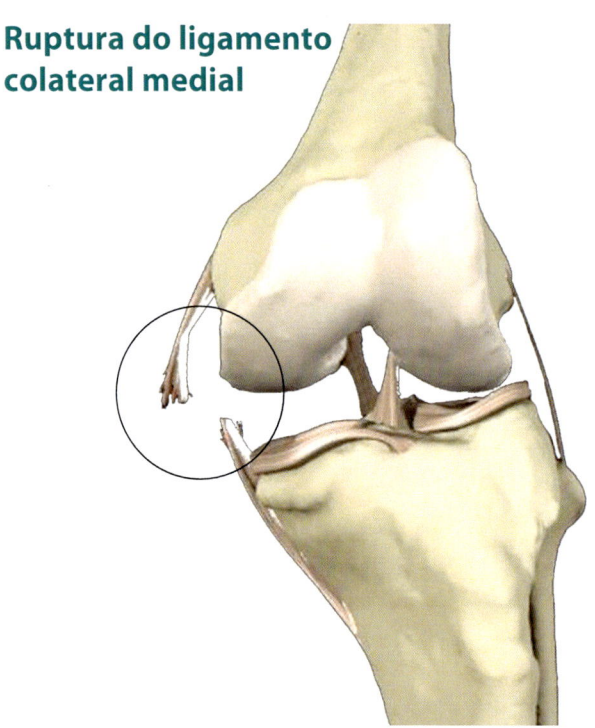

Ruptura do ligamento colateral medial

Cortesia: Primal Pictures.

Ruptura do ligamento cruzado anterior

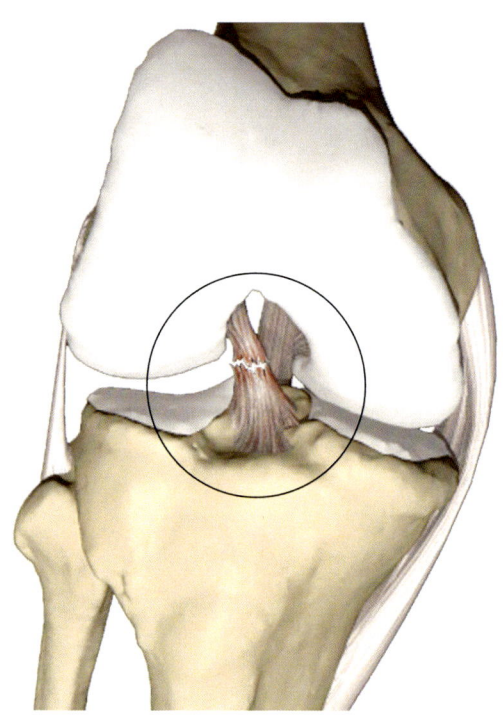

Cortesia: Primal Pictures.

mento cruzado anterior. A força externa direcionada anteriormente por trás da tíbia também provoca lesões no ligamento cruzado anterior, enquanto a força direcionada posteriormente, partindo da parte da frente do joelho, pode lesionar o ligamento cruzado posterior.

Bandagem para entorse no joelho

A Figura 3.2 ilustra a colocação de bandagens nos ligamentos colaterais. Realize uma leve flexão, inserindo um calço debaixo do calcanhar. Evite usar o rolo de bandagem como calço – a pressão do calcanhar estraga o material! Assim como é feito no tornozelo, para otimizar o procedimento, coloque a bandagem diretamente sobre a pele depilada, com a menor quantidade possível de espuma protetora. Recomendamos esparadrapo elástico. Para começar, coloque âncoras proximais e distais, depois tiras em forma de X, interligando-as sucessivamente sobre os ligamentos colaterais medial e lateral. Se o atleta sofreu lesão no ligamento cruzado, coloque uma série de tiras espirais laterais e mediais a fim de aumentar os suportes anterior, posterior e rotatório.

Figura 3.2 Bandagem para entorse nos ligamentos colaterais e cruzados do joelho. (*a*) Em primeiro lugar, posicione o joelho do atleta em leve flexão, com o auxílio de um calço sob o calcanhar. (*b*) Aplique âncoras proximais e distais, mantendo a mesma distância acima e abaixo do joelho. Para dar suporte aos ligamentos colaterais, coloque bandagem elástica em forma de X sobre os ligamentos (*c-e*) colaterais medial e (*f-h*) lateral, (*i*) deixando a patela aberta. *(continua)*

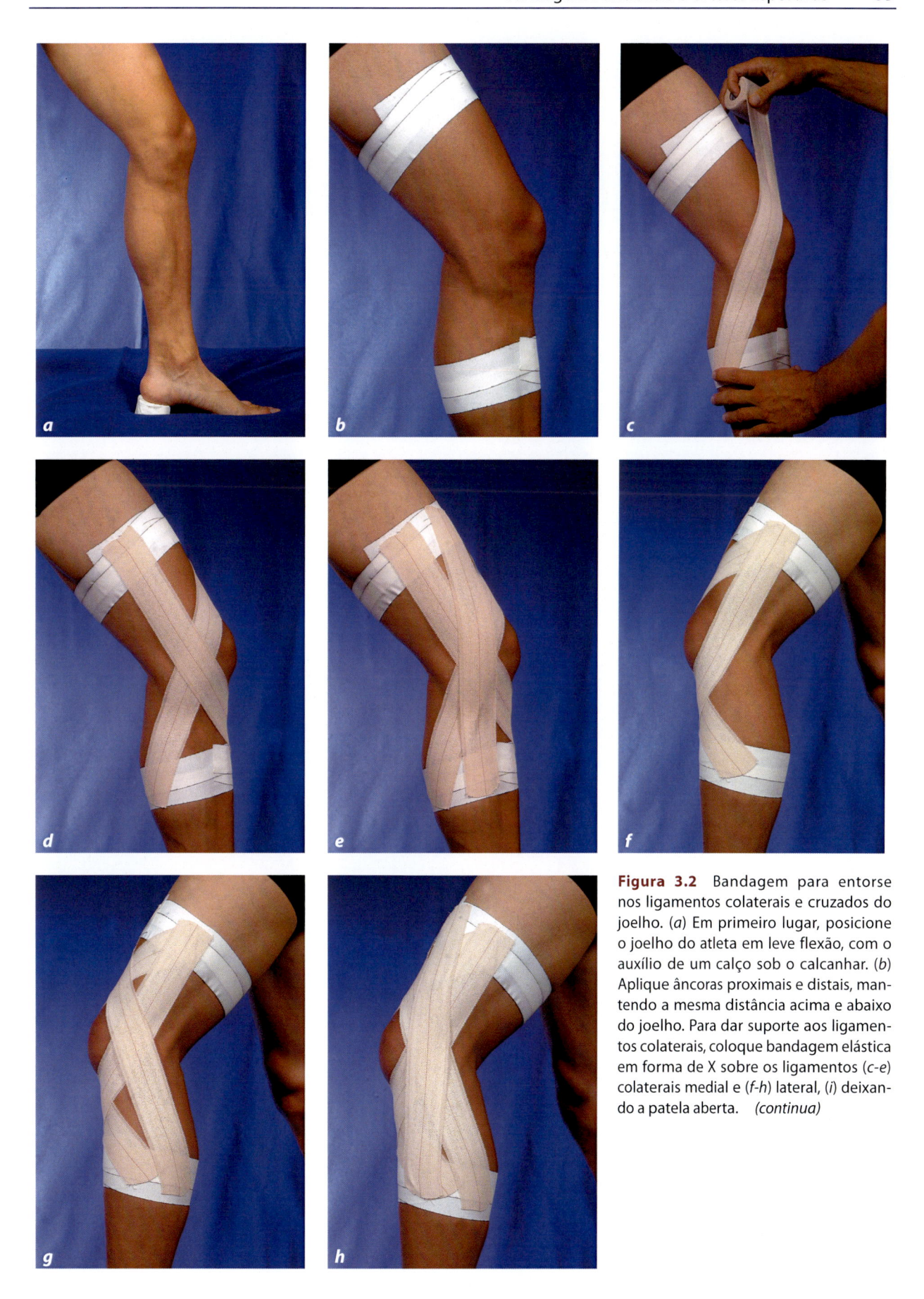

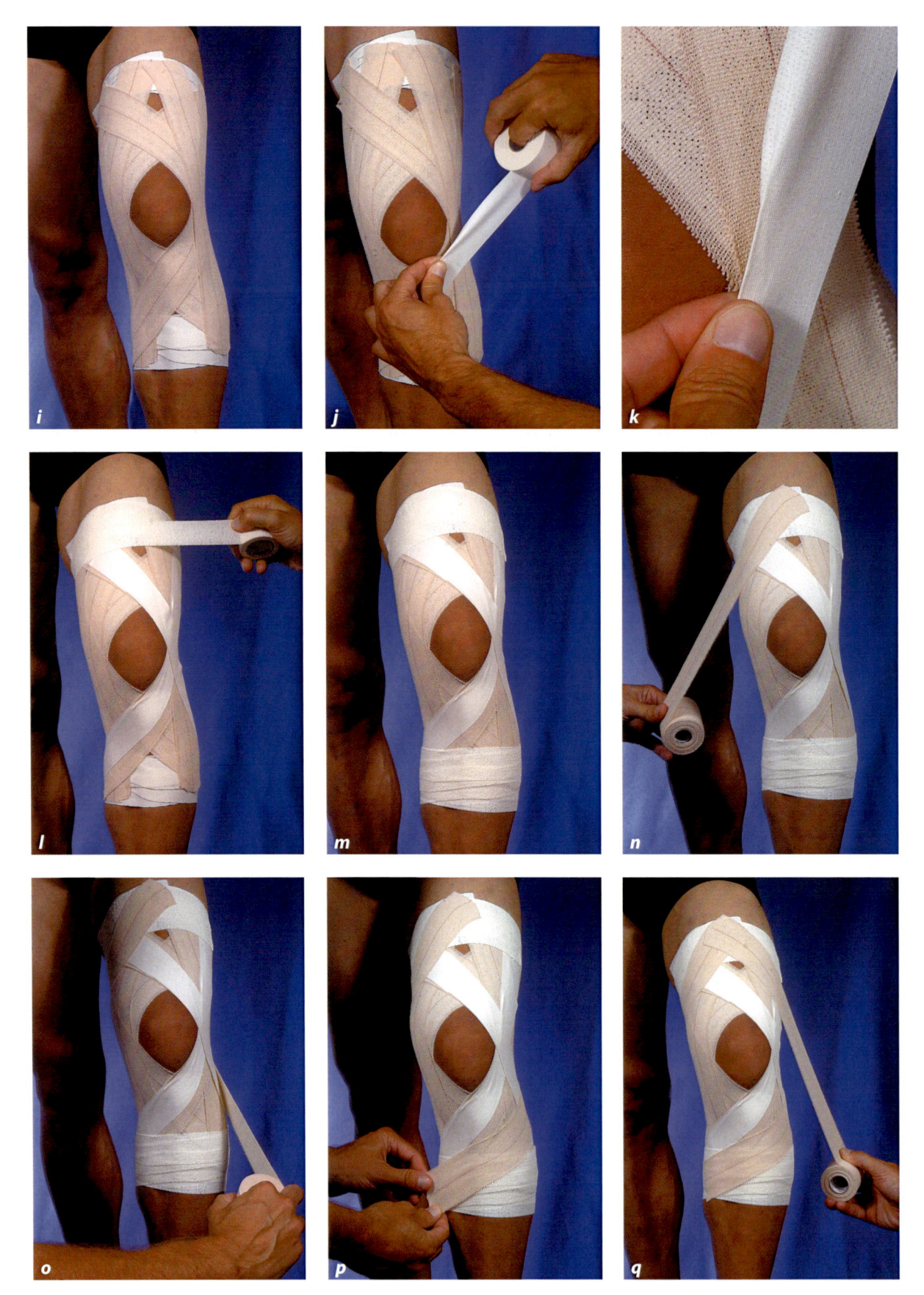

Figura 3.2 *(continua)*

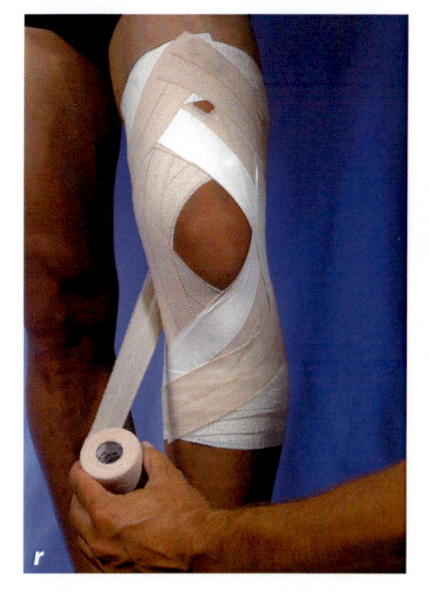

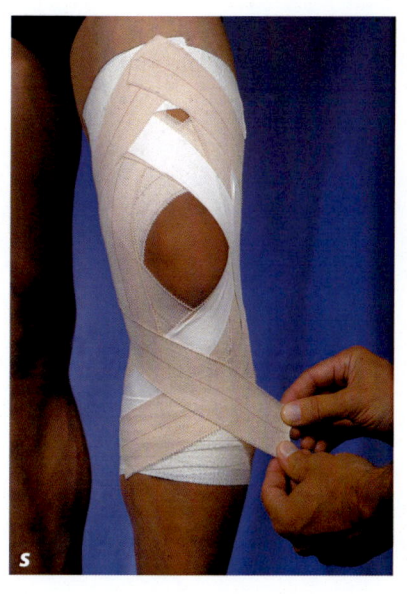

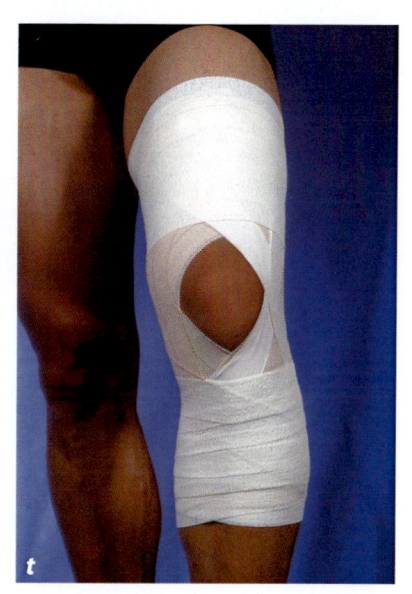

Figura 3.2 *(continuação)* (j-k) Para reforçar as tiras colaterais, dobre a extremidade do esparadrapo branco e faça uma aplicação adicional em X, sobre a bandagem elástica colocada previamente. (l-m) Coloque âncoras proximais e distais para completar a bandagem para entorse no joelho colateral. (n-s) Em caso de instabilidade rotatória, que, com frequência, resulta de uma lesão no ligamento cruzado anterior, aplique tiras adicionais: comece pela coxa anteroproximal, passe a tira atrás do joelho e finalize na parte posterior da perna. (t) Para completar o procedimento, cubra a coxa e a perna com o esparadrapo elástico.

Exercícios para o joelho

A participação esportiva eficaz, livre de lesões, exige que os músculos quadríceps e isquiotibiais tenham força e flexibilidade adequadas. A Figura 3.3 ilustra exercícios estáticos de alongamento desses grupos.

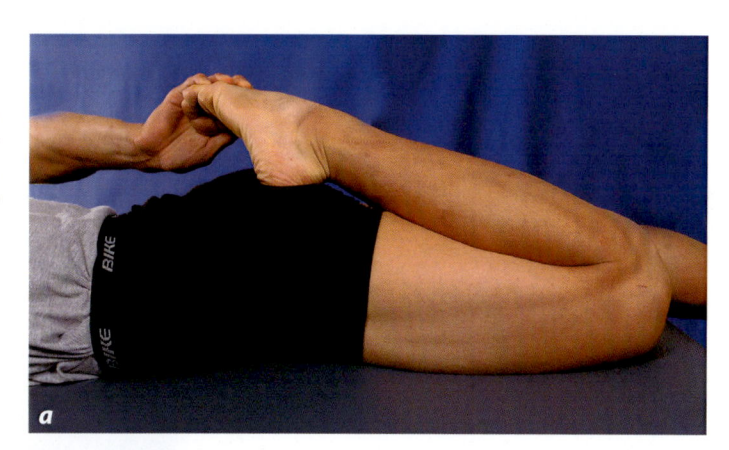

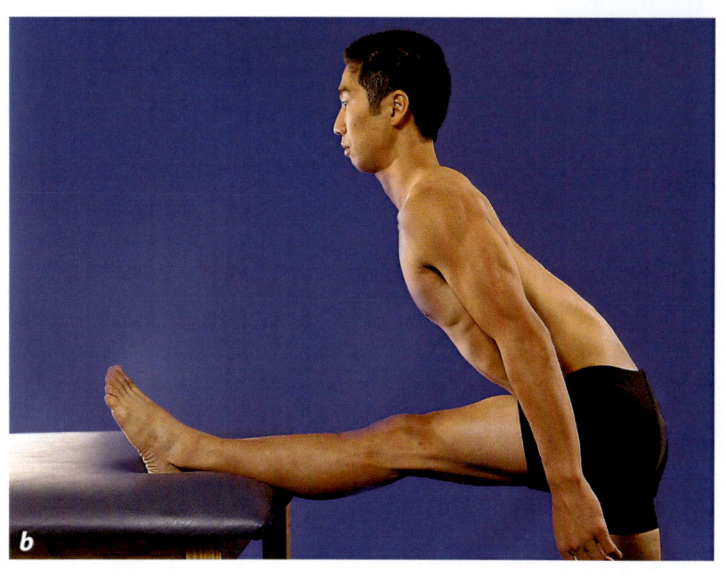

Figura 3.3 (a) Para alongar o grupo muscular do quadríceps, o atleta fica deitado na posição pronada e flexiona o joelho. (b) Para alongar os isquiotibiais, ele flexiona o quadril, mantendo a extensão do joelho. Observe como o atleta deixa as costas em plano inclinado para garantir o isolamento ótimo dos músculos isquiotibiais.

Para fortalecer os músculos quadríceps e isquiotibiais do atleta, prescreva **exercícios de cadeia aberta**, com borracha (Fig. 3.4).

A Figura 3.5 ilustra um aparelho de fortalecimento que fornece resistência progressiva ao joelho.

Exercícios com suporte do peso do corpo, a partir de posições de cadeia fechada, desenvolvem a força e a habilidade funcional do atleta. O *step-up* (Fig. 3.6) e o agachamento (Fig. 3.7) são **exercícios de cadeia fechada** simples, mas eficazes.

> **exercícios de cadeia aberta** Exercício em que o segmento distal da extremidade não suporta o peso do corpo.
>
> **exercícios de cadeia fechada** Exercício em que o segmento distal da extremidade permanece fixo no solo.

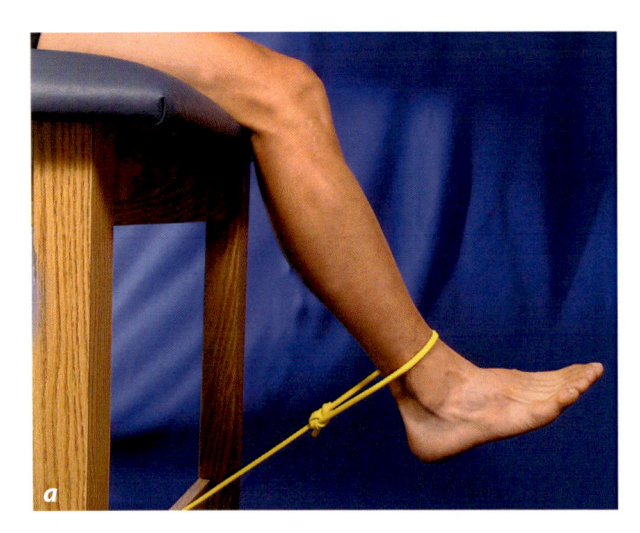

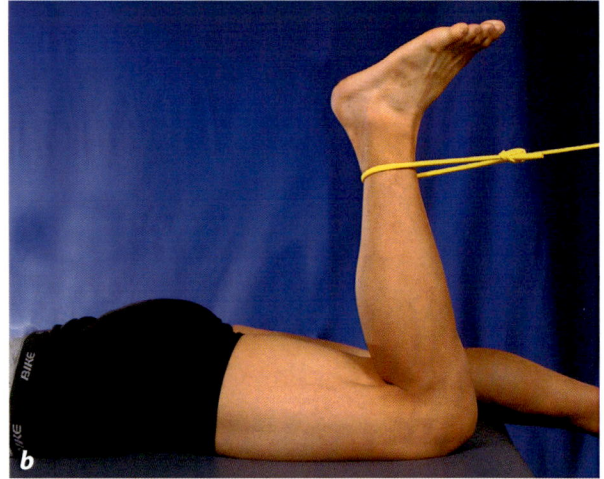

Figura 3.4 (*a*) Para fortalecer o quadríceps, aplique uma resistência à extensão do joelho do atleta, que deve ficar sentado. (*b*) Para fortalecer o grupo muscular dos isquiotibiais, forneça resistência à flexão do joelho do atleta, deitado em pronação.

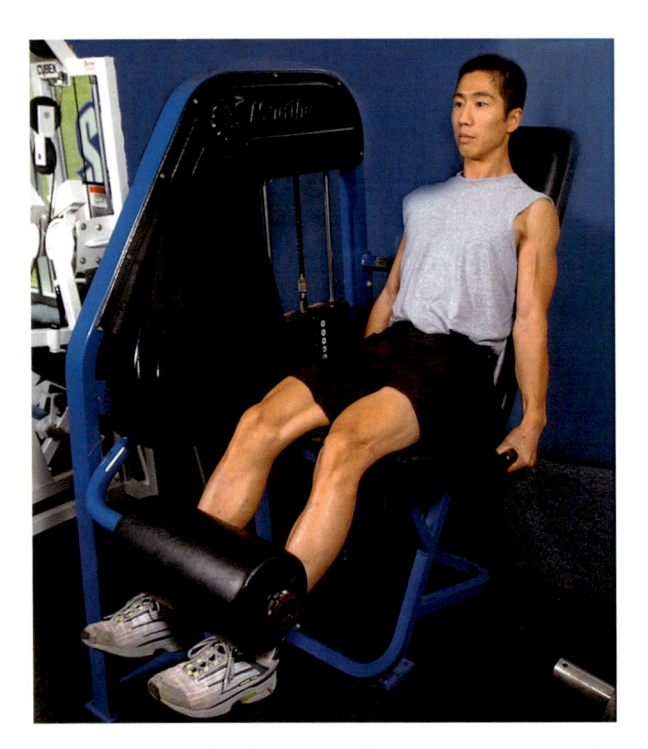

Figura 3.5 Para fortalecer os músculos quadríceps e os isquiotibiais, use um dos aparelhos de resistência disponíveis comercialmente.

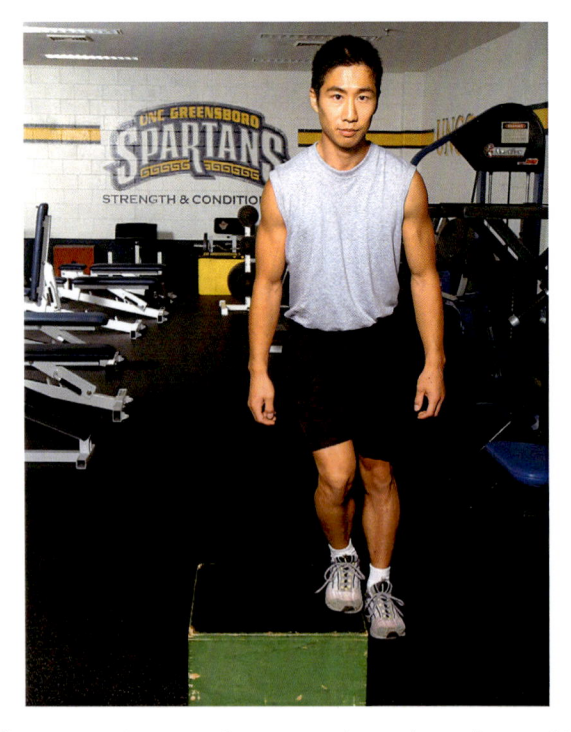

Figura 3.6 O *step-up* é um exemplo excelente de exercício de cadeia fechada que incorpora o quadríceps, como extensor do joelho, e os isquiotibiais, como extensores do quadril.

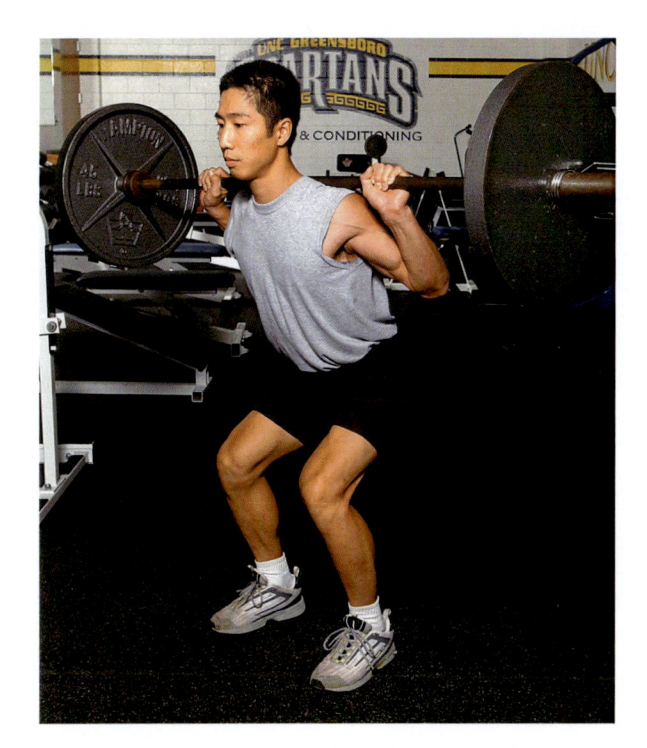

Figura 3.7 Agachamento – exercício de cadeia fechada para os músculos extensores do joelho e do quadril.

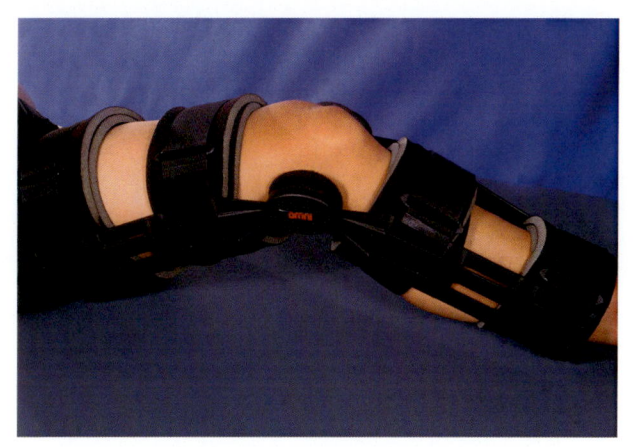

Figura 3.8 Órtese reabilitadora, com bloqueio de flexão e de extensão. Pode ser usada para controlar o grau do movimento do joelho.

ÓRTESES PARA O JOELHO

As órteses destinadas ao joelho enquadram-se em três categorias: preventivas, reabilitadoras e funcionais.

Órteses preventivas

As órteses preventivas protegem o joelho contra lesões durante a atividade esportiva. Elas barram a ação de forças valgas excessivas sobre o ligamento colateral medial. Há uma série de especulações sobre seu potencial na redução de lesões nesse ligamento e, atualmente, elas têm sido usadas com menor frequência do que no passado. Embora atletas, técnicos e fisioterapeutas esportivos relatem casos em que a órtese salvou o ligamento, a pesquisa científica é menos conclusiva sobre o valor da órtese preventiva para o joelho. É preciso cautela ao prescrever esses dispositivos devido a seu questionável valor clínico e alto custo.

Órteses reabilitadoras

Essas órteses protegem o joelho logo após a lesão ou cirurgia (Fig. 3.8). Para controlar a amplitude do movimento do joelho, os médicos podem usar os ajustes rotatórios dos aspectos medial e lateral da órtese.

Órteses funcionais

As órteses funcionais para o joelho podem ser usadas em atletas que sofrem de instabilidade rotatória por causa de lesões no ligamento cruzado anterior (Figs. 3.9 e 3.10). Alguns médicos recomendam ou exigem uma órtese funcional após a reconstrução cirúrgica do joelho, no caso de ligamento cruzado anterior deficiente. Os atletas têm considerado eficazes as órteses funcionais para o joelho, no caso de algumas lesões no ligamento cruzado anterior. Outros casos exigem

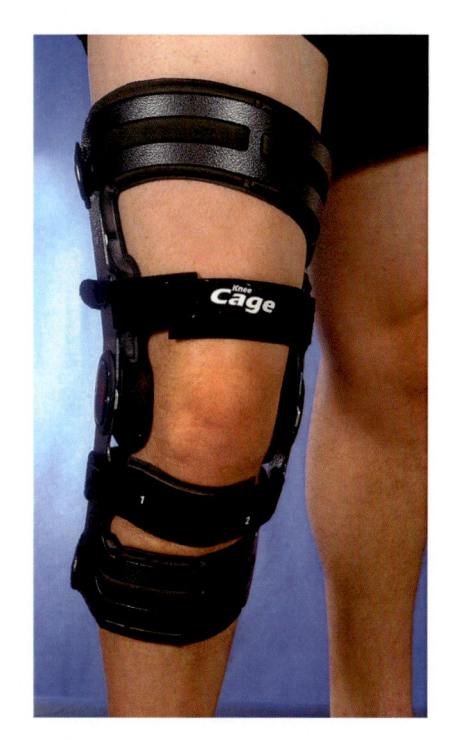

Figura 3.9 Órtese funcional destinada a controlar a instabilidade rotatória do joelho.

reconstrução cirúrgica antes do retorno à competição. A órtese funcional para o joelho tem a desvantagem de custar, no mínimo, várias centenas de dólares.

HIPEREXTENSÃO DO JOELHO

A hiperextensão do joelho ocorre quando uma força anteriormente direcionada ou auto-infligida faz com que a articulação se estenda além dos limites anatômicos normais. Os ligamentos cruzados, assim como os músculos e a cápsula localizados no aspecto posterior do joelho, podem sofrer danos.

Bandagem em hiperextensão

Determine o grau de extensão que gera desconforto no joelho. Coloque um calço sob o calcanhar do atleta a fim de flexionar um pouco a articulação. Cuide para que ele mantenha essa posição durante todo o procedimento. Para começar, coloque âncoras em torno da coxa e da panturrilha e, depois, tiras sucessivas em forma de X, a partir das âncoras proximais, em direção às distais, sobre o aspecto posterior da articulação. Se preferir, para completar o procedimento da bandagem, use uma atadura elástica para envolver o joelho (Fig. 3.11).

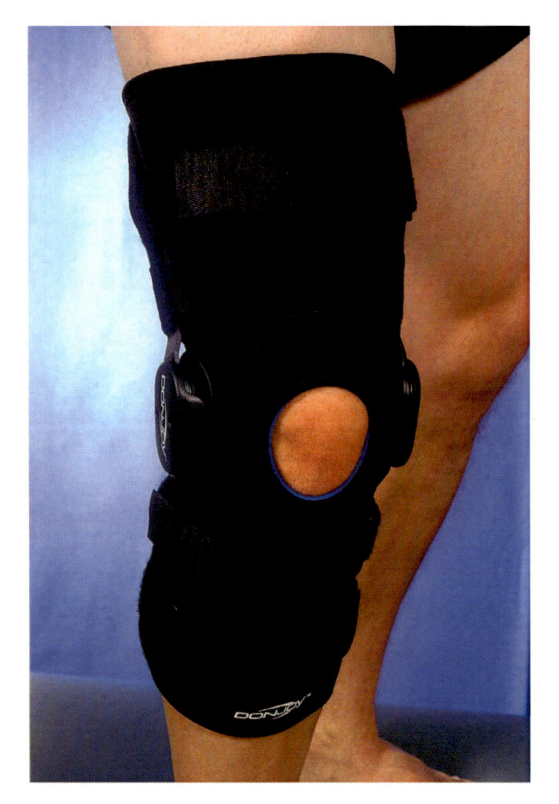

Figura 3.10 Órtese funcional com bloqueio de flexão e extensão. Pode controlar a quantidade de movimento do joelho.

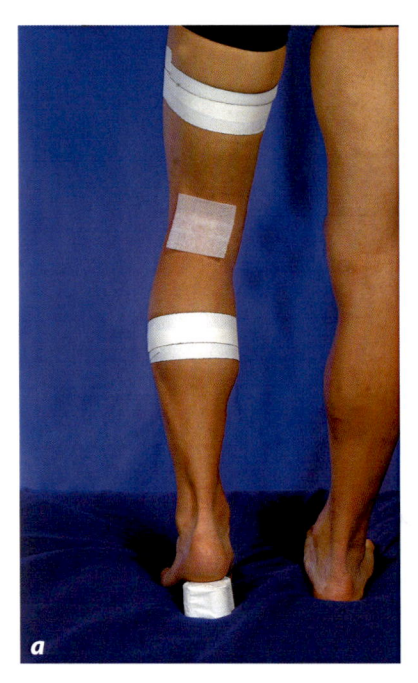

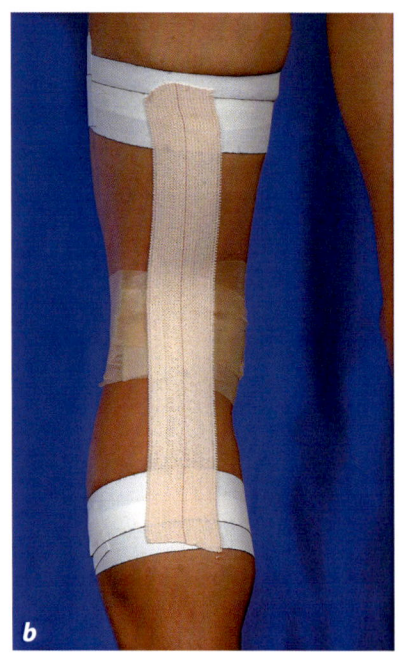

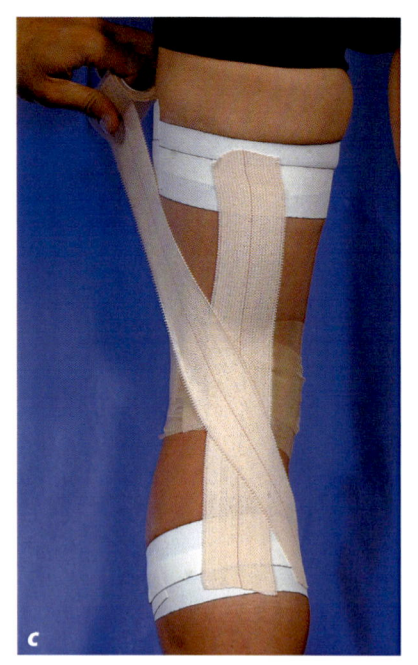

Figura 3.11 Antes de aplicar a bandagem, em caso de hiperextensão do joelho, ponha um calço sob o calcanhar do atleta. (*a*) Proteja a parte de trás do joelho com um acolchoamento e coloque âncoras proximais e distais. (*b*) Coloque uma tira vertical de esparadrapo elástico e (*c-e*), depois, sobreponha mais duas tiras, criando um formato de X sobre a parte de trás do joelho. (*f*) Coloque âncoras proximais e distais para prender o procedimento. (*g-h*) Para concluir, enfaixe o joelho com uma atadura elástica. *(continua)*

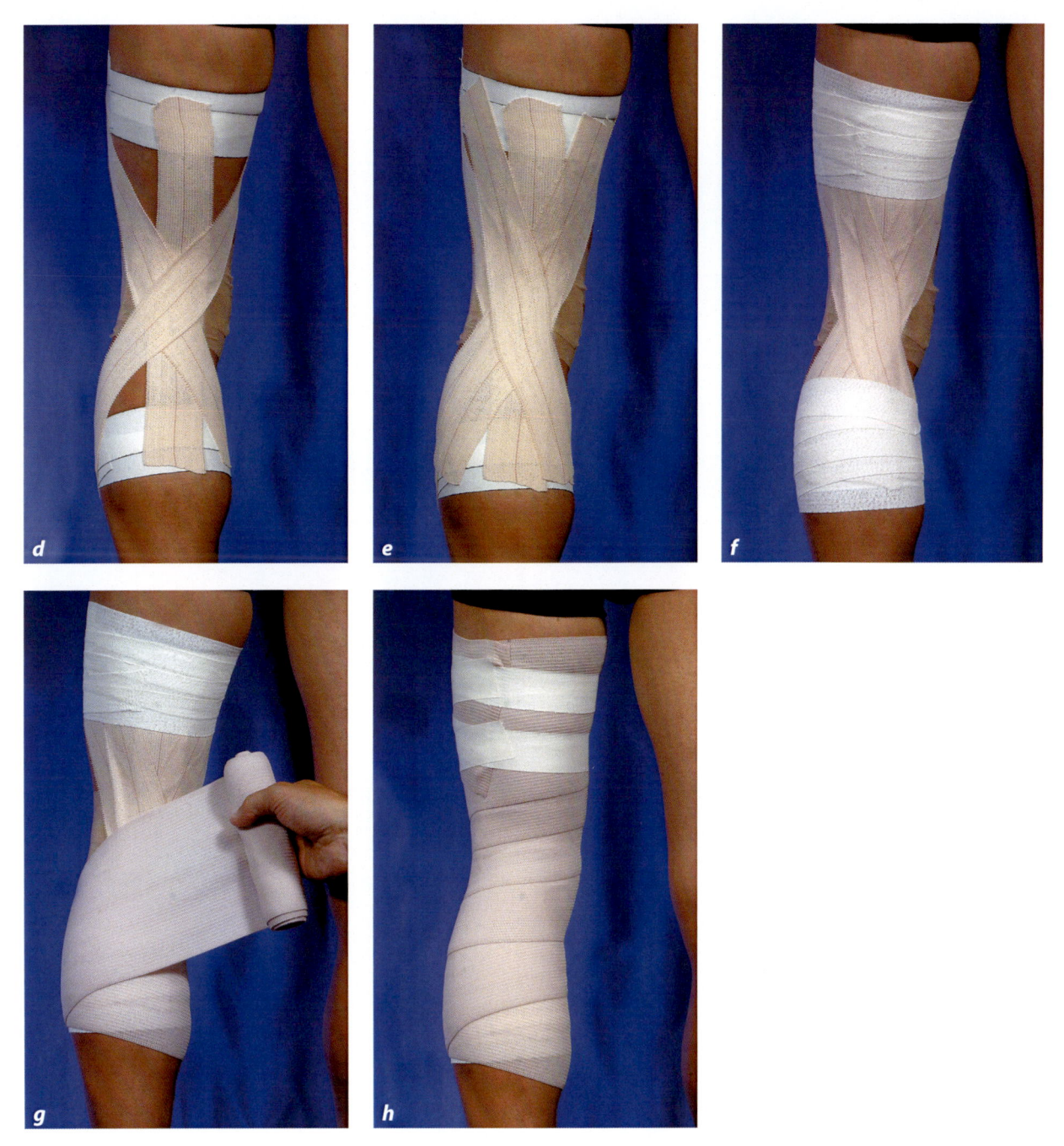

Figura 3.11 *(Continuação)*

Para limitar a hiperextensão de modo mais rígido e sem necessidade de reaplicação durante alguns dias, use a bandagem rígida (Fig. 3.12). Na hora da aplicação, o atleta pode ficar de pé ou na posição pronada, mantendo o grau de flexão do joelho desejado.

A bandagem cinesiológica também é uma alternativa em caso de dor ou edema no joelho relacionado a condições como tendinite patelar, síndrome patelofemoral, tendinite no quadríceps, distensão do quadríceps e artrite no joelho, quando o movimento do joelho não pode ser limitado pela bandagem comum (Fig. 3.13).

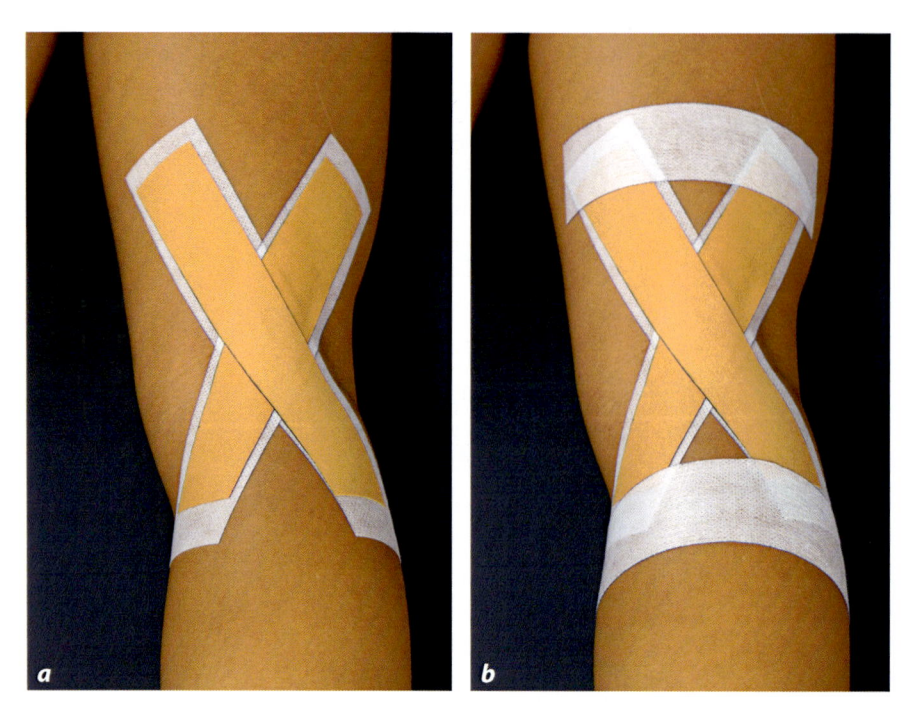

Figura 3.12 Bandagem rígida para bloquear a hiperextensão do joelho. (*a*) Aplique um X com o pré-enfaixe e a bandagem rígida no centro da fossa do poplíteo, com o paciente na posição pronada e os joelhos levemente flexionados ou completamente estendidos. Evite pregas nessa aplicação, pois elas causam desconforto quando o paciente flexiona o joelho. (*b*) Tiras de âncora podem ser colocadas sobre os isquiotibiais e a panturrilha.

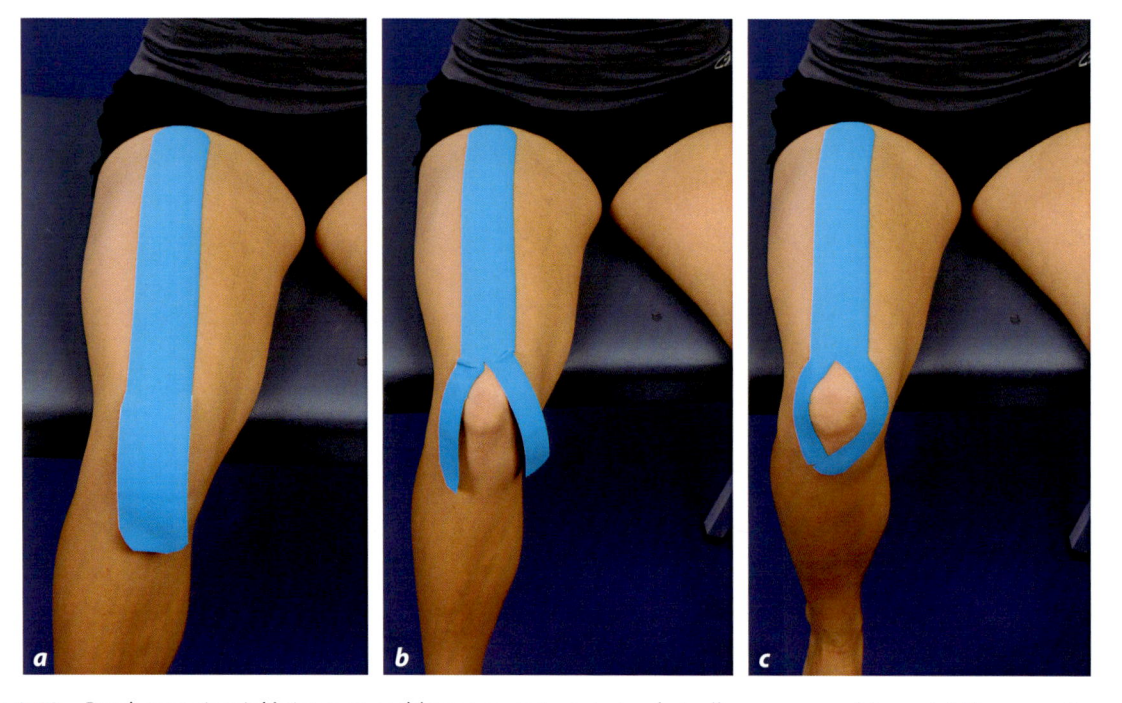

Figura 3.13 Bandagem cinesiológica para problemas na parte anterior do joelho ou no quadríceps. (*a*) Meça uma tira que vá da espinha ilíaca antero inferior (EIAI) ou do meio da coxa até a região distal ao ligamento patelar. Corte a extremidade em semi-círculo. Com o paciente sentado, comece a aplicação na região proximal da coxa, puxando moderadamente a bandagem com o joelho flexionado a 90 graus; firme a bandagem na patela superior. (*b*) Corte um Y distal. (*c*) Flexione o joelho do atleta ao máximo, aplique uma leve tensão em torno da patela e firme a bandagem no ligamento patelar.

Exercícios para hiperextensão

O exercício deve restaurar a força e a flexibilidade normais dos isquiotibiais. Os exercícios de alongamento e de fortalecimento destinados a atletas que sofreram entorses no joelho (Figs. 3.3 e 3.4) cumprem esse objetivo.

DOR NA ARTICULAÇÃO PATELOFEMORAL

Pessoas fisicamente ativas costumam experimentar dores no mecanismo extensor originárias na articulação do joelho. Uma vez que essas dores podem resultar de várias causas, o fisioterapeuta experiente deve analisar com cuidado a condição do atleta. Os mecanismos de lesão incluem problemas no alinhamento da patela, aumento do **ângulo-(q) do quadríceps**, hiperpronação dos pés ou fraqueza no músculo vasto medial oblíquo.

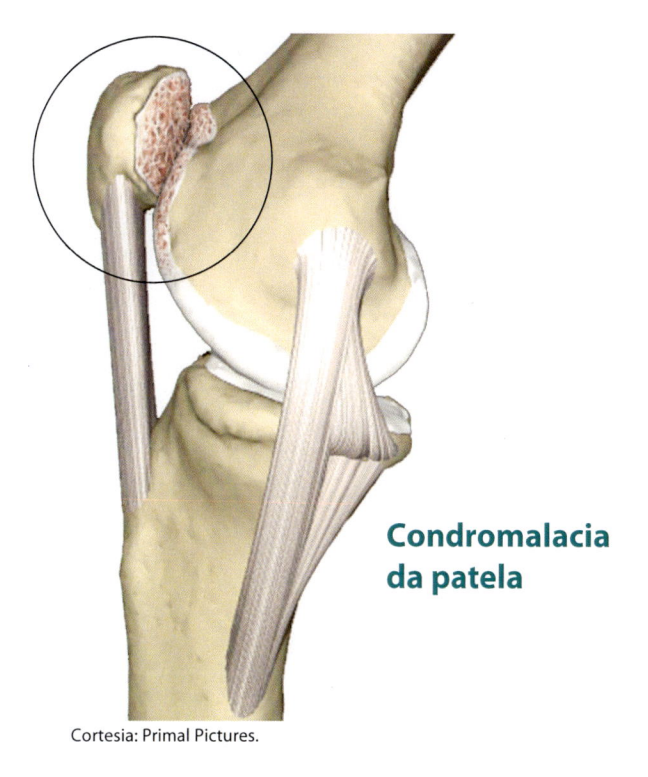

Condromalacia da patela

Cortesia: Primal Pictures.

ângulo-(q) do quadríceps Grau de obliquidade do quadríceps.

Bandagem para a articulação patelofemoral

Fornece suporte à articulação patelofemoral para deslocar a patela medialmente ou realinhá-la. As joelheiras com contrafortes laterais possibilitam o deslocamento medial (Fig. 3.14), e a técnica de colocação de bandagens de McConnell realinha a patela (Fig. 3.15). O procedimento da bandagem exige que você avalie tanto a posição da patela quanto a resposta do paciente ao tratamento. Analise com cuidado se a bandagem alivia as dores durante as atividades funcionais. A bandagem de McConnell, que exige material especial, mais rígido do que a variedade inelástica, é apenas um componente do tratamento integral e do programa de reabilitação para a articulação patelofemoral.

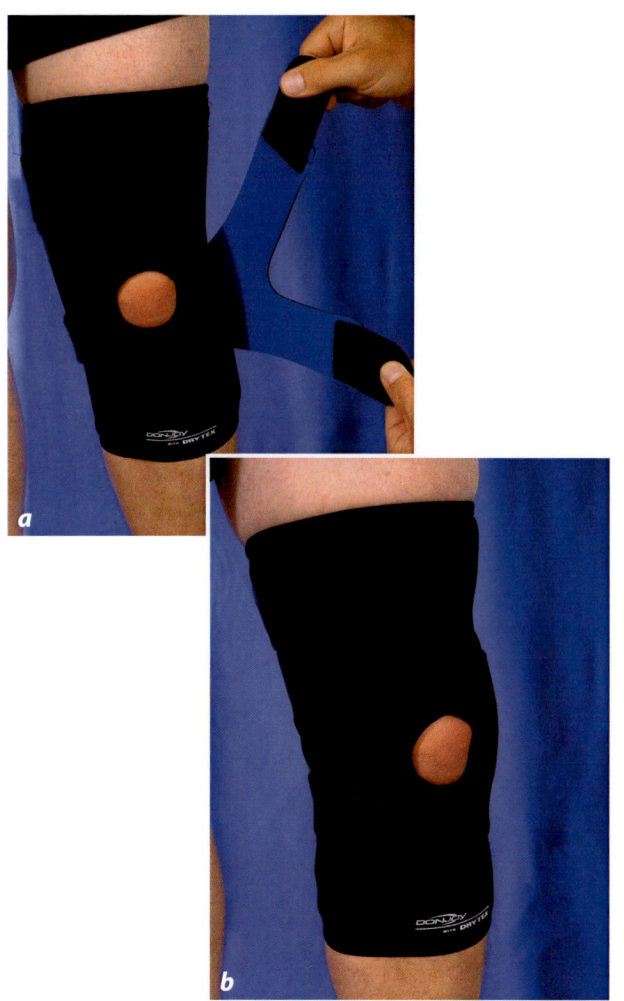

Figura 3.14 (*a-b*) Use uma joelheira com contraforte lateral para facilitar o trajeto normal da patela dentro da fossa intercondilar do fêmur.

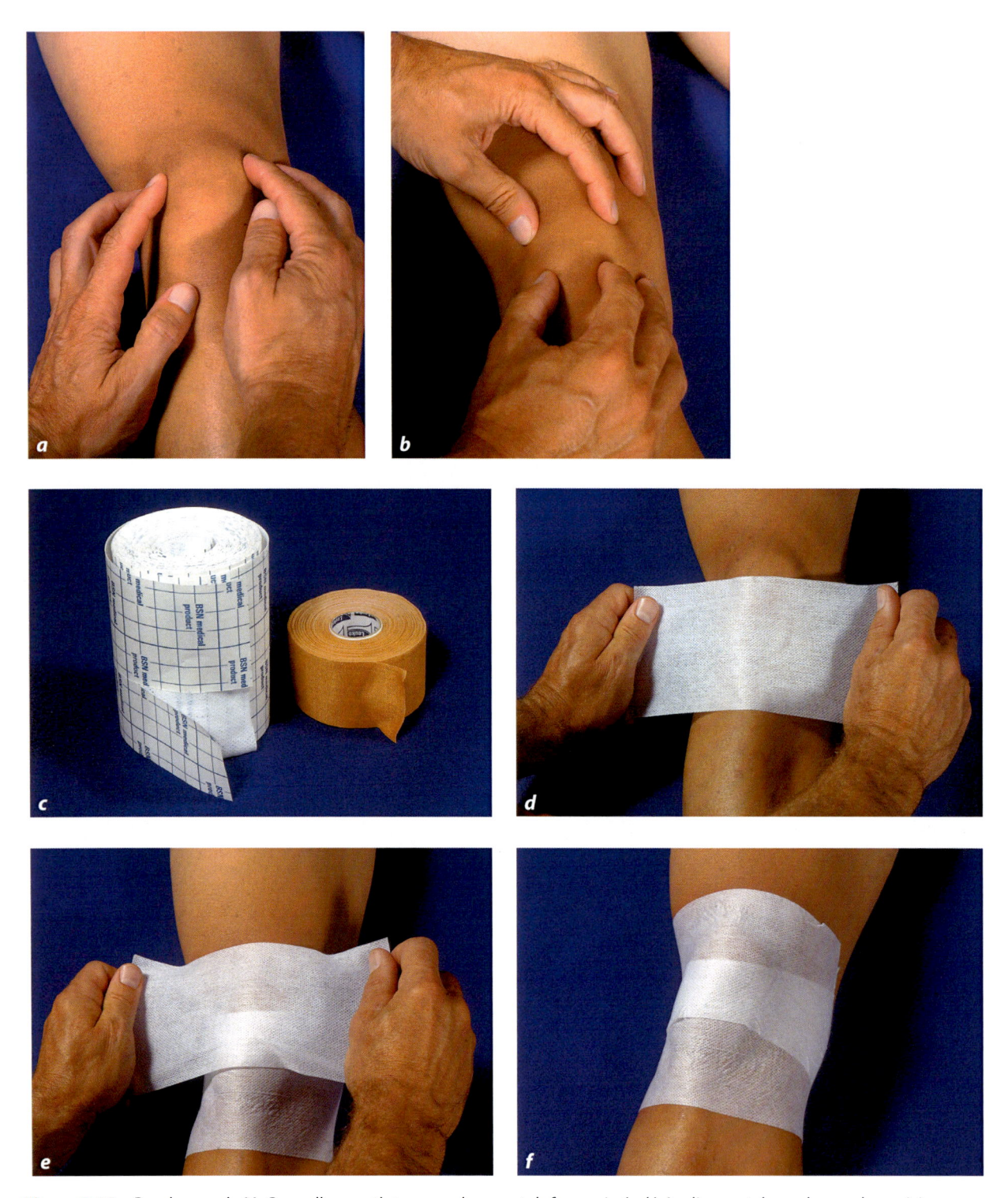

Figura 3.15 Bandagem de McConnell para atletas com dores patelofemorais. (*a-b*) Avalie a patela em busca de posicionamentos de inclinação e rotação. (*c*) Use um esparadrapo poroso tipo Cover-Roll e um Leukotape para o procedimento da bandagem. (*d-f*) Após a depilação do joelho, cubra a patela com o esparadrapo Cover-Roll.

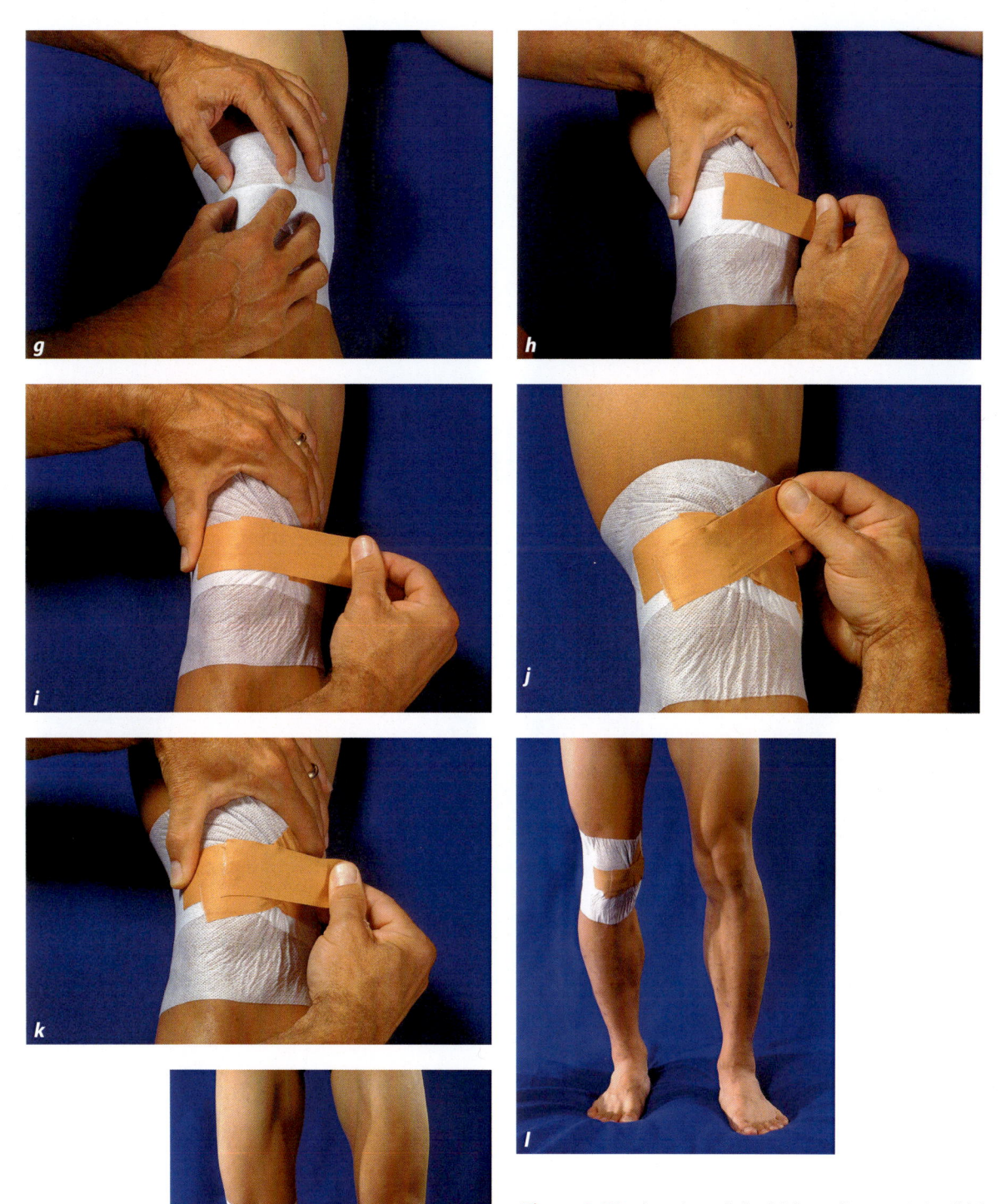

Figura 3.15 *(continuação)* (g) Reavalie a posição. (h) Para corrigir a inclinação da patela, coloque uma tira de Leukotape partindo do meio da patela em direção ao côndilo medial do fêmur. (i) Para corrigir o deslizamento da patela, aplique o Leukotape a partir da borda lateral da patela e puxe-o medialmente em direção ao côndilo medial do fêmur. (j) Para corrigir a rotação externa, aplique o Leukotape a partir do polo inferior (borda) da patela, puxando-o em direção ao ombro oposto. (k) Se a inclinação da patela não estiver correta, aplique uma tira adicional. (l-m) Reavalie o atleta para identificar dores durante atividades funcionais que causam desconforto.

Exercícios para o mecanismo extensor

Em caso de entorses no joelho, exercícios de alongamento, que restauram a flexibilidade normal dos músculos do quadríceps e dos isquiotibiais, ajudam atletas que sentem dores patelofemorais. O esportista também deve fortalecer os músculos do quadríceps, embora a aplicação de resistência à extensão do joelho em toda a amplitude do movimento da articulação possa aumentar a compressão patelofemoral, agravando a lesão. Modifique os exercícios de fortalecimento do quadríceps para isolar a extensão do joelho em seus 30 graus finais ou identifique a amplitude de movimento em que o atleta pode se exercitar sem sentir dor. Embora não seja tão eficaz quanto a extensão do joelho com resistência, a elevação da perna reta também exercita o quadríceps sem aumentar significativamente a compressão patelofemoral (Fig. 3.16). Se necessário, use a **estimulação elétrica dos músculos** ou o *biofeedback* para fortalecer o músculo vasto medial oblíquo, técnicas que são ensinadas nas aulas de exercícios terapêuticos.

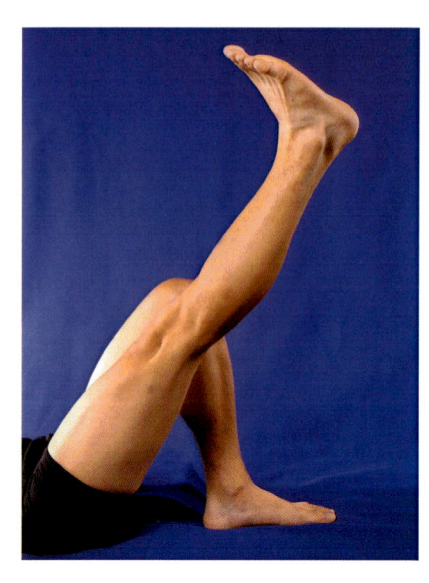

Figura 3.16 Use a elevação da perna reta para fortalecer os músculos do quadríceps sem aumentar concomitantemente a compressão do patelofemoral.

> **estimulação elétrica dos músculos** Uso de corrente elétrica para induzir a contração do músculo.
> *biofeedback* *Feedback* fornecido por observação visual ou pela emissão de um sinal sonoro.

CAPÍTULO 4
Coxa, Quadril e Pelve

A articulação do quadril, tipo bola (cabeça do fêmur) e soquete (acetábulo da pelve), é extremamente estável.

A cintura pélvica contém dois ossos **ilíacos**, cada um deles com um ílio, um púbis e um ísquio. A pelve protege o abdome e une muitos dos músculos que atuam sobre o quadril e o tronco.

> **ilíaco** Dois ossos achatados, que formam a cintura pélvica; cada um consiste em um ílio, um púbis e um ísquio.

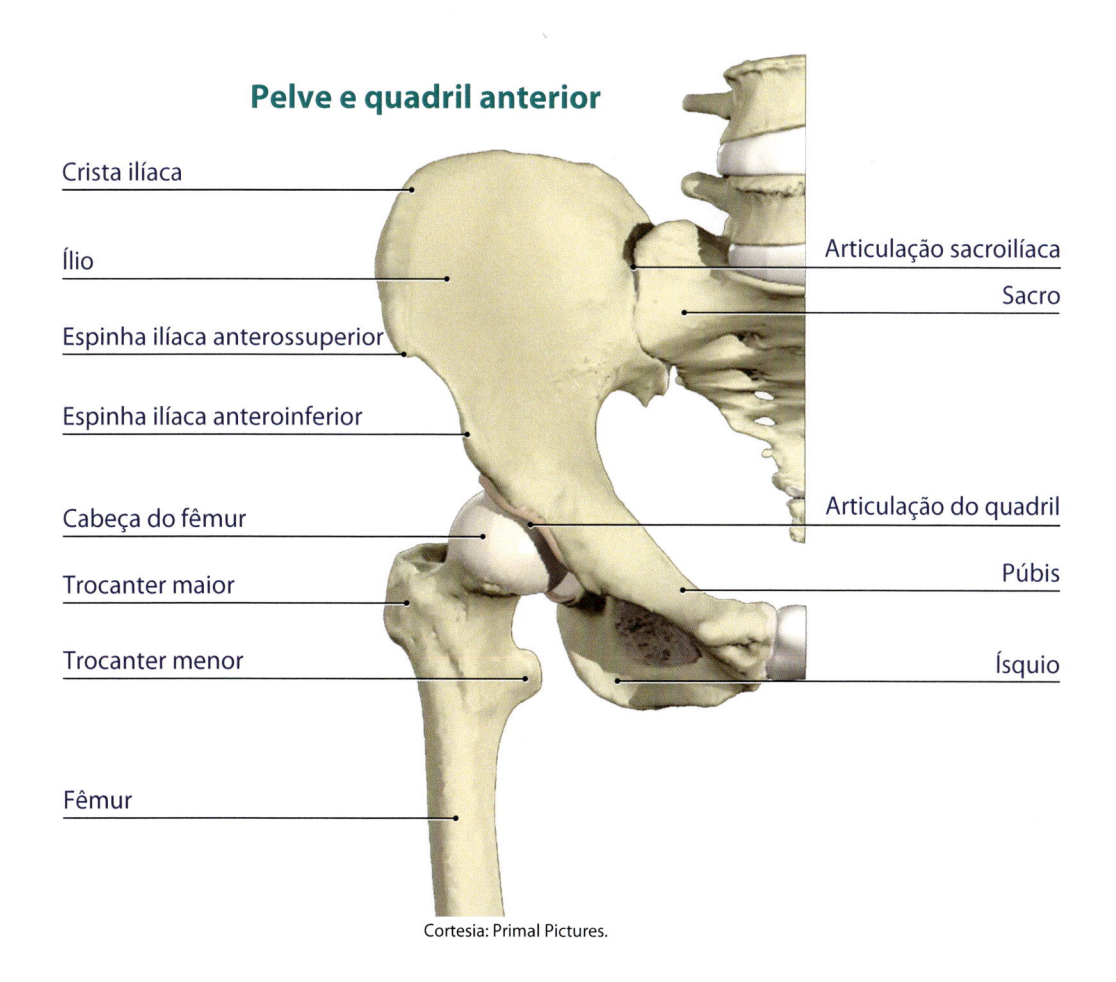

Pelve e quadril anterior

- Crista ilíaca
- Ílio
- Espinha ilíaca anterossuperior
- Espinha ilíaca anteroinferior
- Cabeça do fêmur
- Trocanter maior
- Trocanter menor
- Fêmur
- Articulação sacroilíaca
- Sacro
- Articulação do quadril
- Púbis
- Ísquio

Cortesia: Primal Pictures.

Pelve e quadril posterior

- Crista ilíaca
- Ílio
- Espinha ilíaca posterossuperior
- Espinha ilíaca posteroinferior
- Púbis
- Sínfise púbica
- Ísquio
- Tuberosidade isquiática
- Trocanter maior
- Trocanter menor
- Fêmur

Cortesia: Primal Pictures.

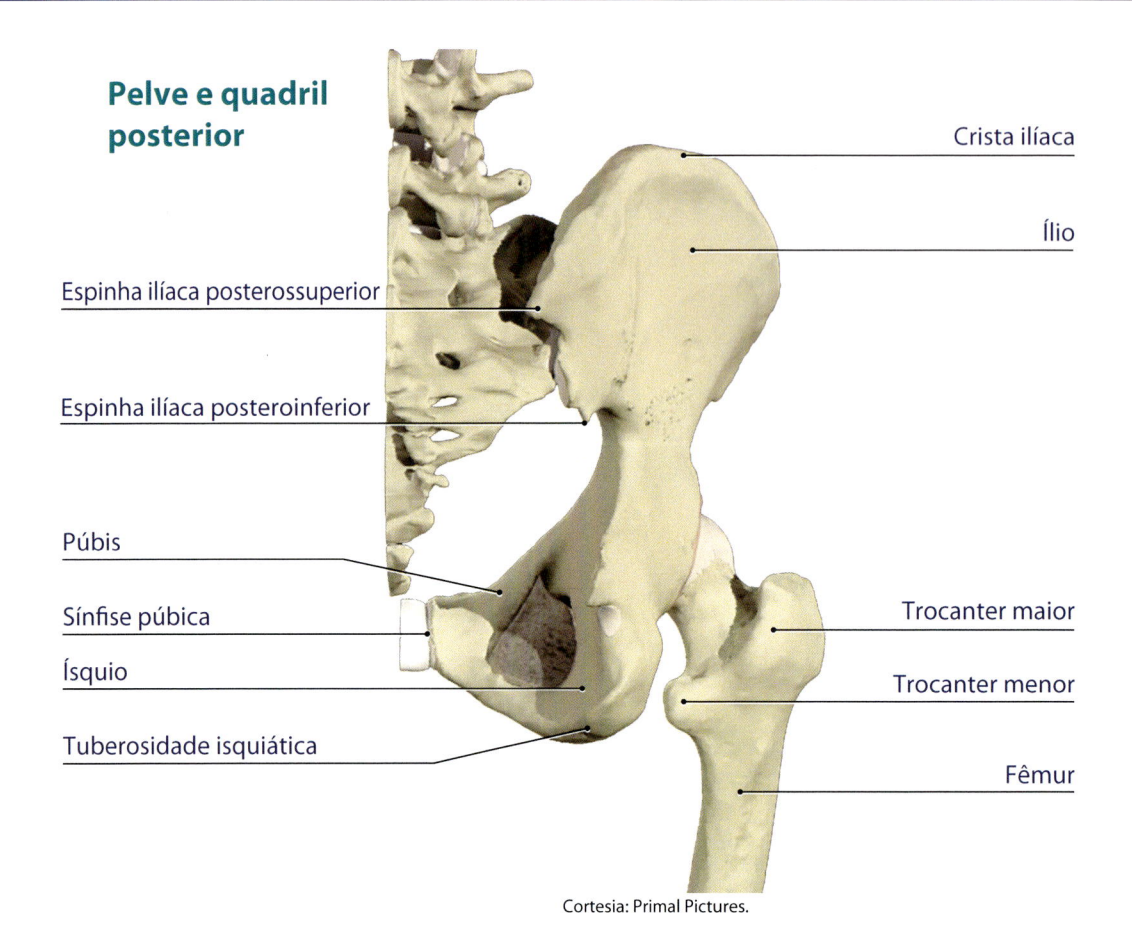

Os movimentos da articulação do quadril incluem flexão e extensão, abdução e adução, rotação medial e lateral (Fig. 4.1) e **circundução**.

circundução Combinação entre abdução, adução, flexão e extensão.

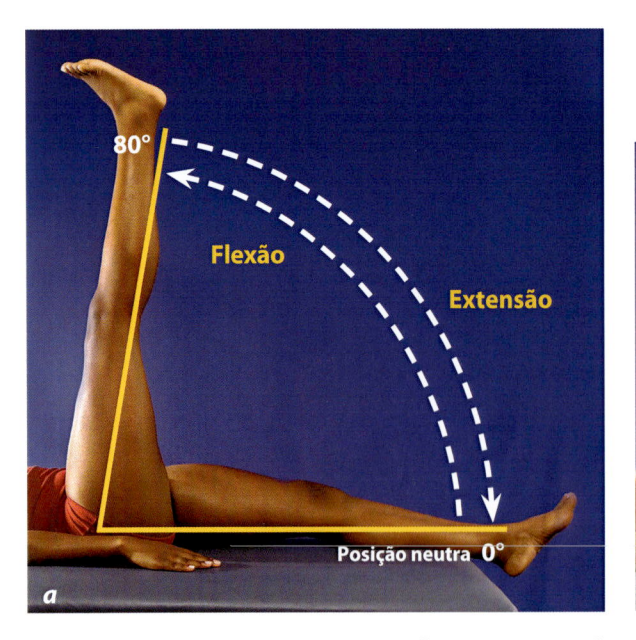

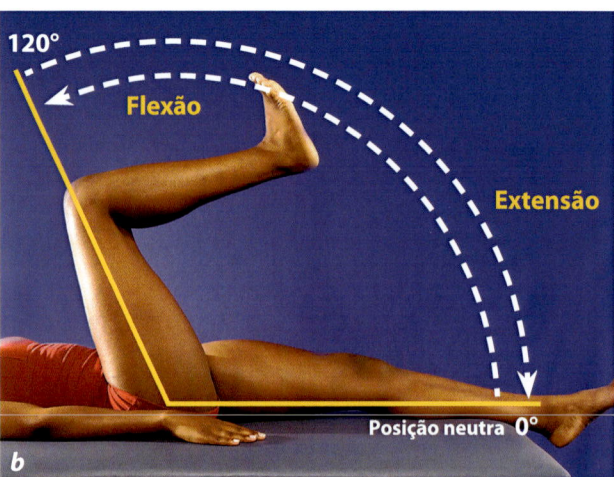

Figura 4.1 Amplitudes de movimento: flexão e extensão do quadril com o joelho (a) estendido e (b) flexionado. *(continua)*

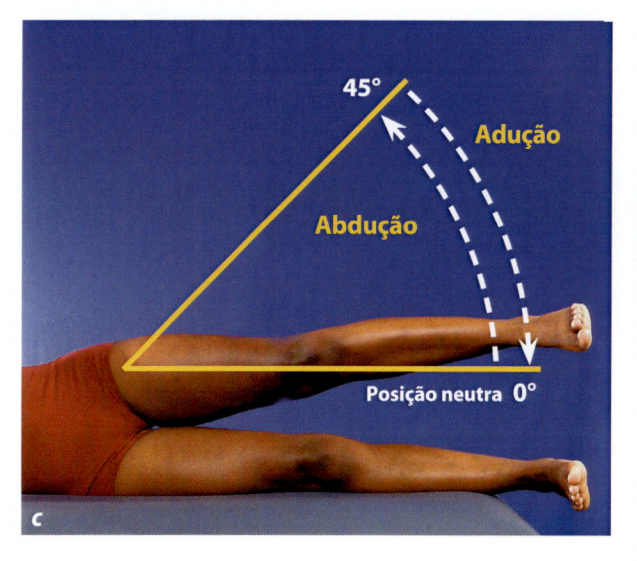

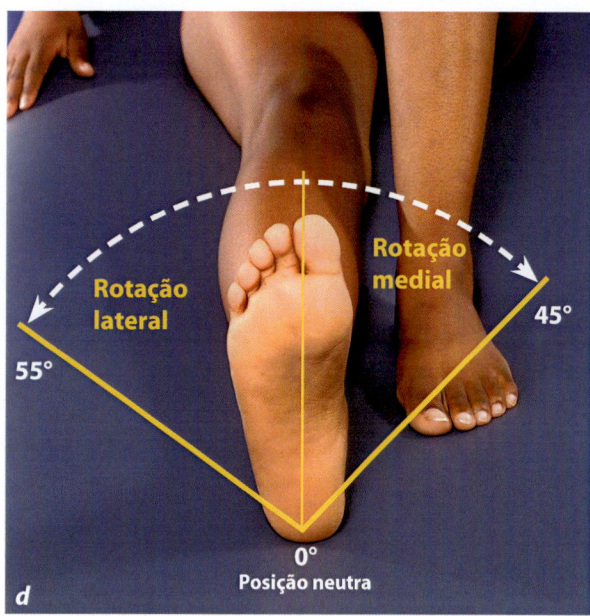

Figura 4.1 *(continuação)* Amplitudes de movimento do quadril: *(c)* abdução e adução; *(d)* rotação medial e lateral.

Uma cápsula espessa e três ligamentos grandes reforçam a articulação do quadril. O ligamento anterior, chamado de ligamento-Y, é o iliofemoral; ele impede a extensão excessiva do quadril. O ligamento medial, também denominado pubofemoral, limita o excesso de abdução do quadril. O isquiofemoral, localizado na região posterior, fica estendido durante a flexão do quadril.

A profundidade da articulação do quadril, combinada com as substanciais estruturas da cápsula e dos ligamentos, contribui para a sua considerável estabilidade.

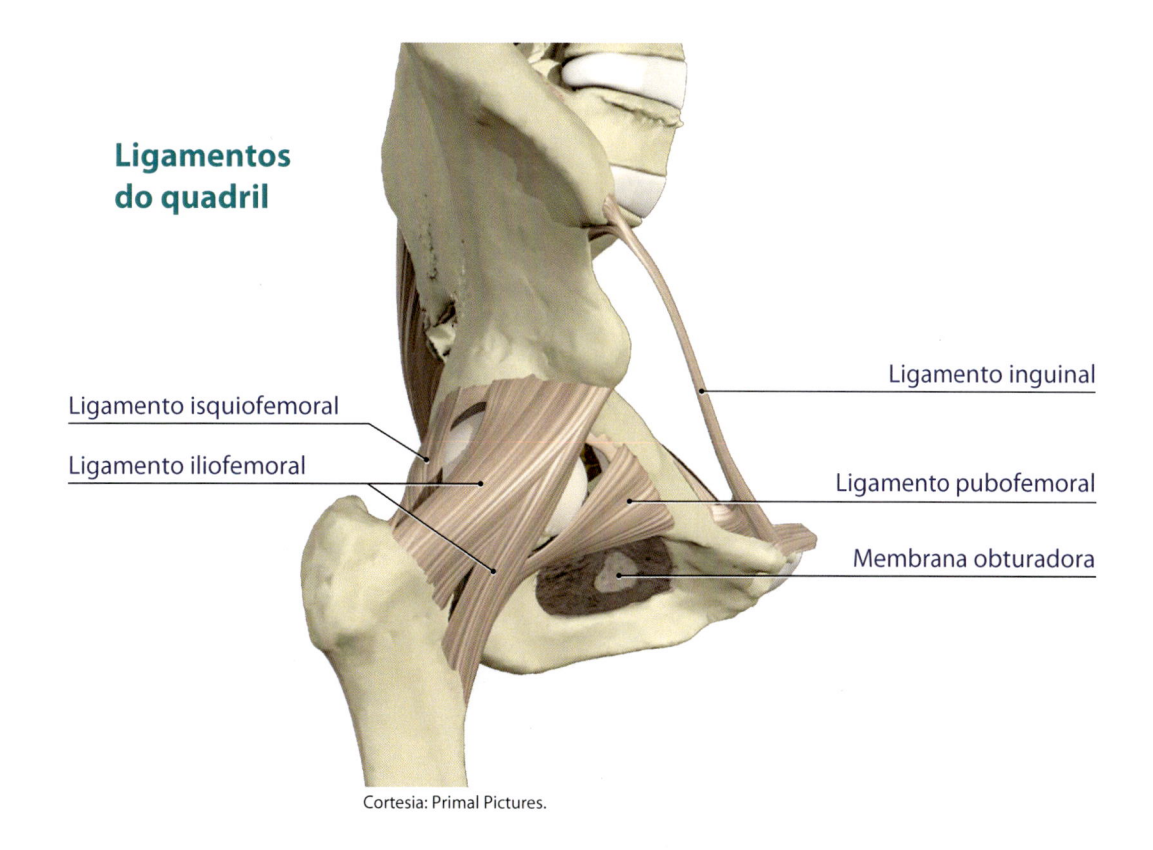

Ligamentos do quadril

- Ligamento isquiofemoral
- Ligamento iliofemoral
- Ligamento inguinal
- Ligamento pubofemoral
- Membrana obturadora

Cortesia: Primal Pictures.

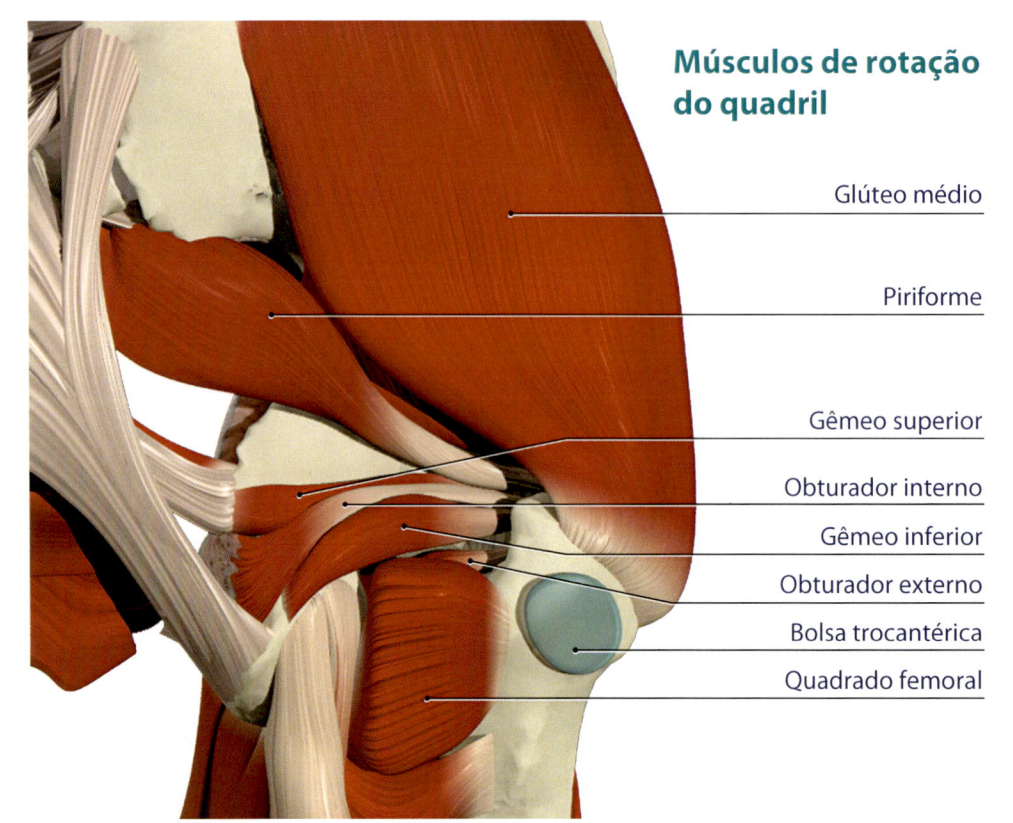

Músculos de rotação do quadril

- Glúteo médio
- Piriforme
- Gêmeo superior
- Obturador interno
- Gêmeo inferior
- Obturador externo
- Bolsa trocantérica
- Quadrado femoral

Cortesia: Primal Pictures.

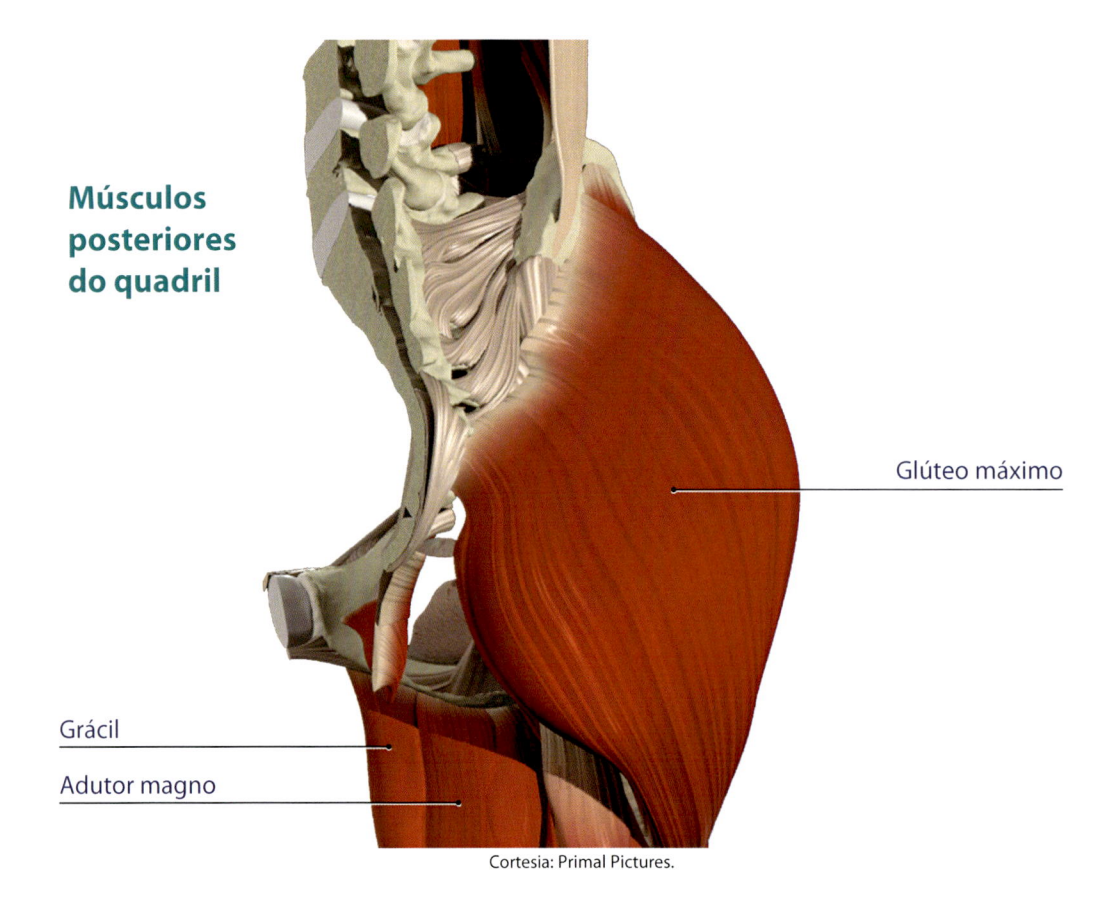

Músculos posteriores do quadril

- Glúteo máximo
- Grácil
- Adutor magno

Cortesia: Primal Pictures.

Vários grupos musculares controlam o movimento nessa articulação multidirecional. O iliopsoas e o reto femoral do quadríceps produzem a flexão. A extensão resulta da contração do glúteo máximo e dos três músculos isquiotibiais.

Os músculos glúteo médio e tensor da fáscia lata produzem abdução primária; os adutores magno, longo e curto cuidam da adução. O grupo que inclui o piriforme, os gêmeos superior e inferior, o obturador interno e externo e o quadrado femoral produzem a rotação para fora. O tensor da fáscia lata gera a rotação para dentro.

DISTENSÕES NO QUADRIL

As distensões em músculos do quadril, ou estiramento da virilha, envolvem os músculos flexores do quadril ou o grupo muscular adutor. Comumente, o atleta estende demais ou contrai violentamente os músculos. Falta de flexibilidade ou de força, assim como um aquecimento inadequado antes do exercício, precipitam a ocorrência de distensões.

Pontos de referência para palpação

Anterior
- Músculo reto femoral
- Músculo vasto medial
- Músculo vasto lateral
- Espinha ilíaca anterossuperior

Medial
- Músculo adutor longo
- Músculo grácil
- Músculo adutor magno

Lateral
- Crista ilíaca

Posterior
- Espinha ilíaca posterossuperior
- Tuberosidade isquiática
- Músculo glúteo máximo
- Músculo bíceps femoral
- Músculo semitendíneo
- Músculo semimembranáceo

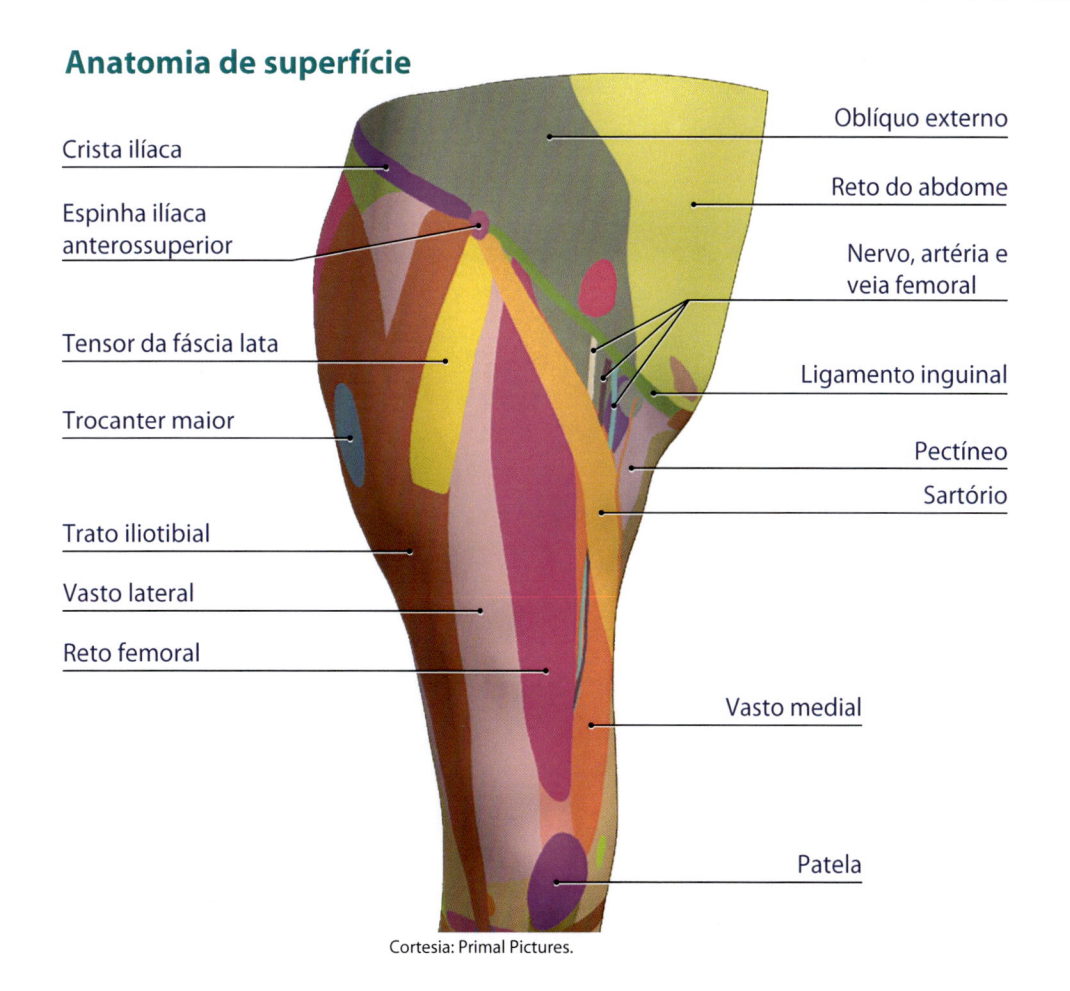

Anatomia de superfície

- Crista ilíaca
- Espinha ilíaca anterossuperior
- Tensor da fáscia lata
- Trocanter maior
- Trato iliotibial
- Vasto lateral
- Reto femoral
- Oblíquo externo
- Reto do abdome
- Nervo, artéria e veia femoral
- Ligamento inguinal
- Pectíneo
- Sartório
- Vasto medial
- Patela

Cortesia: Primal Pictures.

Bandagem para distensão no quadril

Para fornecer suporte aos músculos do quadril, use uma atadura elástica, suplementada com esparadrapo elástico. Enfaixe a coxa e o quadril com a atadura, no padrão **espica**. Antes do tratamento, é preciso determinar qual foi o músculo danificado – o adutor ou o flexor do quadril. Examine a região em busca de dores ou fraqueza nesses grupos. Para isso, faça um teste de flexão e de adução do quadril, nessa ordem e com resistência (Fig. 4.2). O grupo muscular afetado vai determinar a direção em que deve ser aplicada a espica.

> **espica** Enfaixe no padrão de figura-oito, que incorpora a coxa e o quadril ou o braço e o ombro.

Ao enfaixar os músculos adutores, peça ao atleta que faça a rotação medial do quadril. Coloque a tira, partindo da região lateral em direção à medial. Comece no meio da coxa, envolva-a e suba até enrolar também parte da cintura (Fig. 4.3). Use uma atadura elástica dupla, se disponível, e reforce o enfaixe, seguindo o padrão do esparadrapo elástico.

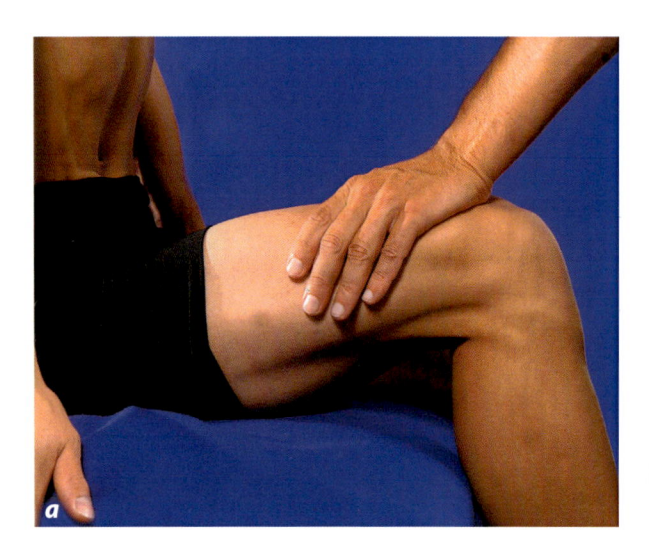

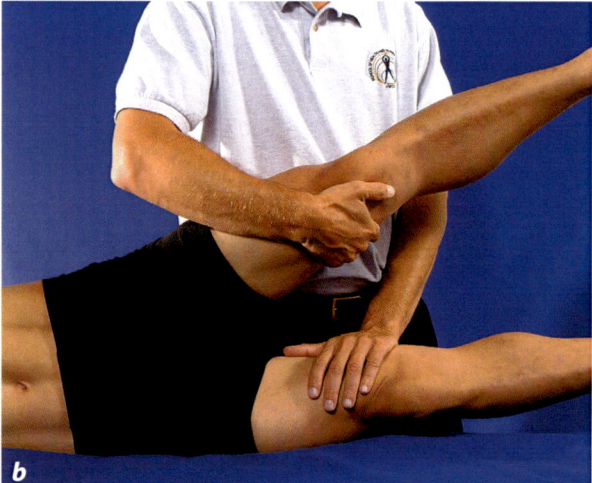

Figura 4.2 (*a*) Para testar a força dos músculos flexores do quadril, forneça resistência aos esforços de flexão do quadril feitos pelo atleta, que deve estar sentado. (*b*) No teste dos músculos adutores, o esportista deve ficar de lado. Em seguida, ele deve resistir, enquanto você força a abdução do membro direito.

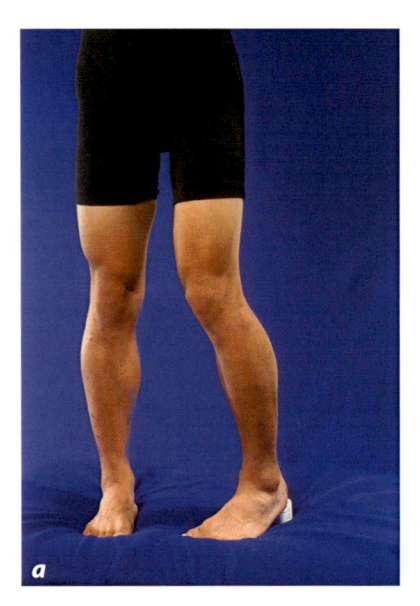

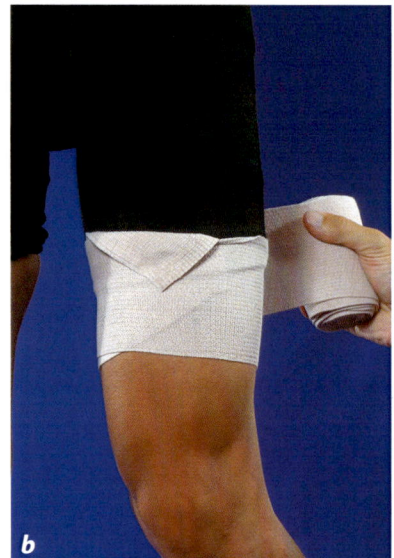

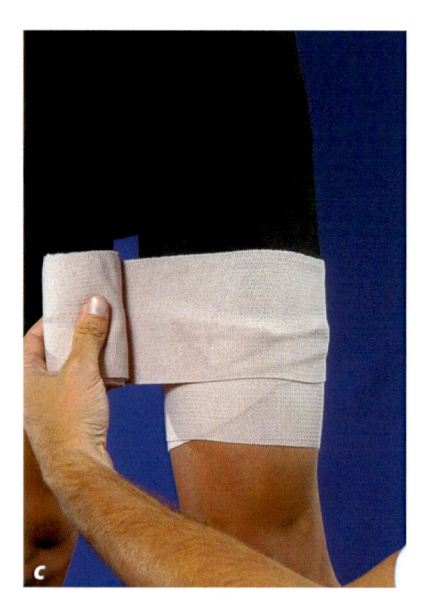

Figura 4.3 Espica clássica para o quadril, com atadura elástica, para casos de distensão nos músculos adutores. (*a*) O atleta deve colocar o quadril em posição de rotação medial. (*b-c*) Para colocar a atadura elástica, puxe a coxa do esportista, forçando a rotação medial. Observe como se sobrepõe a atadura elástica a fim de prendê-la no lugar. *(continua)*

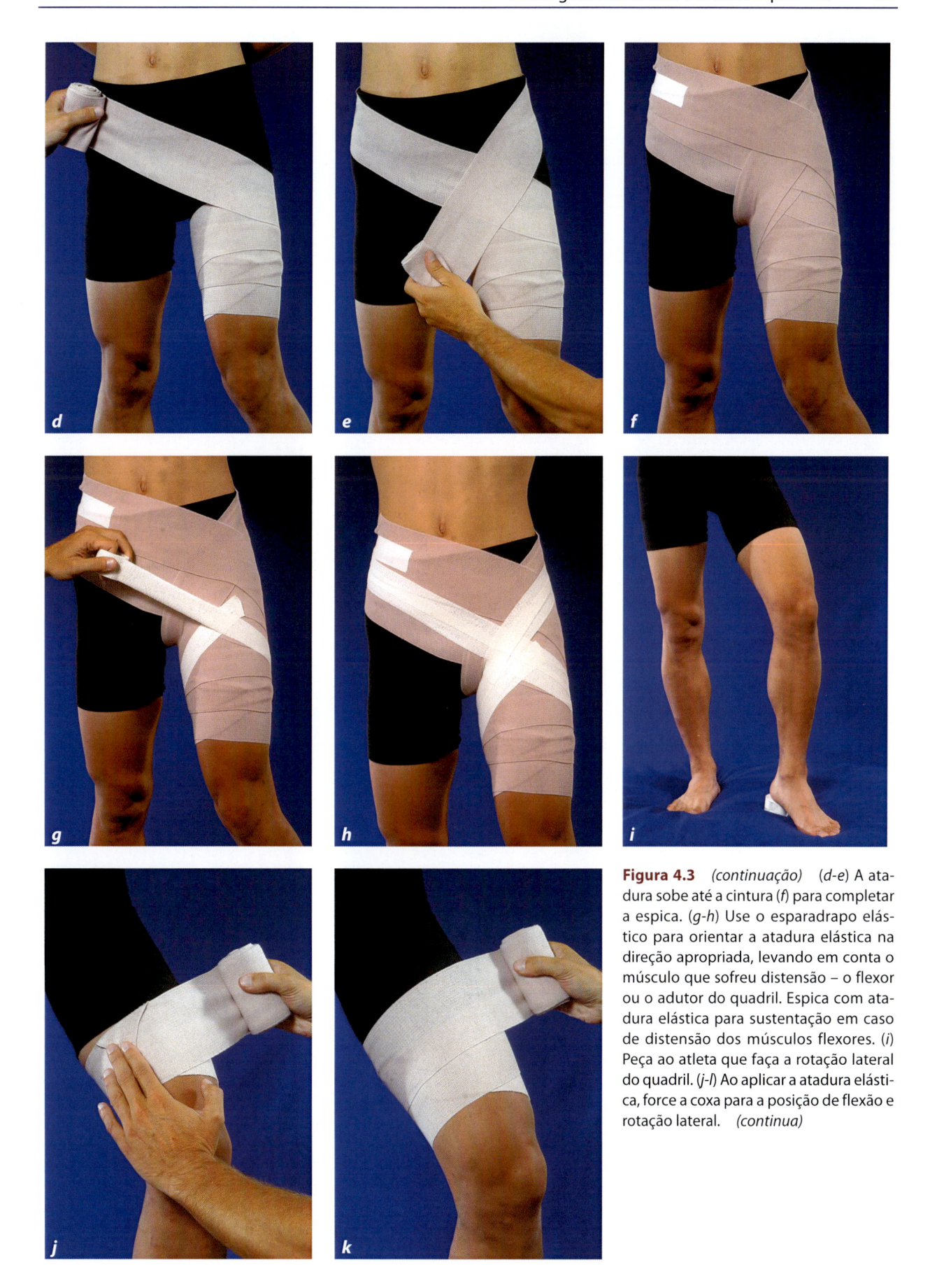

Figura 4.3 *(continuação)* *(d-e)* A atadura sobe até a cintura *(f)* para completar a espica. *(g-h)* Use o esparadrapo elástico para orientar a atadura elástica na direção apropriada, levando em conta o músculo que sofreu distensão – o flexor ou o adutor do quadril. Espica com atadura elástica para sustentação em caso de distensão dos músculos flexores. *(i)* Peça ao atleta que faça a rotação lateral do quadril. *(j-l)* Ao aplicar a atadura elástica, force a coxa para a posição de flexão e rotação lateral. *(continua)*

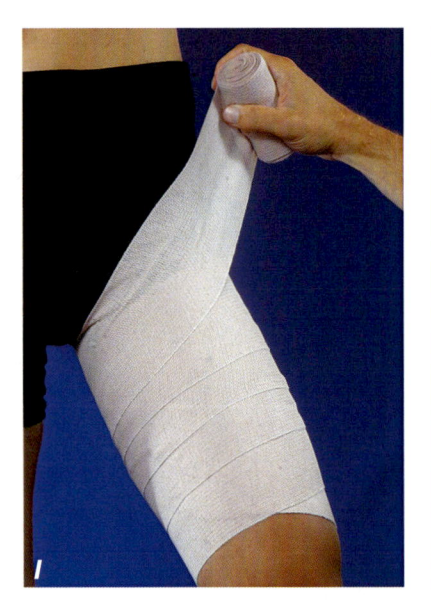

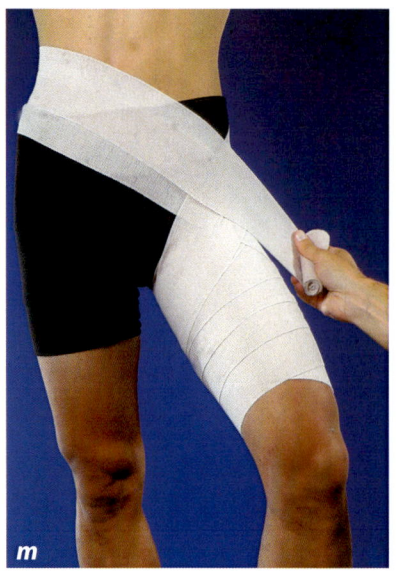

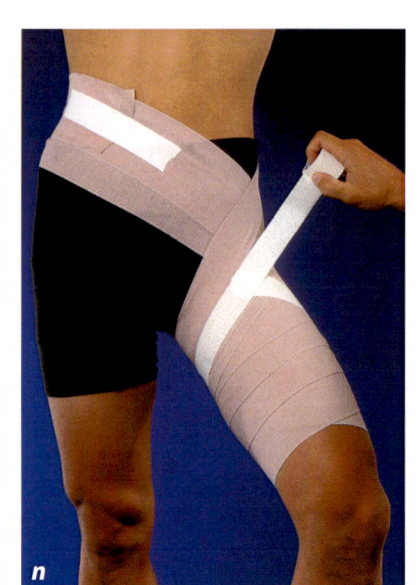

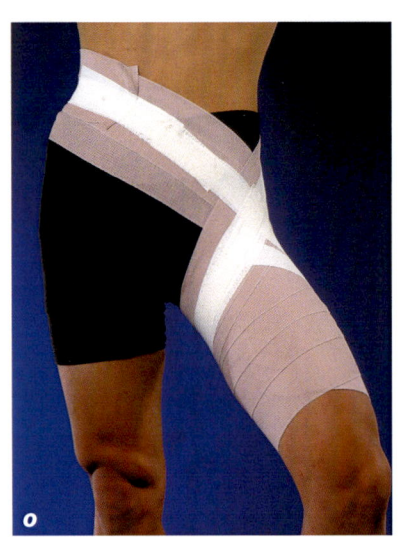

Figura 4.3 *(continuação)* (*m*) Para completar a espica, a atadura deve subir até envolver a cintura. (*n-o*) Use o esparadrapo elástico para cobrir o trajeto da atadura elástica na mesma direção.

Use um procedimento similar para dar suporte aos músculos flexores. As únicas diferenças são a rotação lateral do quadril, na posição inicial, e a reversão da direção em que se puxa a atadura. Antes de colocar a atadura, insira um calço sob o calcanhar do membro afetado, com o objetivo de encurtar os flexores do quadril.

A bandagem cinesiológica no quadril (Fig. 4.4) é usada quando o movimento do quadril não pode sofrer limitação e quando há dor relacionada a síndrome de fricção do trato iliotibial, bursite trocantérica e artrite do quadril.

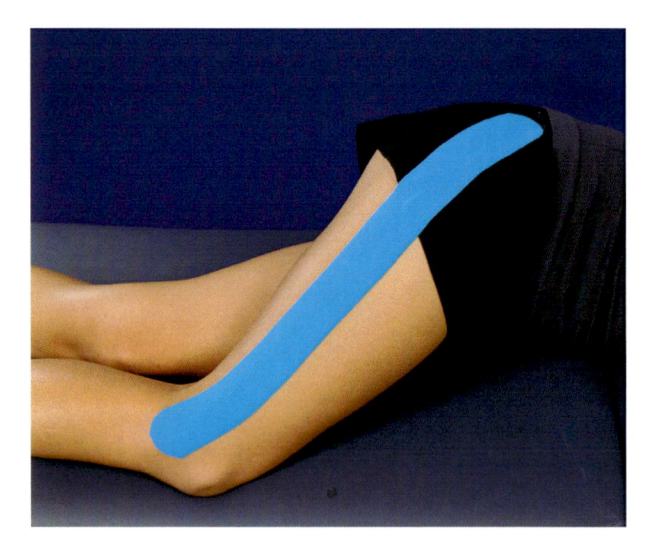

Figura 4.4 Bandagem cinesiológica para problemas no quadril. O paciente deve ficar deitado de lado. Corte uma tira que vá da região superior à crista ilíaca até a lateral do joelho. O quadril do paciente deve ficar em flexão e a perna, em adução, para que o trato iliotibial permaneça alongado. Aplique a bandagem a partir da crista ilíaca até a região distal da perna, com certa tensão.

Bandagens Funcionais e Órteses Esportivas **89**

Exercícios para o quadril

O atleta tem de manter a força e a flexibilidade normal dos músculos do quadril a fim de evitar ou tratar distensões. A Figura 4.5 ilustra um exercício de alongamento estático do quadril. Borrachas também podem oferecer resistência para fortalecer a articulação (Fig. 4.6). Uma vez que o reto femoral do quadríceps e todos os três músculos isquiotibiais atuam sobre o quadril, exercícios para esses grupos também são apropriados (Cap. 3).

DISTENSÕES NA COXA

Ocasionalmente, ocorrem distensões no quadríceps femoral e, com maior frequência, nos músculos isquiotibiais. A distensão pode ser causada por alongamento excessivo, contração violenta ou fadiga muscular geral. Em caso de distensão nos isquiotibiais, determine se a lesão envolve os músculos mediais (semitendíneo ou semimembranáceo) ou os laterais (bíceps femoral). Para isolar esses dois grupos durante o teste muscular, faça a rotação medial e lateral da perna, respectivamente, com flexão do joelho contra resistência (Fig. 4.7).

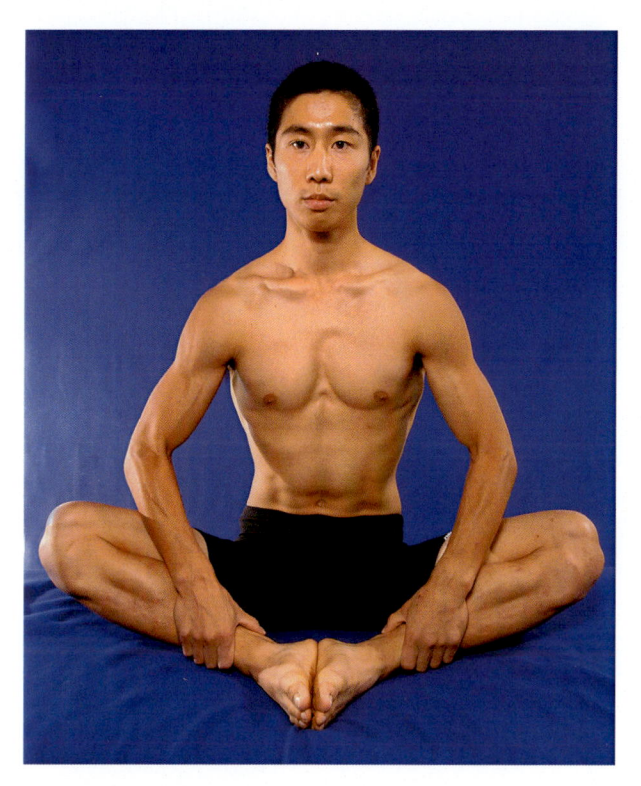

Figura 4.5 Exercício de alongamento do quadril.

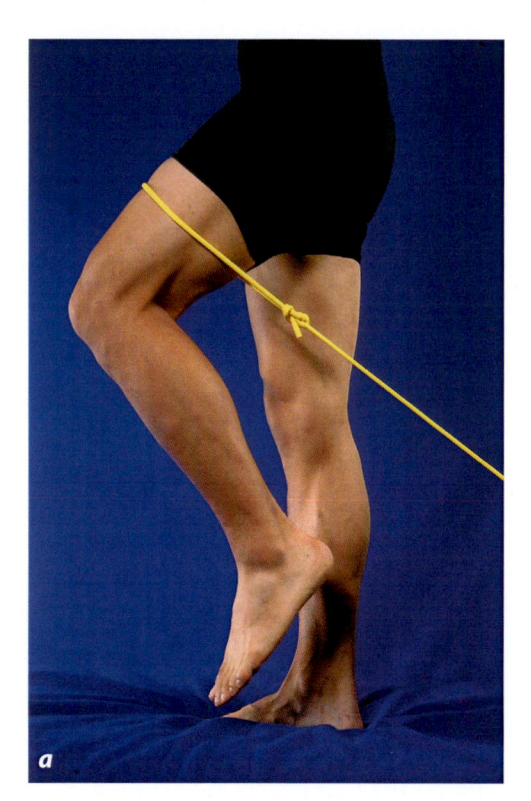

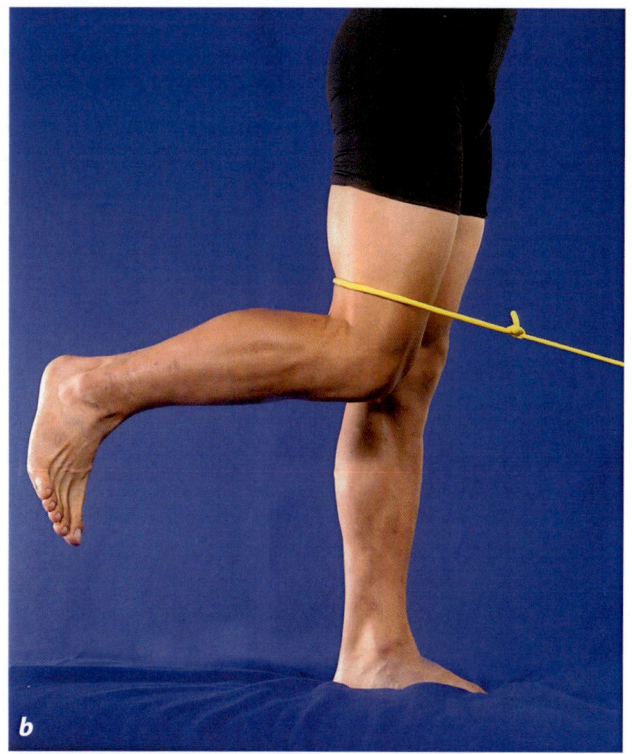

Figura 4.6 Exercícios de fortalecimento dos (a) flexores e dos (b) extensores do quadril.

Bandagem para distensão na coxa

Para dar suporte aos músculos quadríceps e isquiotibiais, use atadura elástica (Fig. 4.8) e, se necessário, suplemente com esparadrapo elástico (Fig. 4.9). Use uma atadura de 10,2 ou 15,2 cm de largura para envolver a coxa. Cubra o músculo distal e também o proximal ao ponto da distensão para fornecer um suporte ótimo. Quando o local da distensão for alto, poderá ser preciso incorporar uma espica alta, para dar suporte à inserção muscular proximal. Pode-se usar também apenas o procedimento com esparadrapo ou a combinação dele com a atadura elástica para fornecer suporte, em caso de distensão na coxa.

Distensão nos músculos isquiotibiais

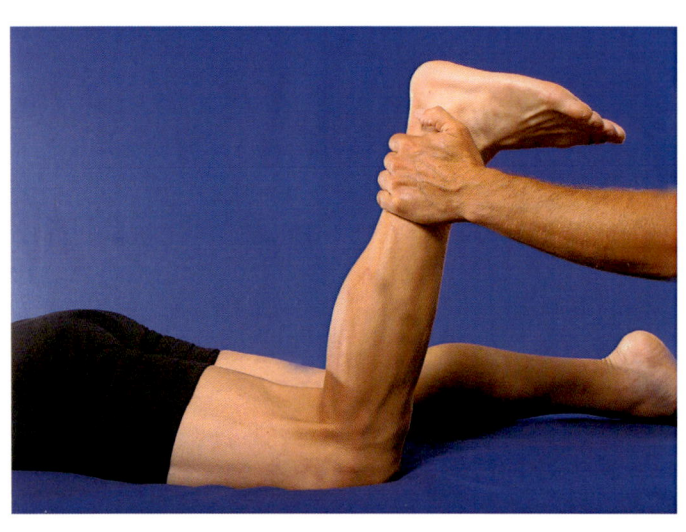

Figura 4.7 Teste para verificar distensão nos músculos isquiotibiais. Para isolar o medial, oponha resistência à flexão do joelho, enquanto promove a rotação medial da perna. Para isolar o lateral, faça o mesmo, porém com rotação lateral da perna.

Cortesia: Primal Pictures.

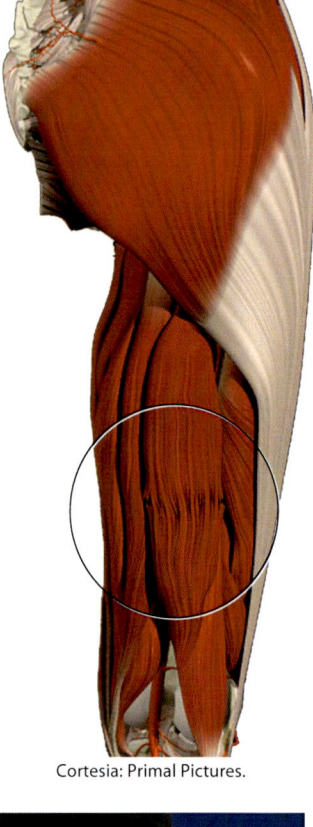

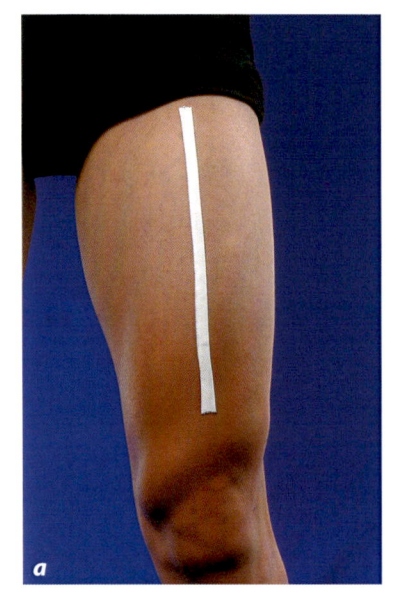

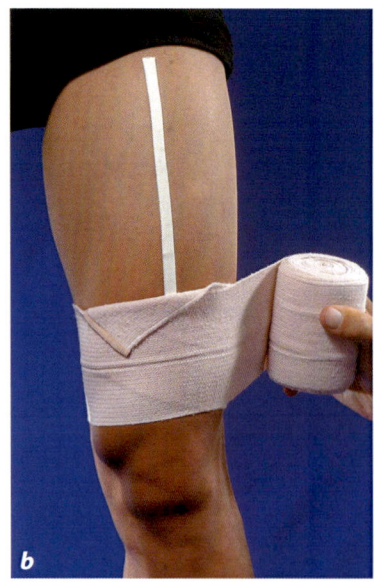

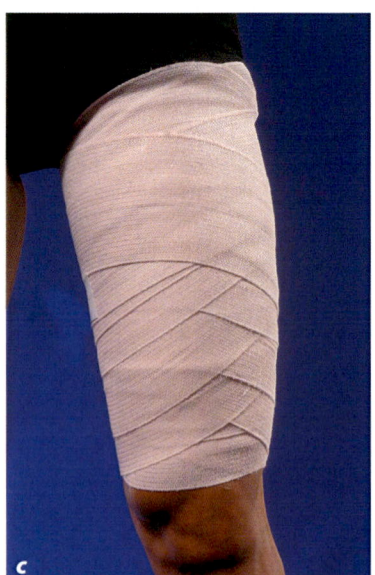

Figura 4.8 Atadura elástica para dar suporte em caso de distensão nos músculos quadríceps. *(a)* Para prevenir o deslizamento da atadura, aplique o *spray* aderente (ou Benjoin) ou enrole um esparadrapo em uma tira estreita e cole na coxa antes do enfaixe. *(b-c)* Aplique a atadura no padrão circular em torno da coxa. O esparadrapo também pode ser usado para dar suporte à coxa que sofreu distensão; em seguida, cobre-se a coxa com uma atadura elástica.   *(continua)*

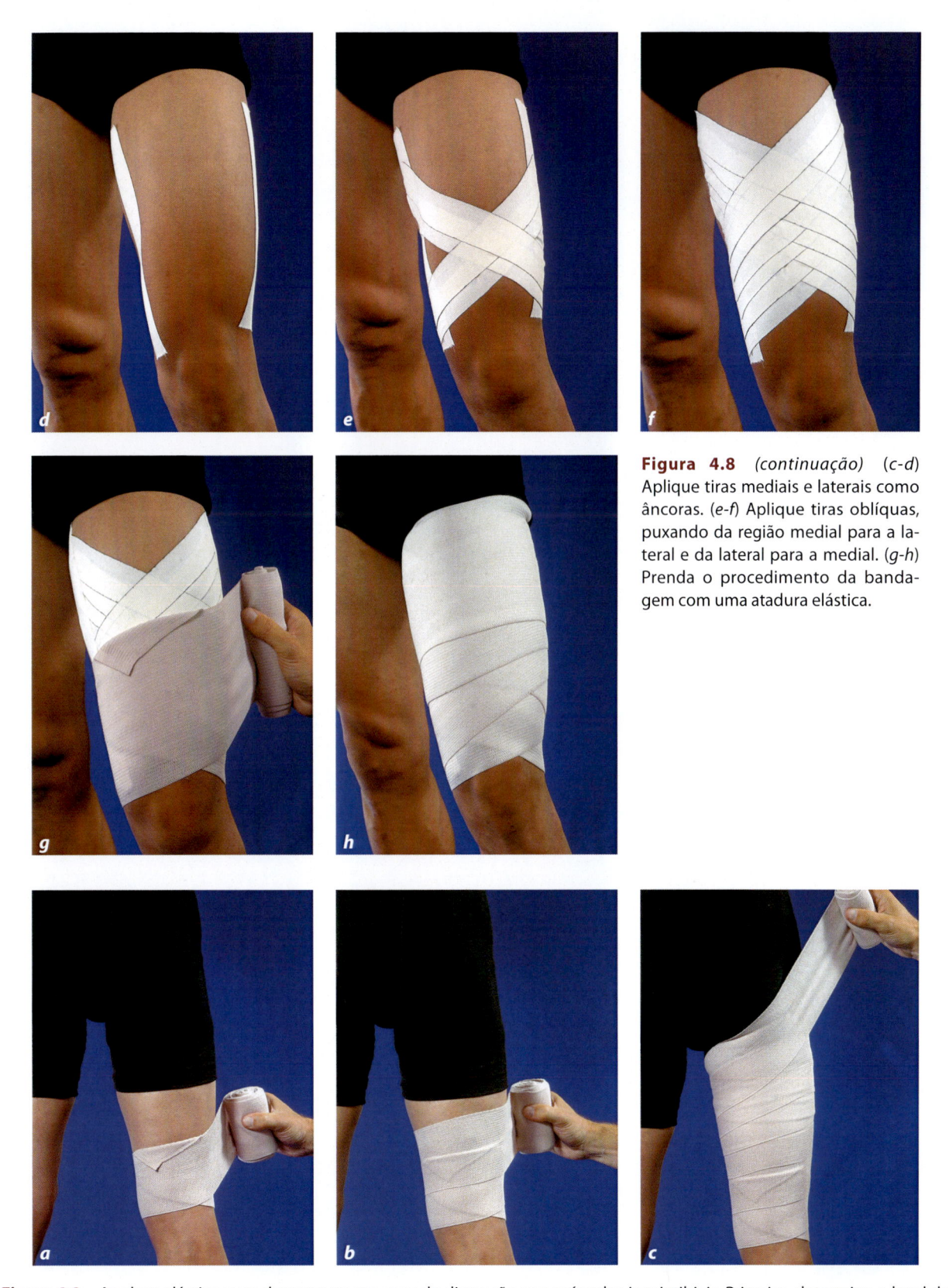

Figura 4.8 *(continuação)* *(c-d)* Aplique tiras mediais e laterais como âncoras. *(e-f)* Aplique tiras oblíquas, puxando da região medial para a lateral e da lateral para a medial. *(g-h)* Prenda o procedimento da bandagem com uma atadura elástica.

Figura 4.9 Atadura elástica para dar suporte em caso de distensão nos músculos isquiotibiais. Primeiro, determine o local da distensão – medial ou lateral. Se estiverem envolvidos tendões mediais da perna, (*a*) comece por tracionar o músculo na direção da linha média da coxa posterior e depois (*b*) adote o padrão circular, partindo da coxa distal para a proximal.   *(continua)*

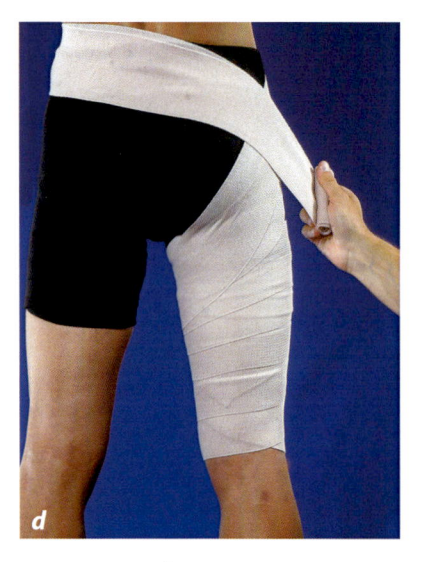

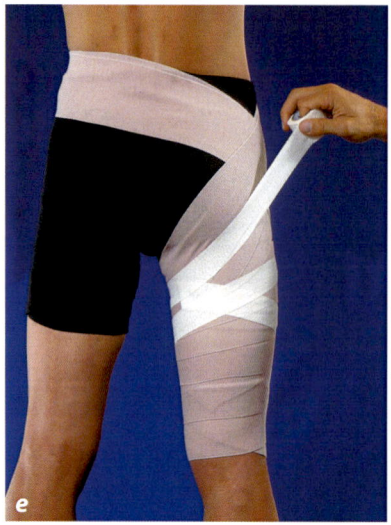

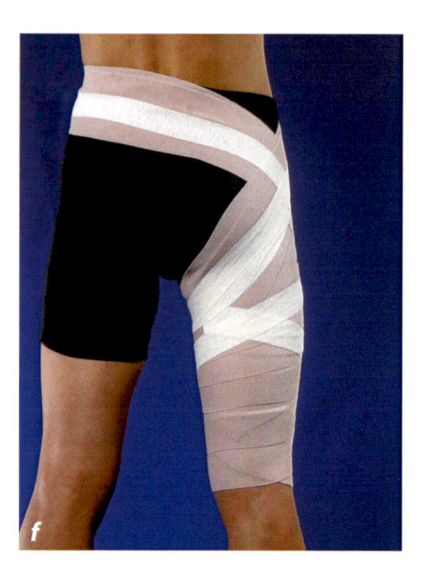

Figura 4.9 (c-d) Uma vez que os isquiotibiais se inserem profundamente abaixo das nádegas, a atadura provavelmente será mais eficaz se aplicada em combinação com uma espica para o quadril. (e-f) Cubra o trajeto da atadura com um esparadrapo elástico.

Exercícios para a coxa

Os músculos isquiotibiais cruzam o quadril e o joelho, agindo sobre essas duas articulações. Portanto, suplemente os exercícios de alongamento e de fortalecimento dos extensores do quadril com aqueles descritos para os flexores, no Capítulo 3. De modo similar, uma vez que o reto femoral do quadríceps cruza tanto o joelho quanto o quadril, inclua exercícios para os extensores do joelho e os flexores do quadril de acordo com o regime esportivo do atleta.

CONTUSÕES NA COXA E NO QUADRIL

As contusões na coxa e no quadril envolvem a **crista ilíaca** (*hip pointer*) ou os músculos quadríceps da coxa anterior. Lesões na crista ilíaca, embora doloro-

Contusão na crista ilíaca

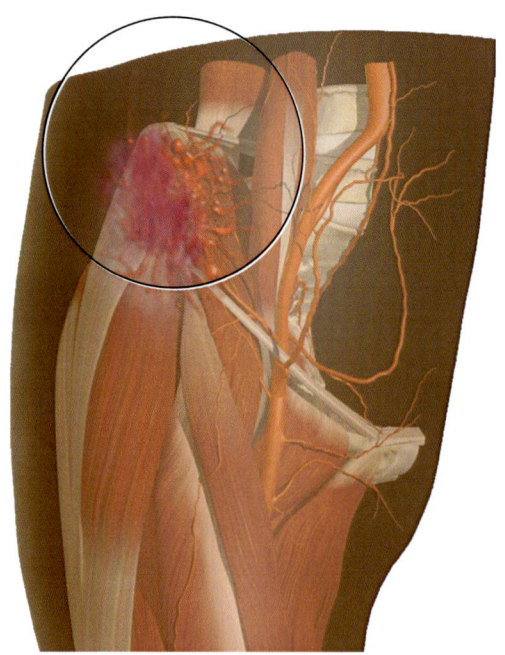

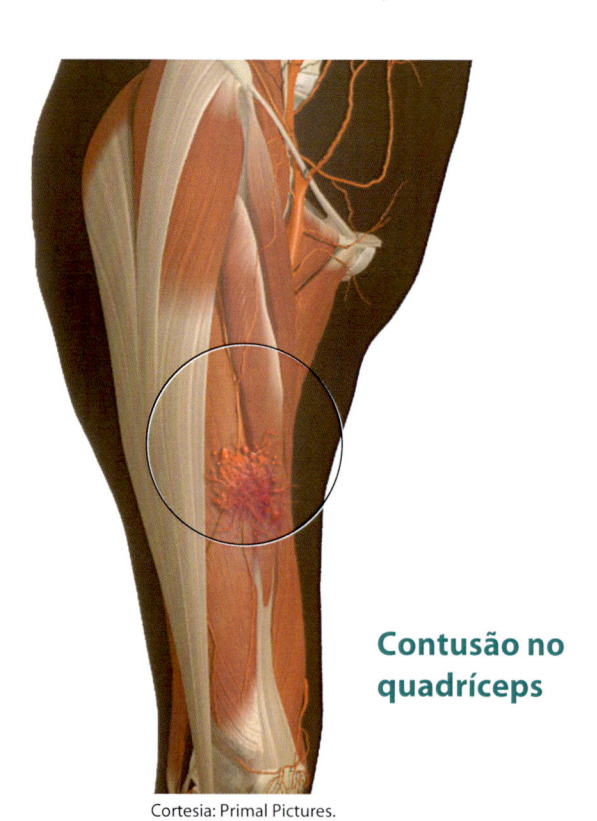

Contusão no quadríceps

Cortesia: Primal Pictures.

Cortesia: Primal Pictures.

sas, não são graves. Contusões no quadríceps exigem atenção especial, pois podem criar uma condição conhecida como **miosite ossificante** – calcificação do **hematoma** causada por traumatismo no quadríceps.

> **crista ilíaca** Borda superior do osso ilíaco; em inglês, usa-se o termo *hip pointer* para a contusão nessa área.
> **miosite ossificante** Formação de osso no interior de um músculo que sofreu contusão.
> **hematoma** Aglomerado de sangue extravasado.

Acolchoamento para a coxa e o quadril

Use esparadrapo e ataduras elásticas para prender os acolchoamentos protetores colocados sobre a crista ilíaca ou sobre a coxa anterior. A Figura 4.10 ilustra dois modos de posicionar o acolchoamento protetor sobre a crista ilíaca – o primeiro com uma atadura elástica e o segundo com uma atadura e uma bandagem do tipo espica para o quadril. A Figura 4.11 demonstra como o esparadrapo e a atadura elástica prendem o acolchoamento protetor no lugar.

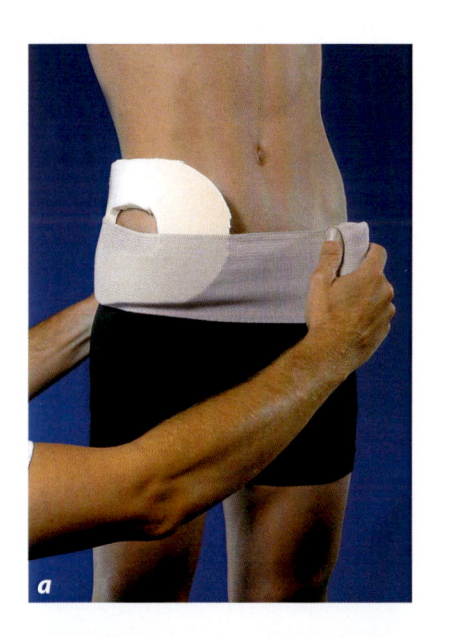

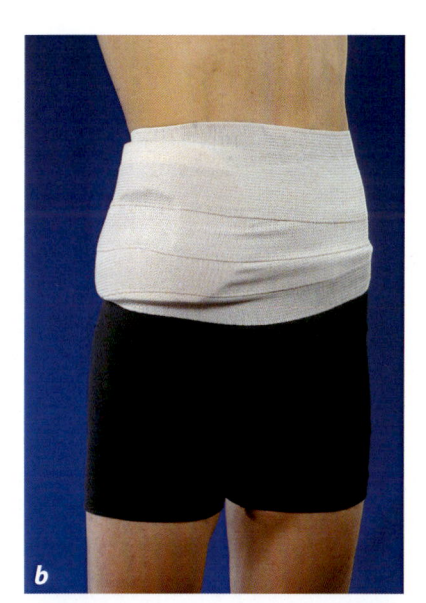

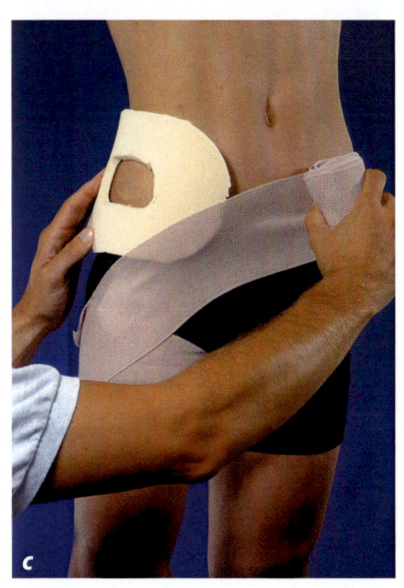

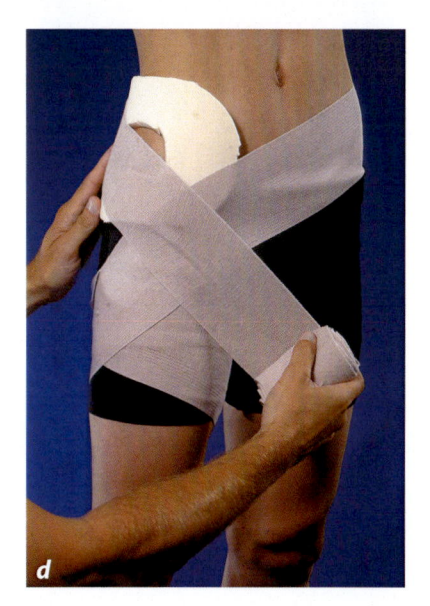

Figura 4.10 Atadura elástica para prender o acolchoamento protetor sobre a crista ilíaca. (*a-b*) Posicione o acolchoamento sobre a contusão da crista ilíaca (*hip pointer*) e, com a atadura elástica, mantenha-a no lugar. (*c-e*) Use uma espica para o quadril a fim de fornecer suporte adicional a essa área, mantendo o acolchoamento na posição. *(continua)*

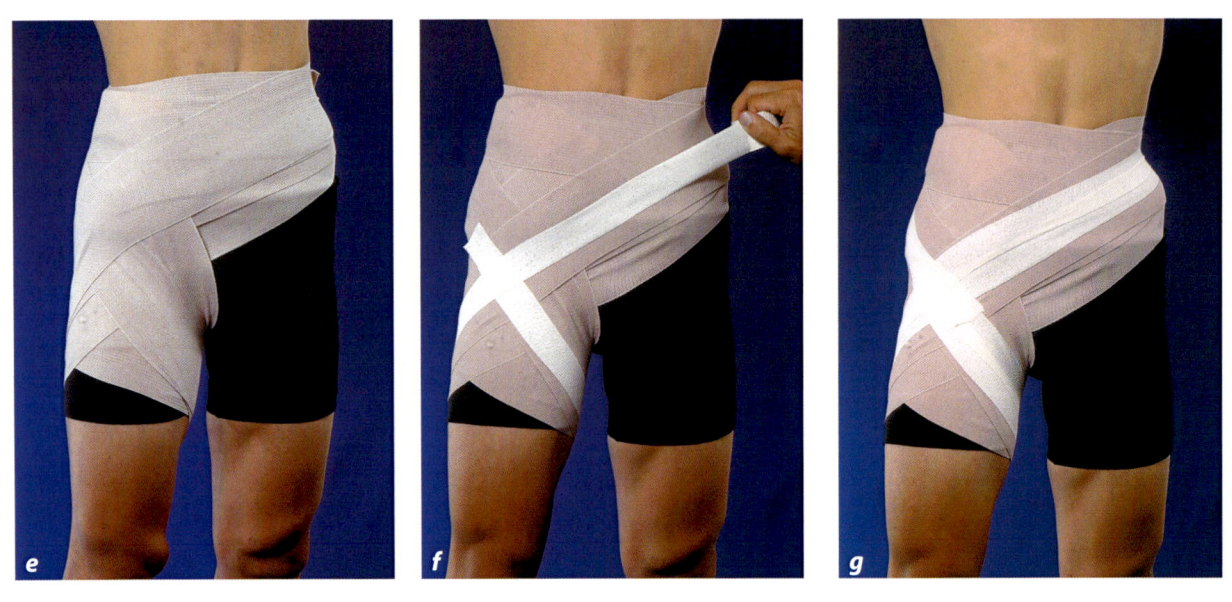

Figura 4.10 *(continuação)* *(f-g)* Cubra o trajeto da atadura com um esparadrapo elástico.

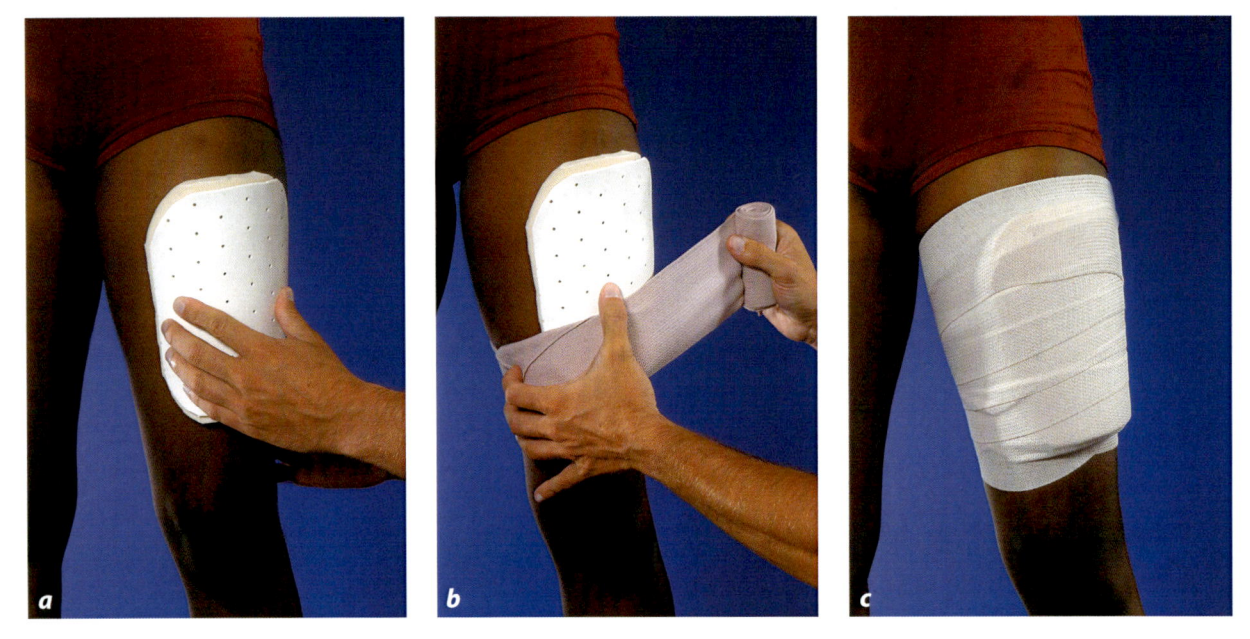

Figura 4.11 **(a-c)** Atadura elástica para prender o acolchoamento aos músculos do quadríceps.

Exercícios para casos de contusão na coxa e no quadril

O atleta deve se exercitar para manter o nível normal de força e de amplitude do movimento durante o processo de cicatrização das contusões na coxa e no quadril. Prescreva exercícios de alongamento e de fortalecimento tanto para o quadríceps (Cap. 3) quanto para o quadril. Médicos experientes devem monitorar casos graves de contusão na coxa para identificar indícios de surgimento de miosite ossificante.

CAPÍTULO 5
Ombro e Braço

Os ossos da cintura escapular incluem a clavícula, a escápula e o úmero. O esterno e a clavícula proximal formam a única articulação dos membros superiores com o tronco – a esternoclavicular. Os ligamentos esternoclaviculares anterior e posterior, costoclavicular e interclavicular estabilizam a articulação. Por sua vez, a clavícula distal e o acrômio da escápula formam a articulação acromioclavicular, reforçada pelos ligamentos coracoclavicular e acromioclavicular.

A cavidade glenoidal da escápula e a cabeça do úmero formam o ombro, também conhecido como articulação glenoumeral. Já o lábio glenoidal, os ligamentos glenoumerais e a cápsula da articulação reforçam essa articulação rasa e instável, do tipo bola e soquete.

O peitoral maior (parte clavicular) e o deltoide anterior produzem a flexão. A extensão resulta do latíssimo do dorso, do redondo maior e do peitoral maior (parte esternocostal). A abdução é feita pelo

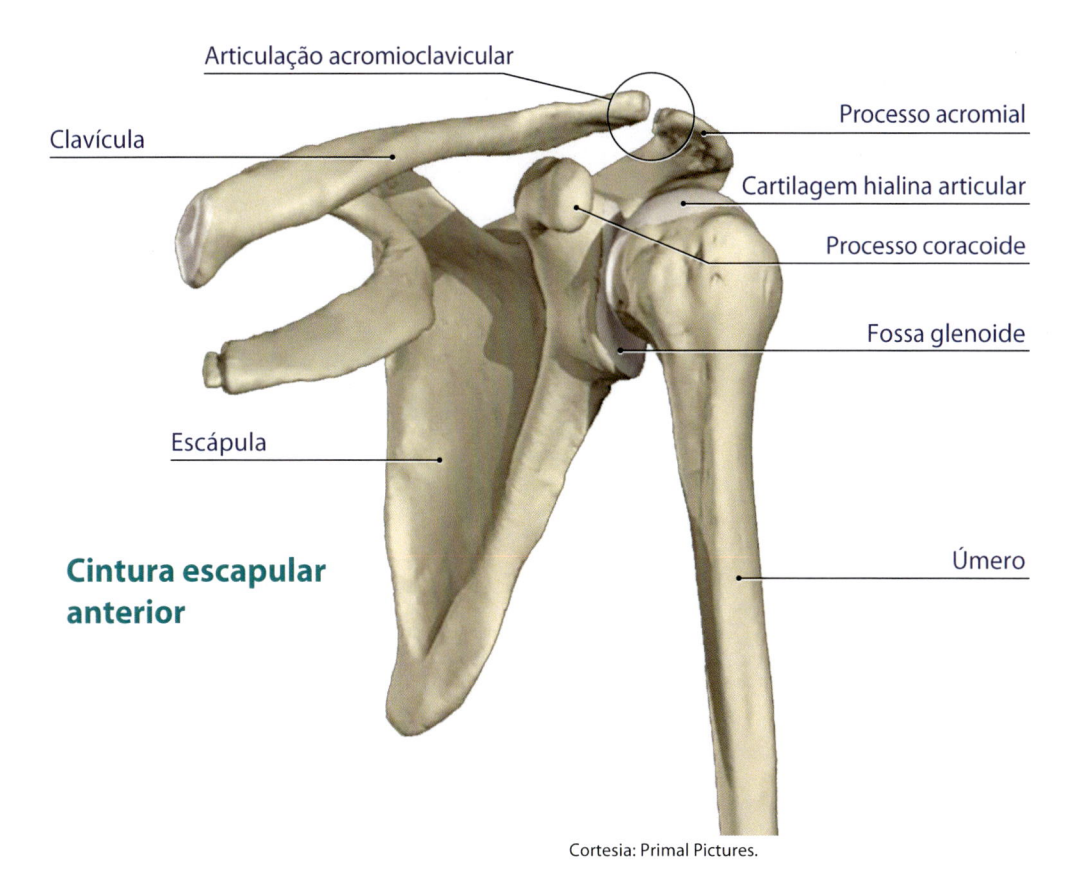

Cintura escapular anterior

- Articulação acromioclavicular
- Clavícula
- Processo acromial
- Cartilagem hialina articular
- Processo coracoide
- Fossa glenoide
- Escápula
- Úmero

Cortesia: Primal Pictures.

Cintura escapular posterior

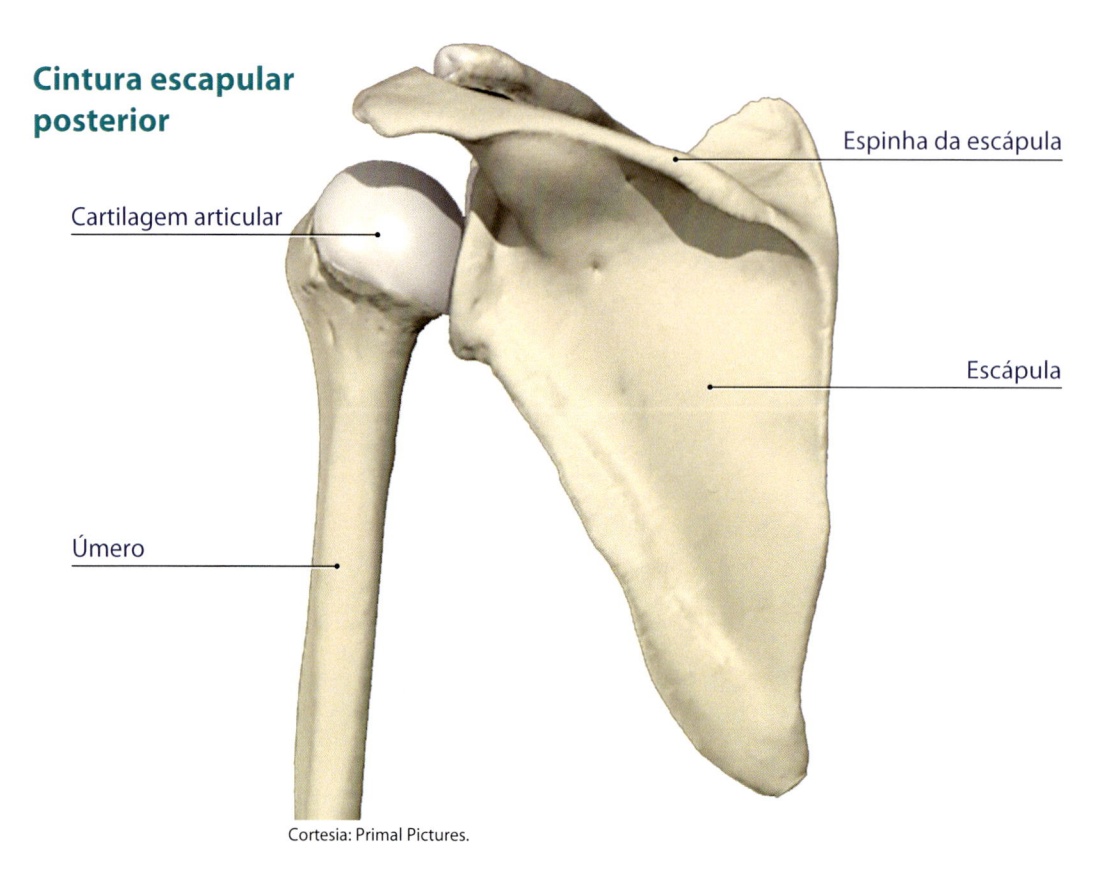

- Espinha da escápula
- Cartilagem articular
- Escápula
- Úmero

Cortesia: Primal Pictures.

Ligamentos complexos do ombro

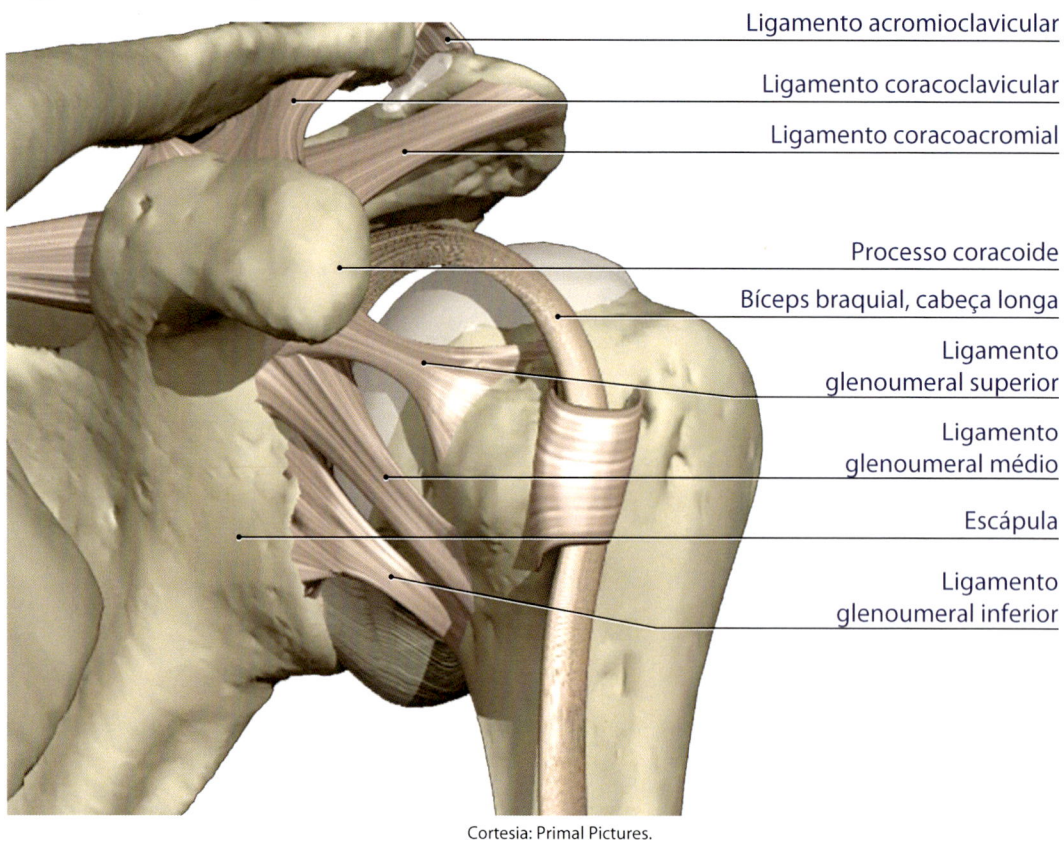

- Ligamento acromioclavicular
- Ligamento coracoclavicular
- Ligamento coracoacromial
- Processo coracoide
- Bíceps braquial, cabeça longa
- Ligamento glenoumeral superior
- Ligamento glenoumeral médio
- Escápula
- Ligamento glenoumeral inferior

Cortesia: Primal Pictures.

Bandagens Funcionais e Órteses Esportivas 97

deltoide e pelo **manguito rotador**, cujos músculos incluem o subescapular, o supraespinal, o infraespinal e o redondo menor (Fig. 5.1).

> **manguito rotador** Grupo muscular do ombro, que consiste no subescapular, no supraespinal, no infraespinal e no redondo menor.

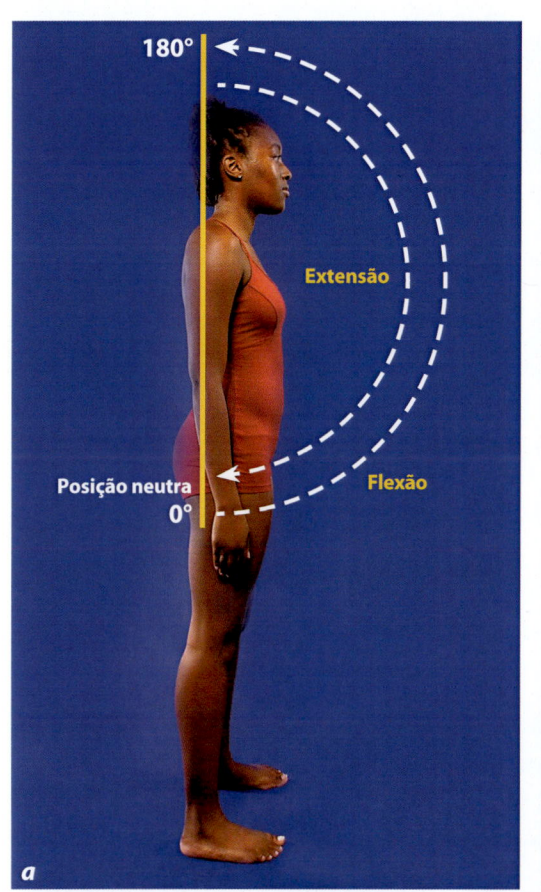

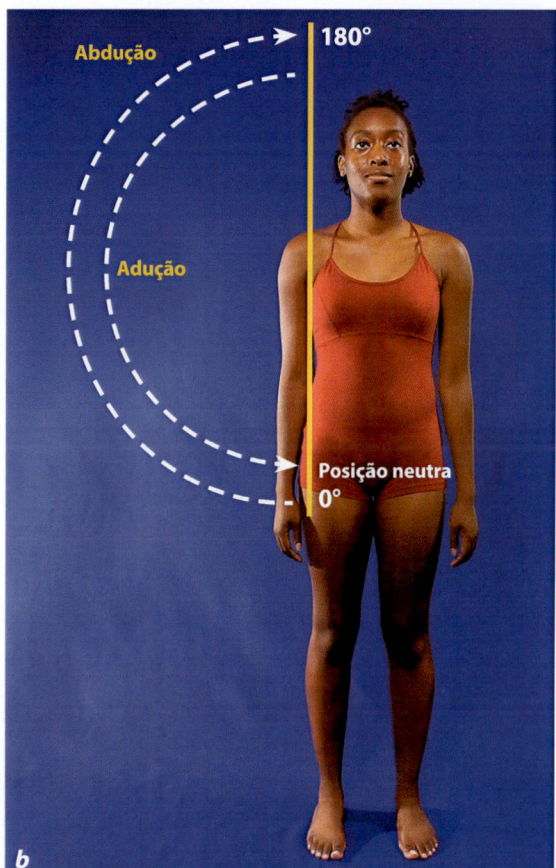

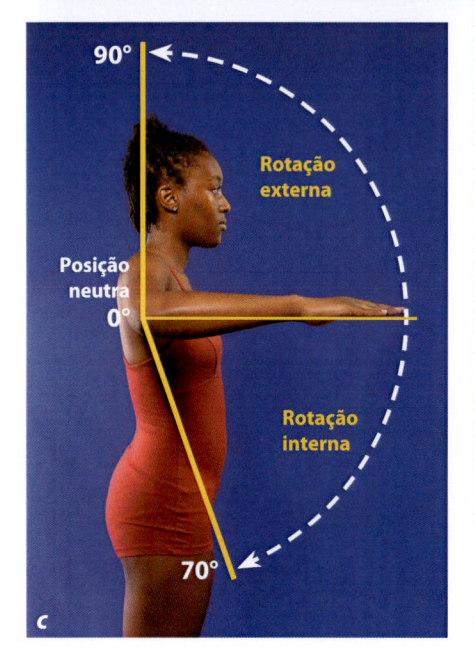

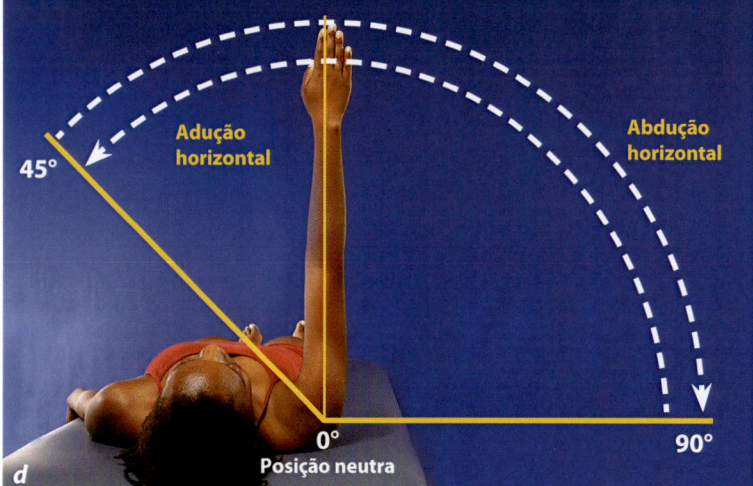

Figura 5.1 Amplitudes de movimento do ombro: *(a)* extensão e flexão (glenoumeral); *(b)* abdução e adução; *(c)* rotação externa e interna; *(d)* adução e abdução horizontal. *(continua)*

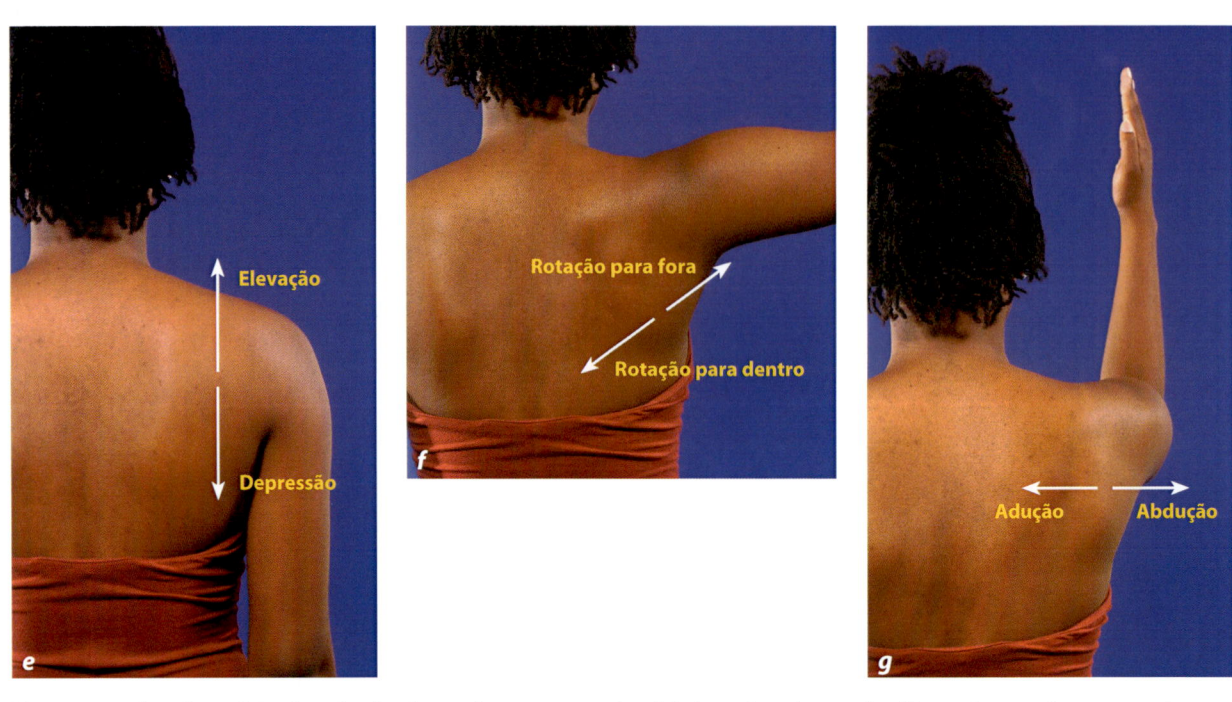

Figura 5.1 *(continuação)* Amplitudes do movimento escapular: *(e)* elevação e depressão, *(f)* rotação para fora e para dentro e *(g)* adução e abdução.

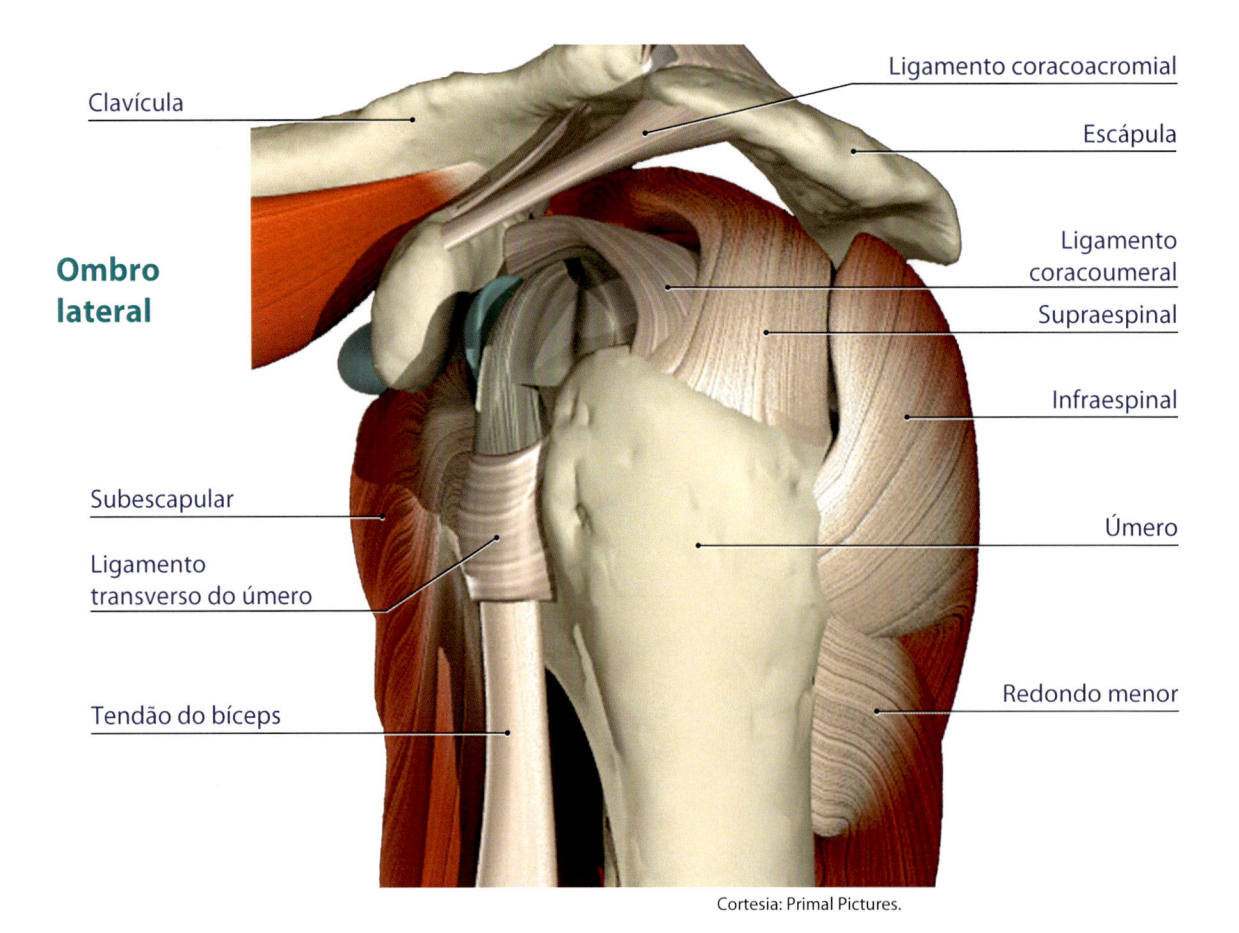

Ombro lateral

- Clavícula
- Ligamento coracoacromial
- Escápula
- Ligamento coracoumeral
- Supraespinal
- Infraespinal
- Subescapular
- Úmero
- Ligamento transverso do úmero
- Redondo menor
- Tendão do bíceps

Cortesia: Primal Pictures.

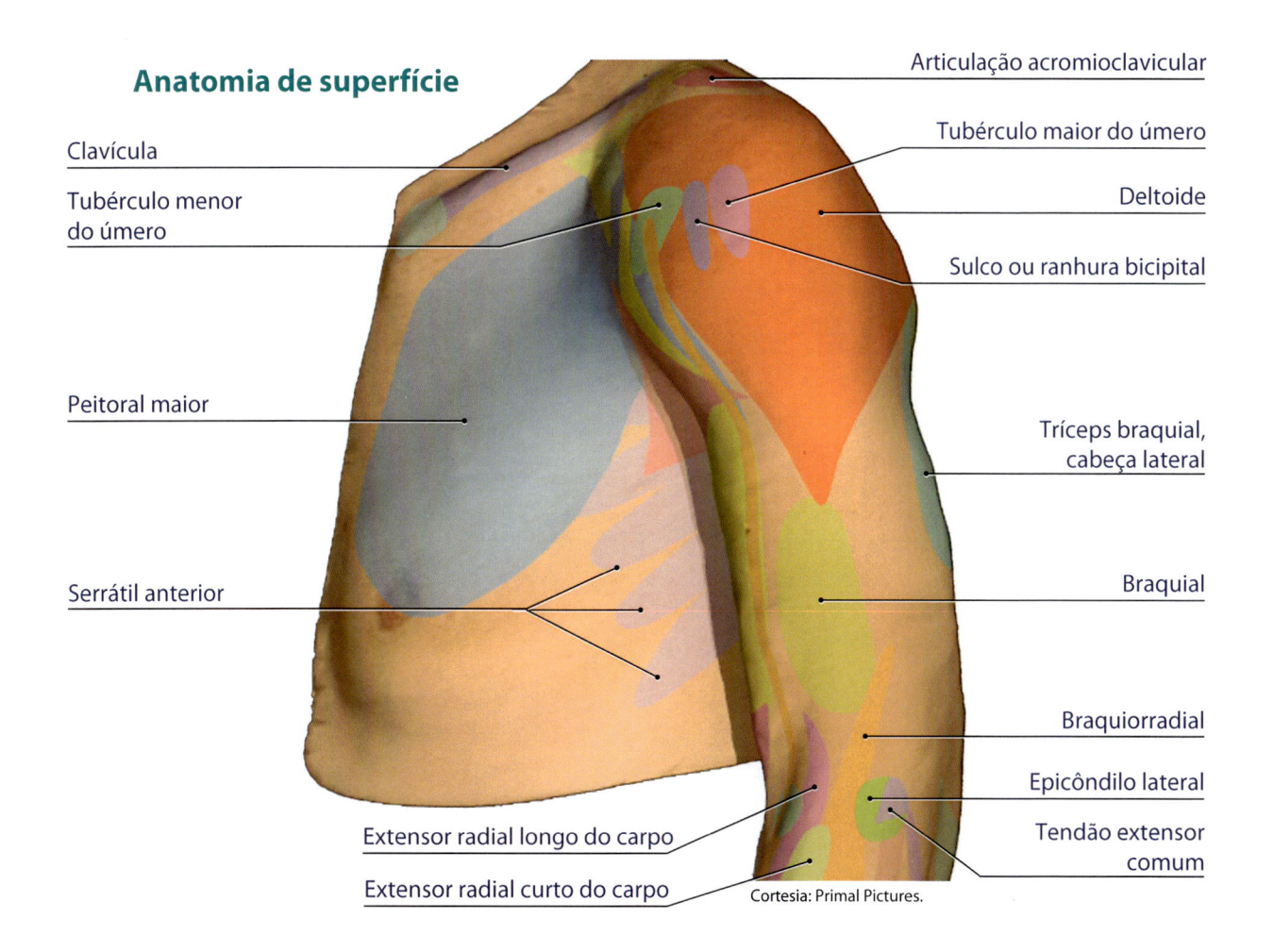

A contração dos músculos peitoral maior (parte esternocostal), latíssimo do dorso e redondo maior causa adução. Já a ação do subescapular e do peitoral maior precipita a rotação interna, enquanto os músculos SIR do manguito rotador – o supraespinal, o infraespinal e o redondo menor – executam a rotação externa.

A flexão horizontal ocorre pela combinação dos músculos coracobraquial, peitoral maior e deltoide (parte anterior); enquanto a extensão horizontal depende do infraespinal, do redondo menor e do deltoide (parte posterior).

O movimento da articulação do ombro ocorre em conjunção com o movimento da escápula. A amplitude da escápula inclui a abdução (músculos peitoral menor e serrátil anterior) e a adução (músculos romboides), a rotação para fora (serrátil anterior e trapézio) e a rotação para dentro (peitoral menor e romboide), assim como a elevação (levantador da escápula) e a depressão (peitoral menor).

Pontos de referência para palpação

Anterior
- Músculo deltoide
- Músculo peitoral maior
- Clavícula

Posterior
- Escápula

Superior
- Articulação acromioclavicular

Anatomia de superfície

- Clavícula
- Tubérculo menor do úmero
- Peitoral maior
- Serrátil anterior
- Extensor radial longo do carpo
- Extensor radial curto do carpo
- Articulação acromioclavicular
- Tubérculo maior do úmero
- Deltoide
- Sulco ou ranhura bicipital
- Tríceps braquial, cabeça lateral
- Braquial
- Braquiorradial
- Epicôndilo lateral
- Tendão extensor comum

Cortesia: Primal Pictures.

Espinha escapular

Deltoide

Infraespinal

Redondo menor

Redondo maior

Tríceps braquial, cabeça longa

Tríceps braquial, cabeça média

Tríceps braquial, cabeça lateral

Nervo ulnar

Olécrano

Trapézio

Romboide maior

Latíssimo do dorso

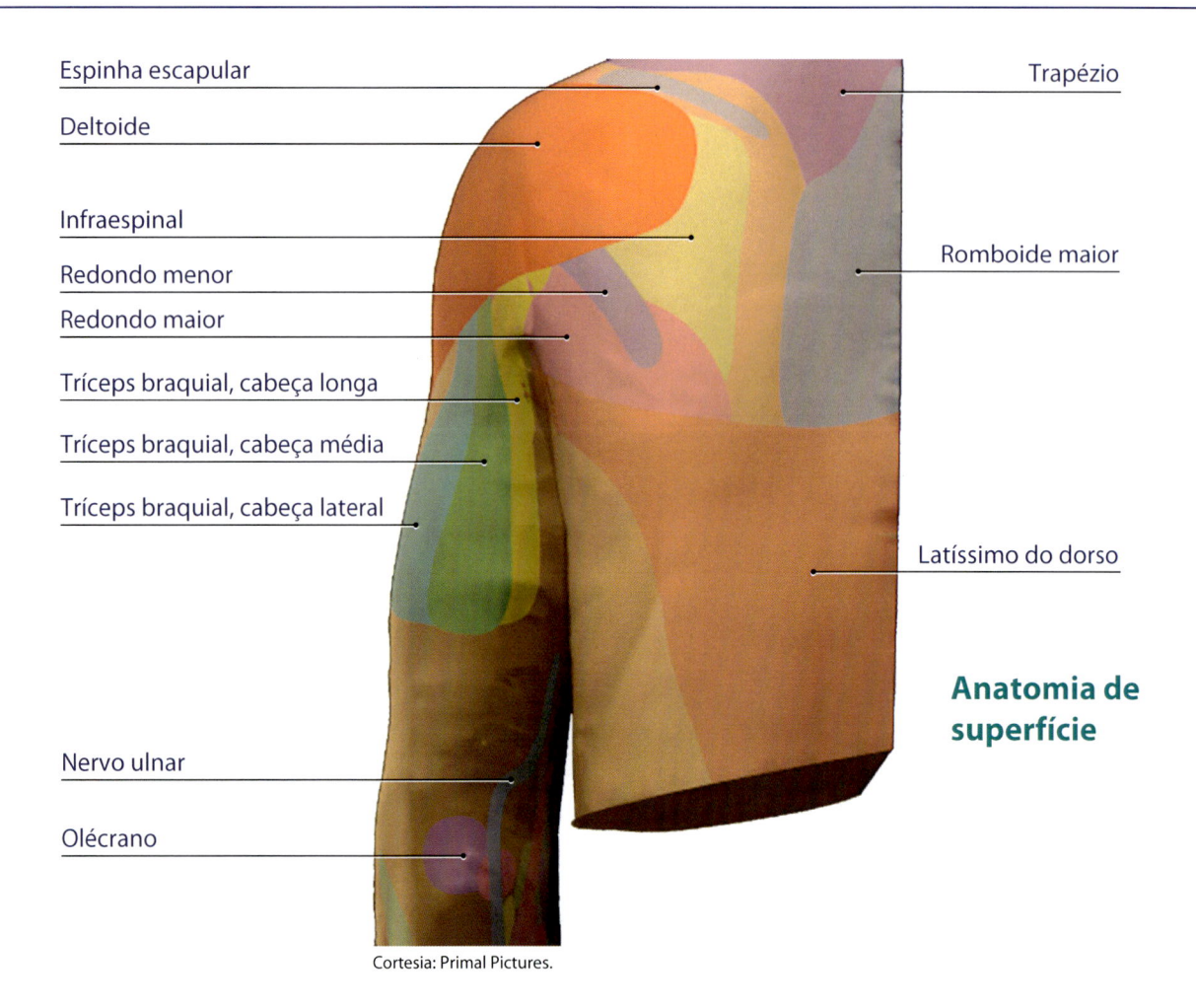

Anatomia de superfície

Cortesia: Primal Pictures.

ENTORSES NA ARTICULAÇÃO ACROMIOCLAVICULAR

Os atletas sofrem **entorse na articulação acromioclavicular** (conhecida coloquialmente como separação da AC) quando caem sobre a mão, o cotovelo ou o próprio ombro. Os médicos classificam as entorses como lesões de primeiro, segundo e terceiro grau. O primeiro grau descreve uma ruptura menor do ligamento acromioclavicular; o de terceiro refere-se à ruptura completa tanto desse ligamento quanto do coracoclavicular. Nesse último caso, o ombro cai, e a clavícula apresenta uma protuberância contra a pele do ombro superior.

Bandagem para articulação acromioclavicular

Em caso de entorse na articulação acromioclavicular, para iniciar a colocação da bandagem, coloque âncoras em torno do braço, sobre o alto do ombro, no peito e nas costas (Fig. 5.2). Cuide para que, ao aplicar a bandagem no ombro ou no peito, os ma-

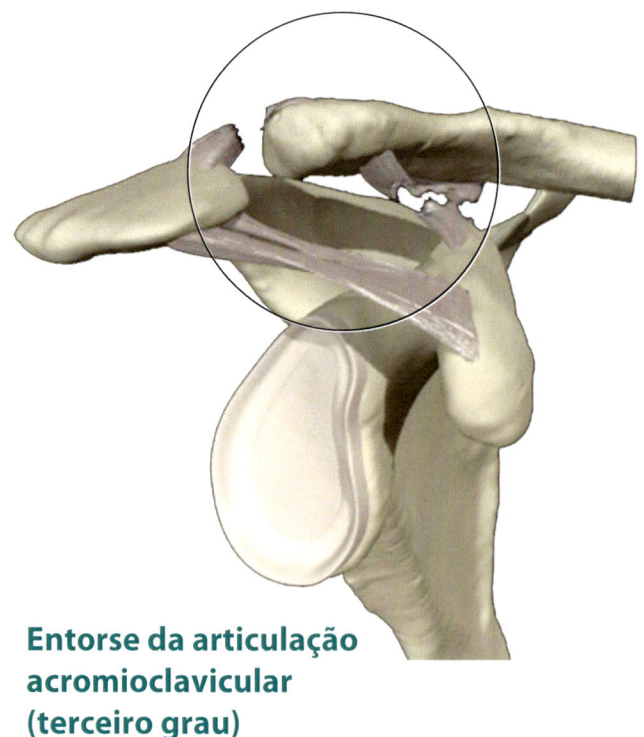

Entorse da articulação acromioclavicular (terceiro grau)

Bandagens Funcionais e Órteses Esportivas **101**

milos do paciente fiquem protegidos com uma gaze ou bandagem. Na sequência, coloque tiras sucessivas de bandagem, partindo da âncora do braço até a do ombro e da âncora do peito até a das costas.

> **entorse na articulação acromioclavicular (AC)**
> Entorse no ligamento acromioclavicular ou coracoclavicular da articulação formada pela clavícula distal e pelo acrômio da escápula; também conhecida como separação da AC.

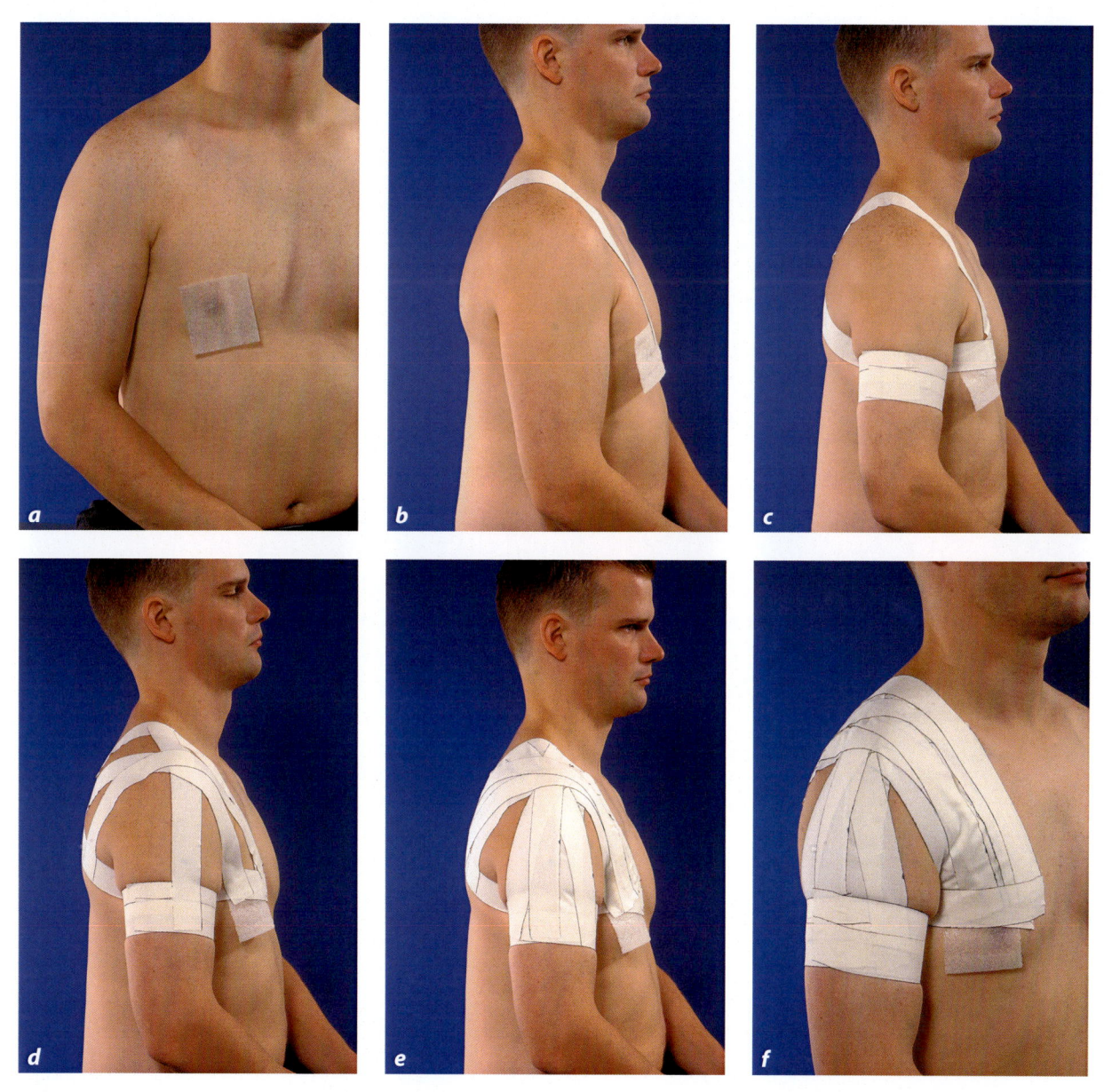

Figura 5.2 Bandagem para entorse na articulação acromioclavicular (separação da AC). *(a)* Qualquer processo de colocação de bandagem no ombro ou no peito que tenha potencial para cobrir o mamilo deve ter início por um curativo protetor sobre essa área. *(b)* Aplique âncoras nos aspectos superior, anterior e posterior do ombro, assim como *(c)* no braço proximal. *(d-f)* Coloque as tiras a partir da âncora do braço até a do ombro superior e a partir da âncora anterior até a posterior, de modo sobreposto, a fim de que o ponto de cruzamento da bandagem fique sobre a articulação acromioclavicular.

Para suplementar ou substituir esse procedimento, use um acolchoamento protetor rígido sobre a articulação acromioclavicular lesionada. A Figura 5.3 ilustra a técnica de confecção desse acolchoamento com ortoplasto e o modo de prendê-lo com a espica para o ombro, utilizando atadura elástica. Você pode usar essa técnica para fazer um acolchoamento personalizado a fim de proteger áreas de outras lesões, como contusões no quadríceps e na crista ilíaca ou a exostose do bloqueador.

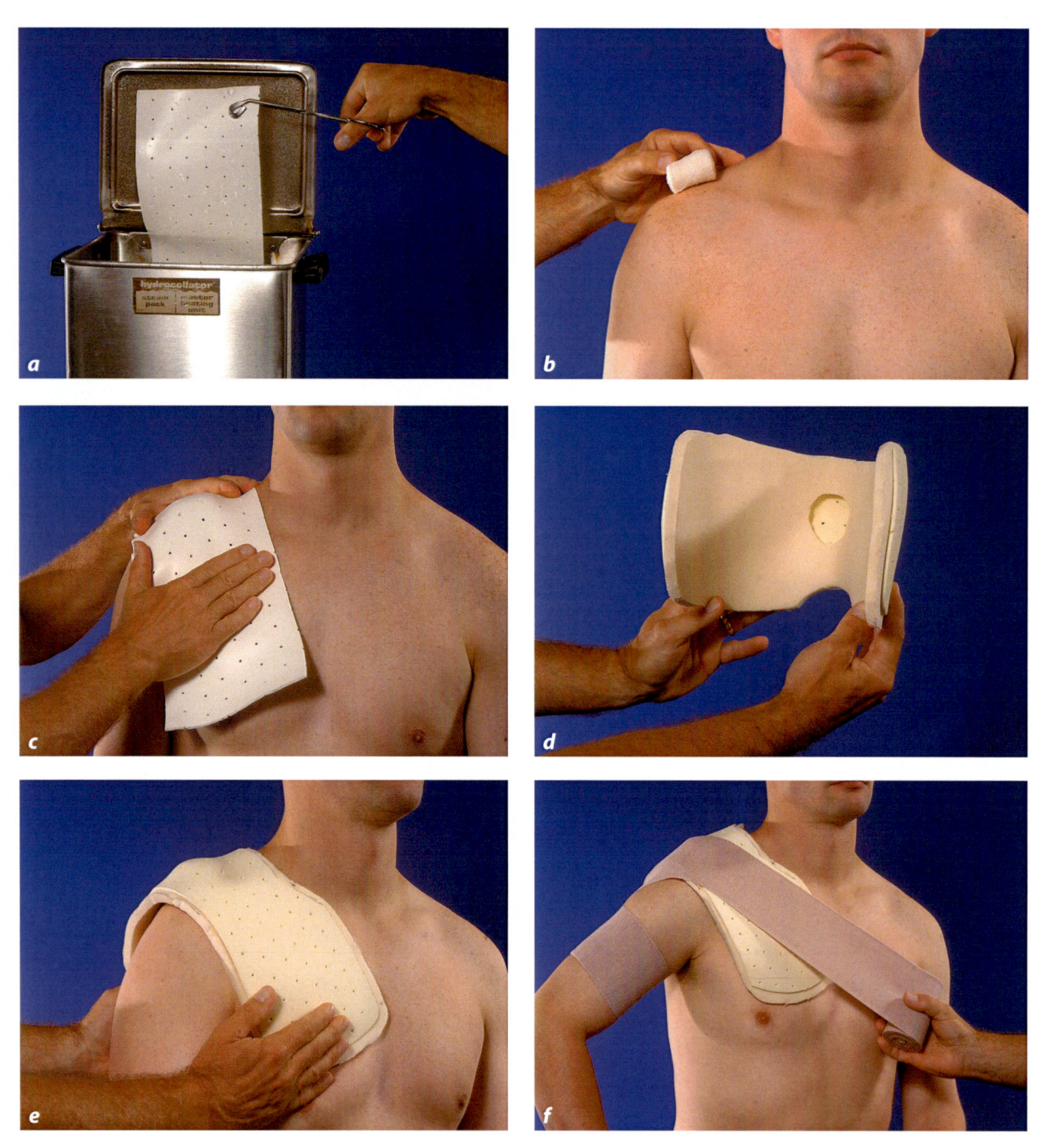

Figura 5.3 *(a-e)* Faça uma proteção rígida de ortoplasto e *(f-i)* prenda-o no lugar com uma atadura elástica do tipo espica para o ombro. *(continua)*

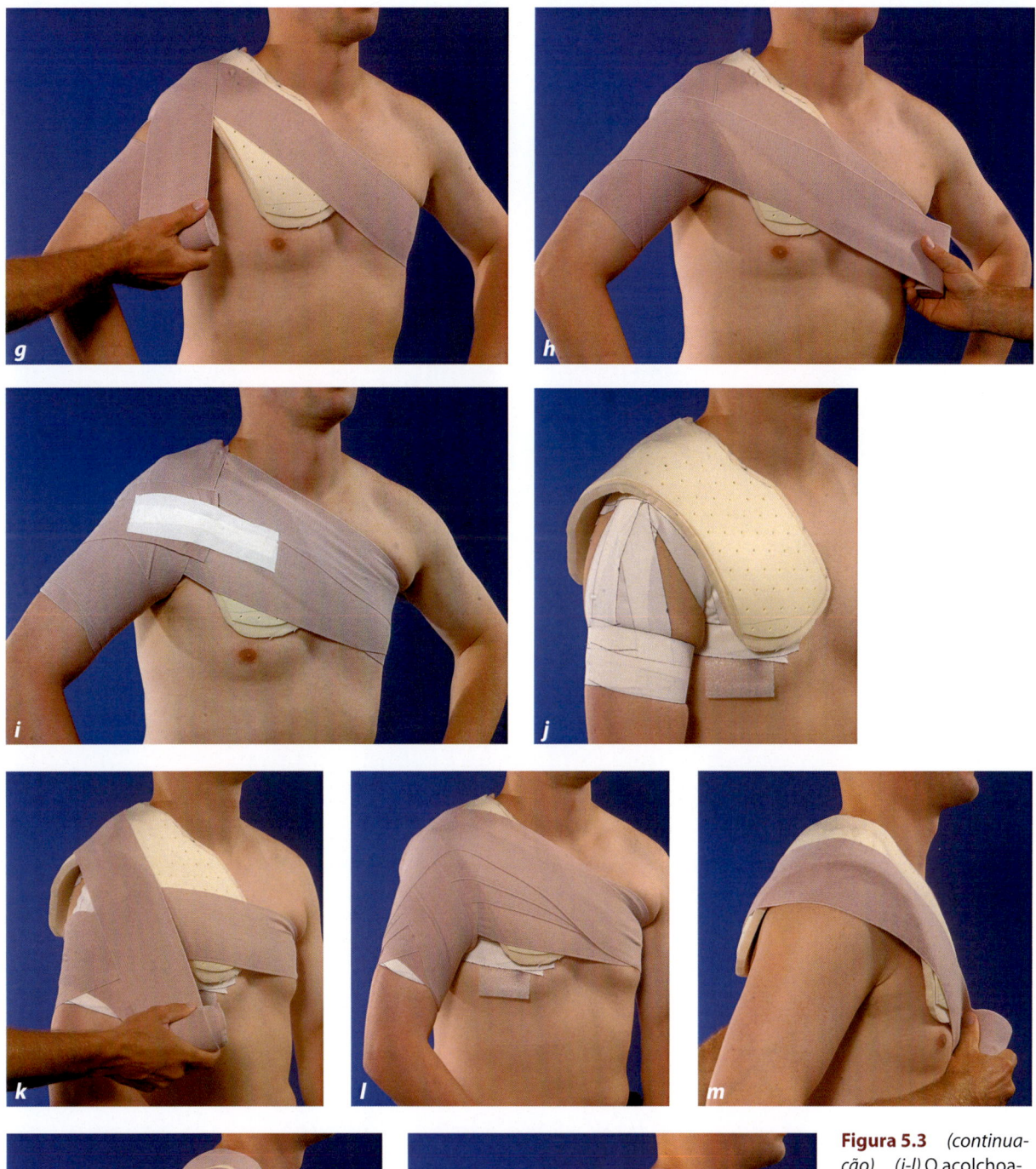

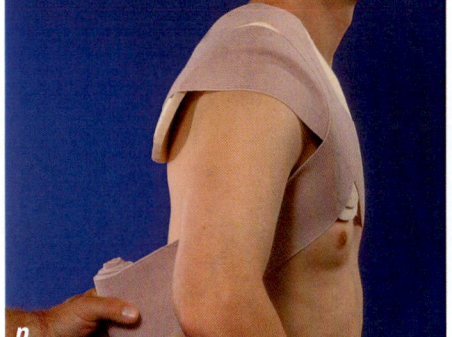

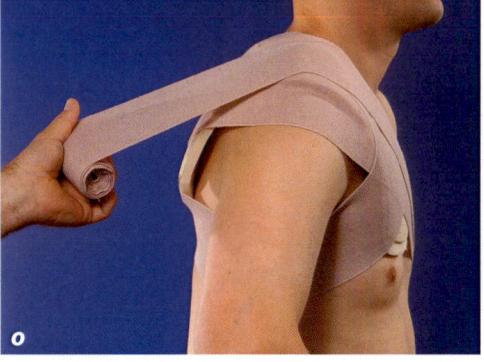

Bandagens Funcionais e Órteses Esportivas **103**

Figura 5.3 *(continuação)* *(j-l)* O acolchoamento protetor rígido também pode ficar sobre a bandagem aplicada à articulação acromioclavicular, mostrada na Figura 5.2. *(m-r)* Para prender o acolchoamento protetor, pode-se usar uma variação da técnica da espica para o ombro, sem incorporar o braço proximal. *(continua)*

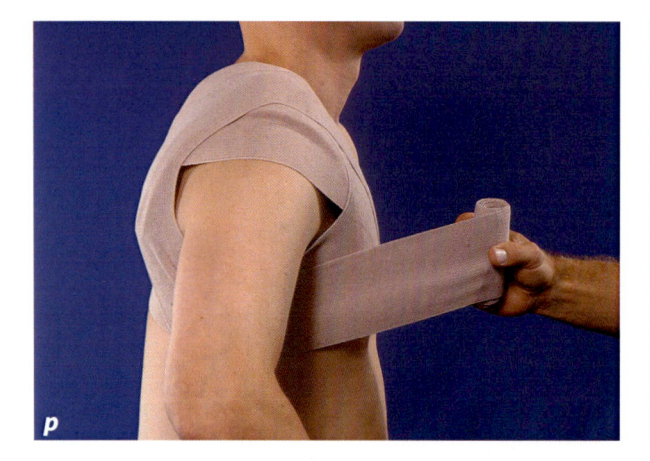

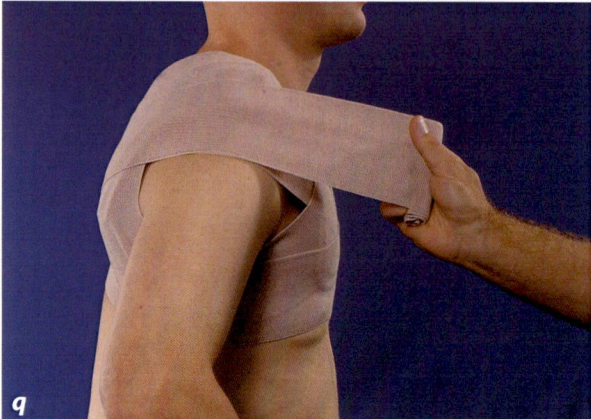

Figura 5.3 (continuação)

Bandagem de McConnell para entorses na articulação acromioclavicular

Em entorses na articulação acromioclavicular, você pode usar o mesmo tipo de bandagem do procedimento de McConnell para a patela. Essa bandagem pode ficar no local por um longo período, ajudando a "reaproximar" a articulação acromioclavicular (Fig. 5.4).

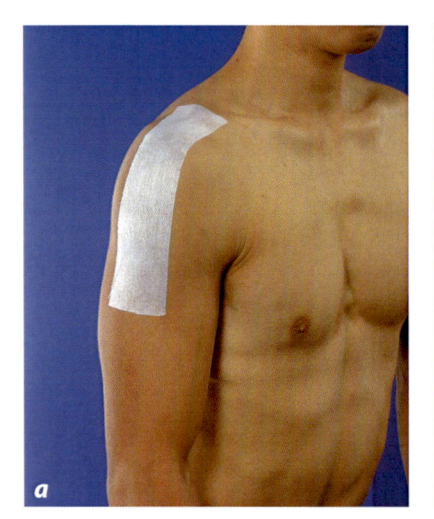

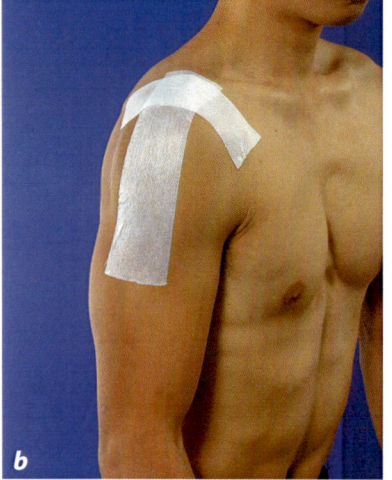

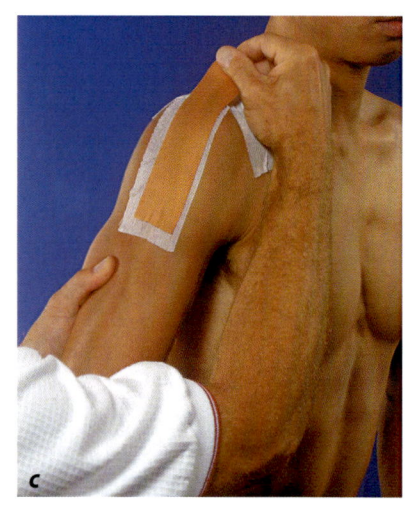

Figura 5.4 Bandagem de McConnell para entorse na articulação acromioclavicular. Use um Cover-Roll Stretch (esparadrapo poroso) e um Leukotape (esparadrapo rígido), como no procedimento de McConnell para dores na articulação do joelho. *(a)* Aplique a primeira tira de Cover-Roll verticalmente, a partir da tuberosidade deltoide e dois a três centímetros além da articulação acromioclavicular. *(b)* Coloque a segunda tira a partir do processo coracoide até a espinha da escápula. *(c)* Aplique a primeira tira de Leukotape verticalmente, sobre a tira de Cover-Roll, enquanto aproxima a articulação acromioclavicular. *(continua)*

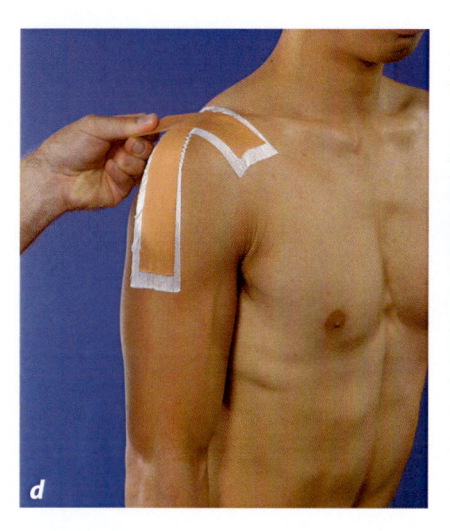

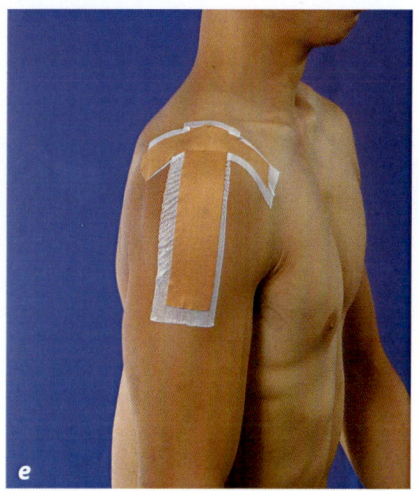

Bandagens Funcionais e Órteses Esportivas **105**

Figura 5.4 *(continuação)* *(d)* Coloque a segunda tira de Leukotape da região anterior para a posterior. *(e)* O ponto de cruzamento das tiras deve estar centralizado sobre a articulação acromioclavicular. Pode ser necessária uma camada adicional de Leukotape para fornecer suporte mais amplo.

Exercícios para o ombro

A maior parte dos esportes, em especial os que exigem movimentação do braço acima da cabeça, depende de certo grau de força e flexibilidade do ombro. Construa uma barra T simples para exercícios de alongamento (Fig. 5.5). Cuide para que o regime do exercício aproveite toda a amplitude de movimento do ombro.

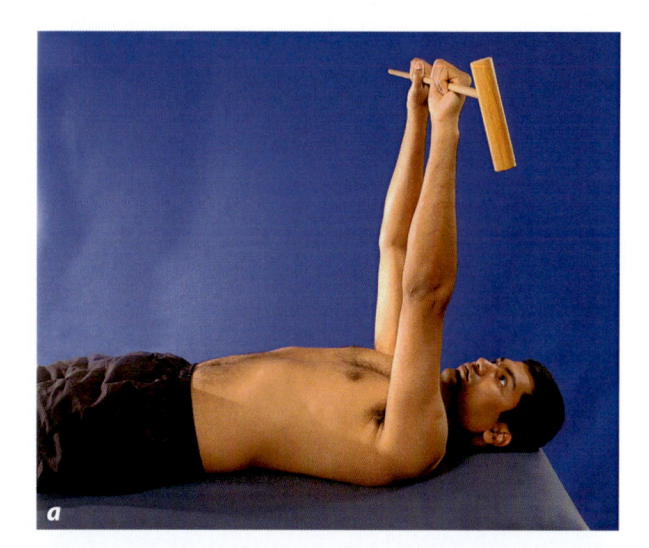

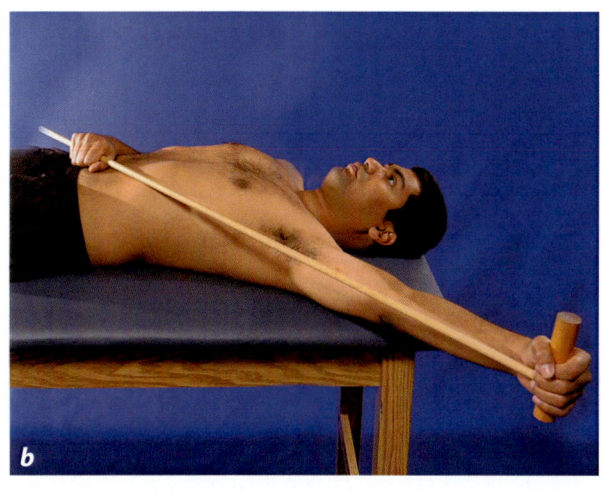

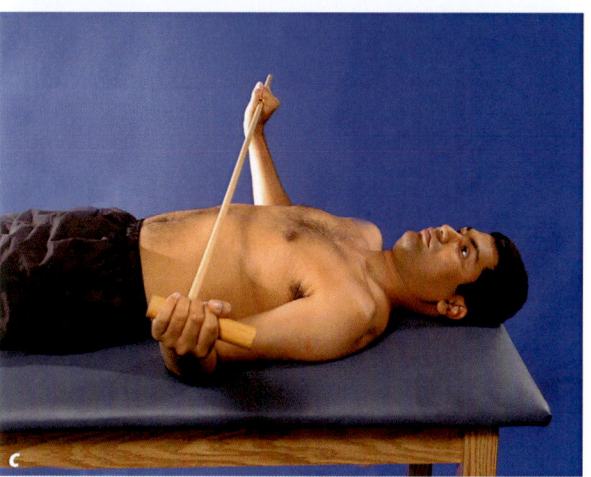

Figura 5.5 Barra T simples para alongar os músculos do ombro durante a *(a)* flexão, a *(b)* abdução e a *(c)* rotação externa.

Os exercícios de fortalecimento empregam halteres, borrachas ou a combinação desses dois recursos. Na Figura 5.6, mostra-se como segurar um haltere na mão para proporcionar resistência durante a realização de movimentos do ombro. As borrachas podem fornecer resistência similar, além de possibilitar a realização de exercícios que imitam padrões funcionais do movimento (Fig. 5.7).

Figura 5.6 Exercício com um peso na mão para fortalecer os músculos *(a)* adutores, *(b)* flexores e *(c)* extensores do ombro. Normalmente, esses movimentos não devem ultrapassar a posição horizontal mostrada em *(a)* e *(b)*.

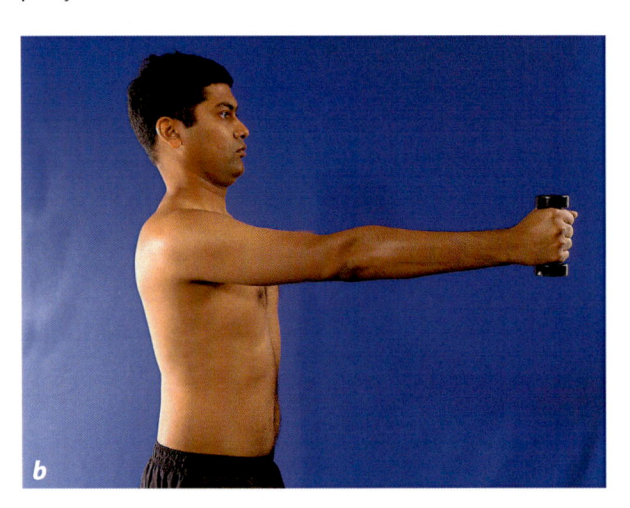

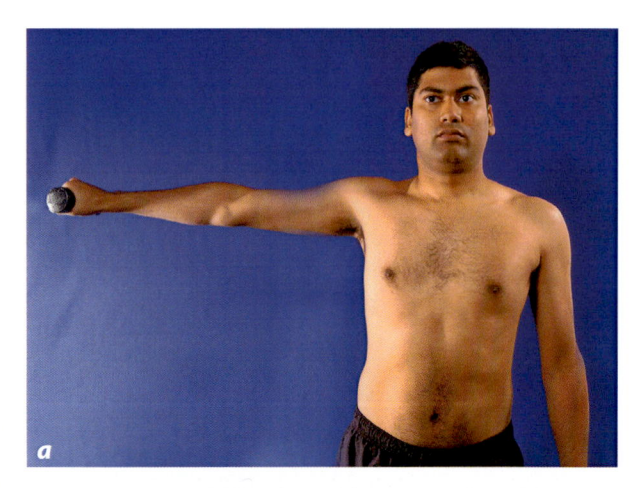

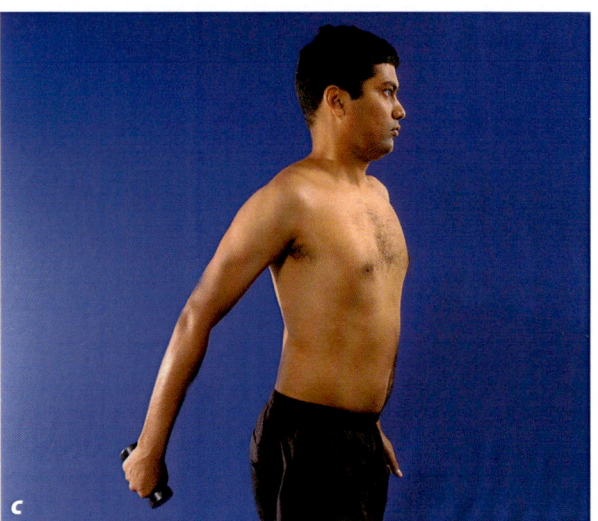

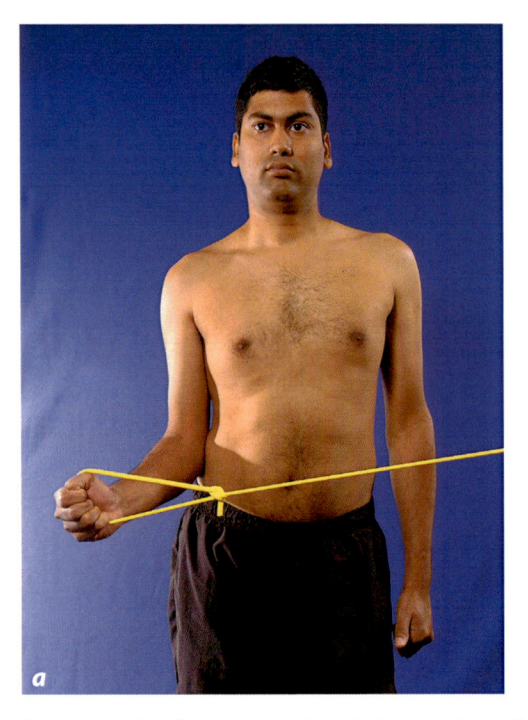

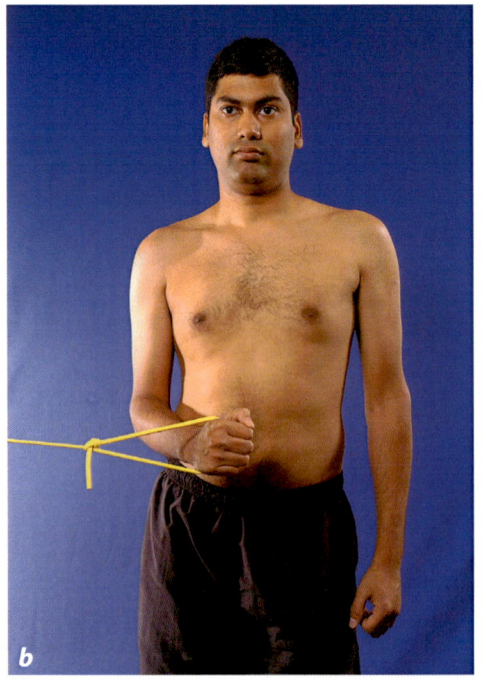

Figura 5.7 Borrachas são eficazes para o fortalecimento dos músculos de rotação *(a)* externa e *(b)* interna do ombro.

ENTORSES GLENOUMERAIS

Entorses, **subluxações** e **luxações**, lesões comuns na articulação do ombro, fazem com que essa região fique cronicamente instável. Com frequência, o atleta tem de passar por uma cirurgia para reparar os danos. Embora fatores congênitos possam predispor a lesões, em geral, entorses e luxações ocorrem quando o atleta aplica uma força externa ao braço. A abdução e a rotação externa do ombro são mecanismos comuns de lesão por luxação anterior.

> **subluxação** Deslocamento parcial de uma articulação.
> **luxação** Separação completa de dois ossos articulares.

Bandagem para casos de instabilidade ou entorse no ombro

O procedimento de bandagem deve prevenir excessos na abdução e na rotação externa. A atadura elástica do tipo espica para o ombro, coberta por esparadrapo elástico, limita esses movimentos (Fig. 5.8). Peça ao atleta que faça a rotação interna do ombro. Para começar a colocar a bandagem, envolva o braço de modo circular, cruzando a região anterior do peito. Assim, força-se a rotação interna do ombro e limita-se a rotação externa. A quantidade de mobilidade necessária ao atleta dita o grau de limitação que deve ser fornecido.

As órteses para o ombro restringem a abdução e a rotação externa (Fig. 5.9). Você pode ajustar o grau da restrição, que varia de leve a substancial.

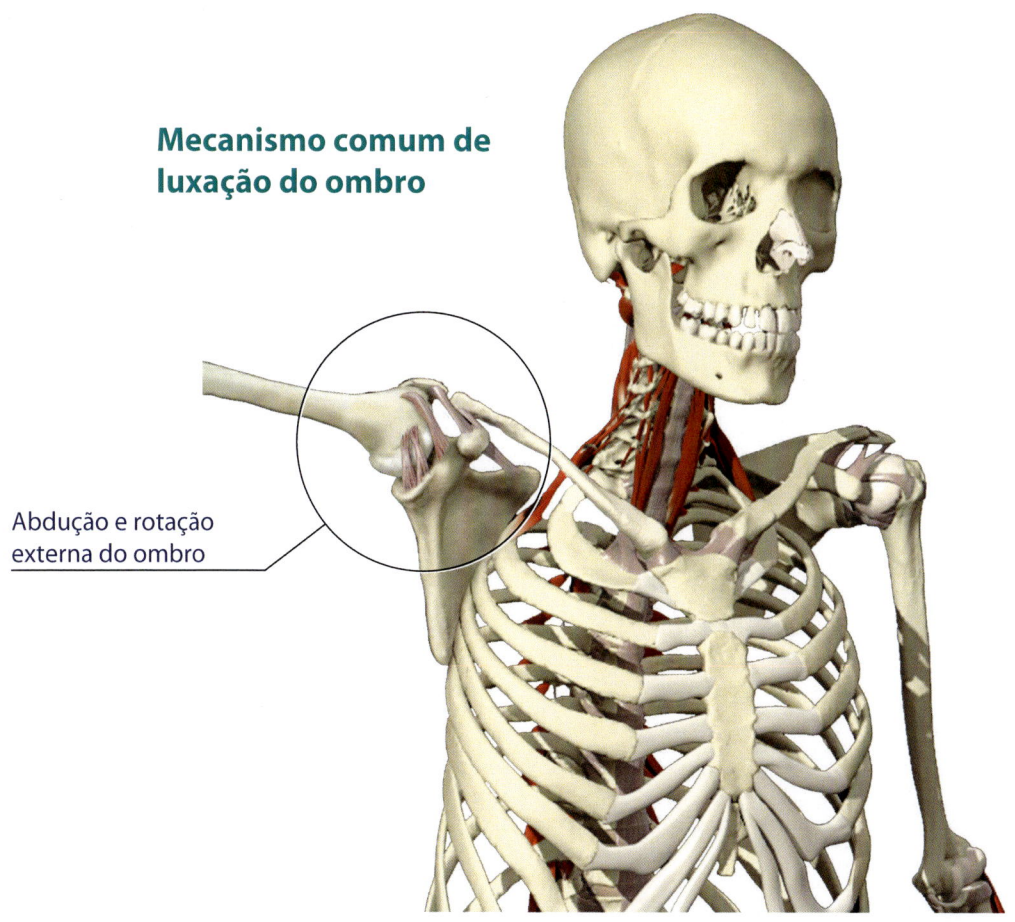

Mecanismo comum de luxação do ombro

Abdução e rotação externa do ombro

Cortesia: Primal Pictures.

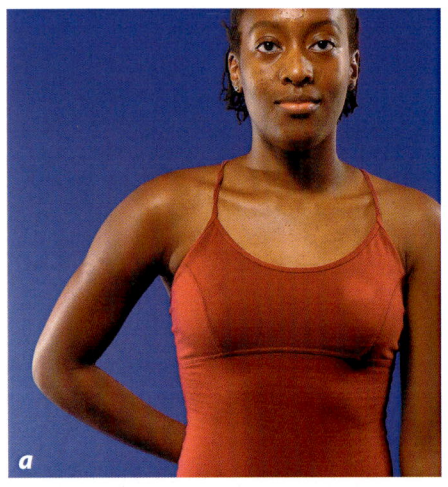

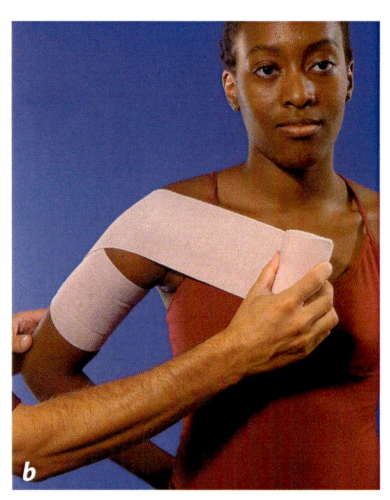

Figura 5.8 Espica com atadura elástica e esparadrapo para dar suporte ao ombro instável. *(a)* No início do procedimento, o atleta coloca o ombro na posição de rotação interna e mantém a mão apoiada no quadril. *(b)* Inicie a colocação da atadura no braço e tracione-a medialmente, pelo peito anterior. *(c-e)* Continue em redor do braço e volte ao peito. *(f-h)* Use um esparadrapo elástico sobre o trajeto da atadura.

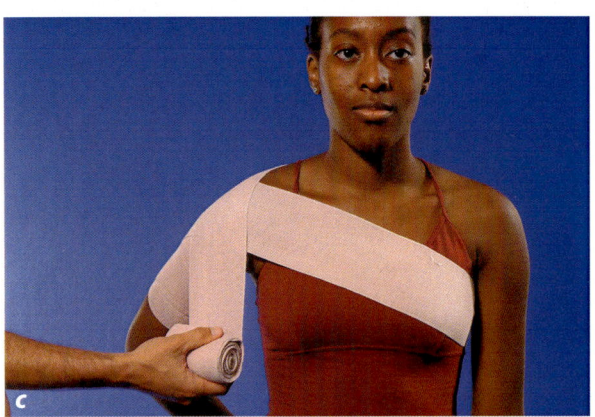

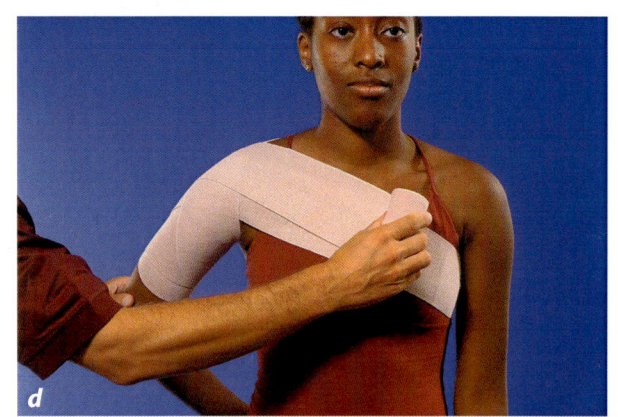

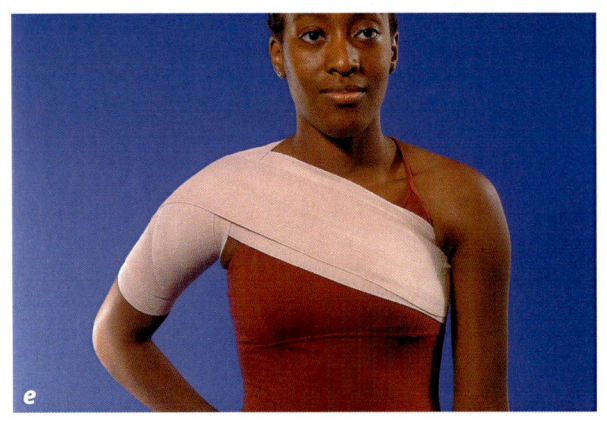

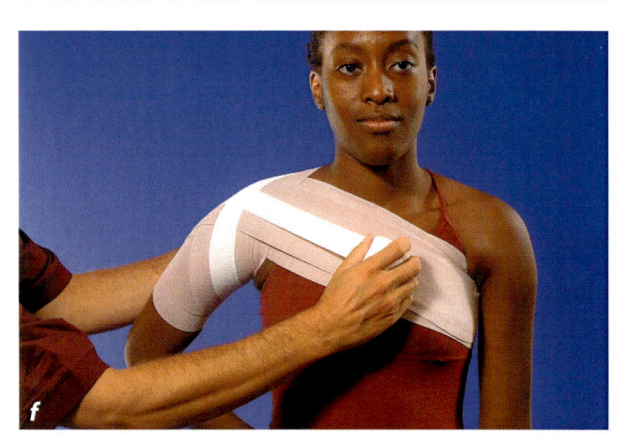

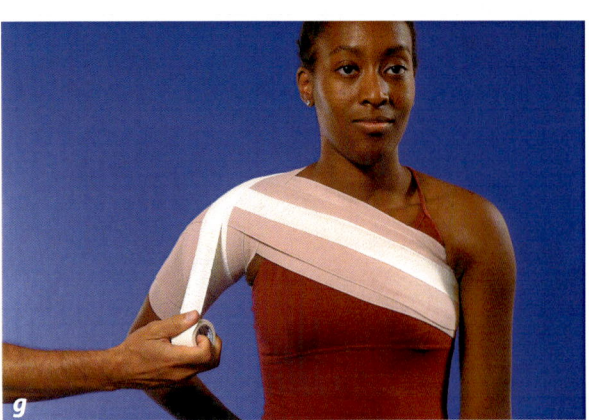

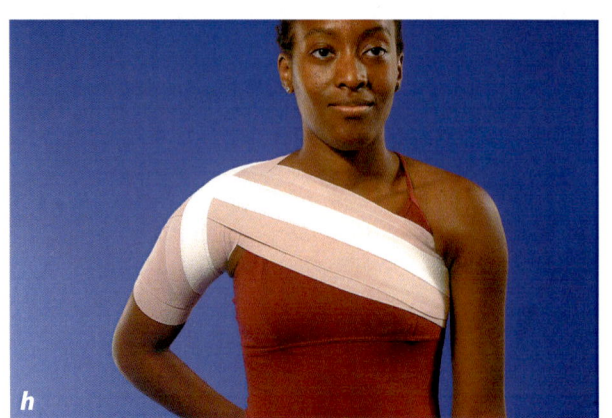

Bandagens Funcionais e Órteses Esportivas

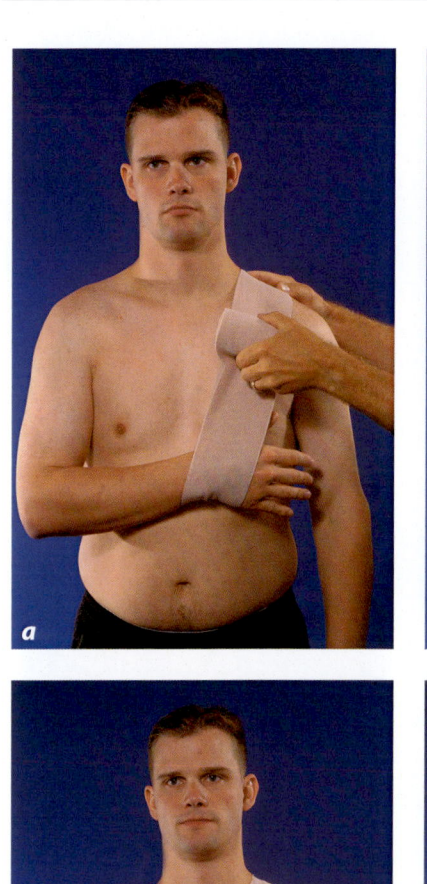

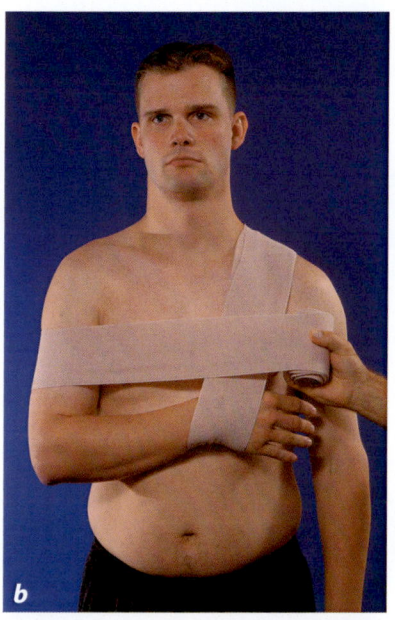

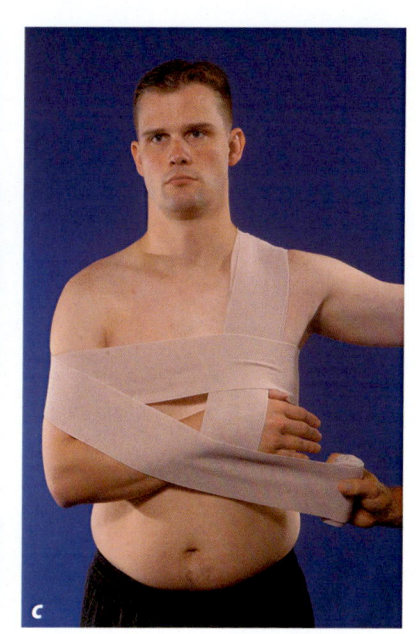

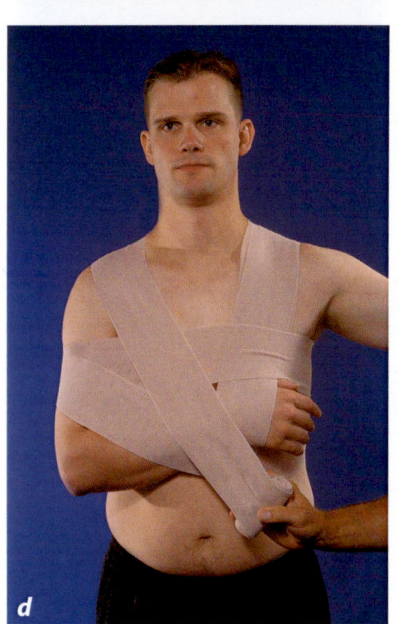

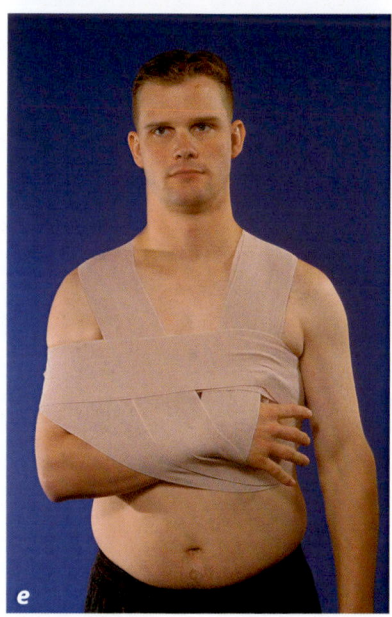

Figura 5.9 *(a-e)* Uma atadura elástica pode imobilizar o ombro que sofreu lesão aguda. *(f-g)* Uma órtese produzida comercialmente pode limitar a abdução e a rotação externa do ombro. Para controlar o grau de abdução, ajuste as correias da órtese.

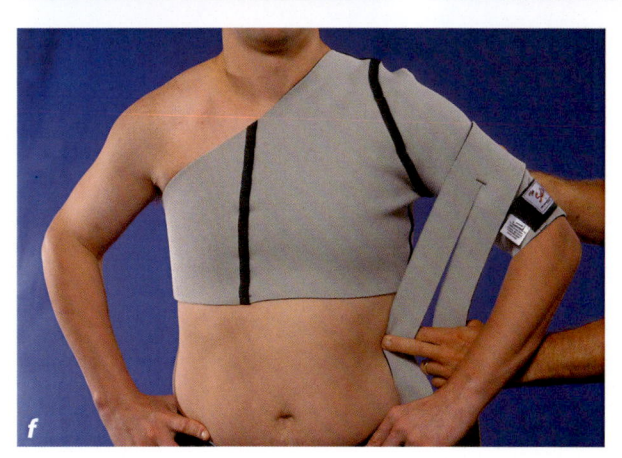

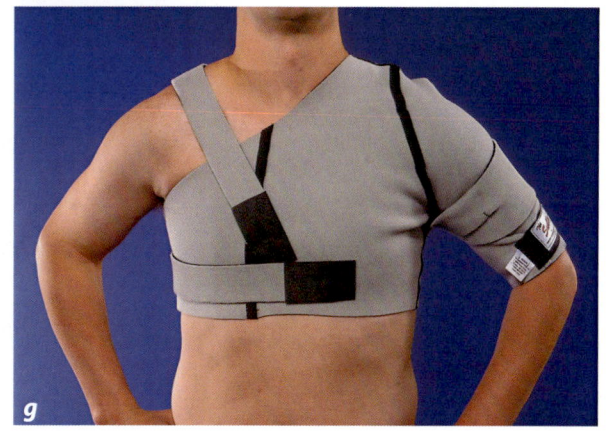

A bandagem cinesiológica pode ser útil quando o atleta precisa fazer o movimento completo do ombro ou quando ele sente dor em função de hipermobilidade (anterior ou multiaxial) do ombro, bursite subacromial ou disfunção escapuloumeral (Fig. 5.10). Se for preciso controlar a lassidão, use uma técnica da bandagem esportiva.

tos de colocação de órteses. No entanto, não prescreva exercícios de alongamento que possam forçar a abdução e a rotação externa, pois, nesse caso, ocorrerá estresse sobre o ombro instável, que já se encontra hipermóvel. Enfatize os exercícios de alongamento com rotação interna, uma vez que eles limitam a rotação externa do ombro.

Exercícios para instabilidade ou entorse no ombro

Combine os exercícios ilustrados nas Figuras 5.5, 5.6 e 5.7 com a atadura para o ombro e os procedimen-

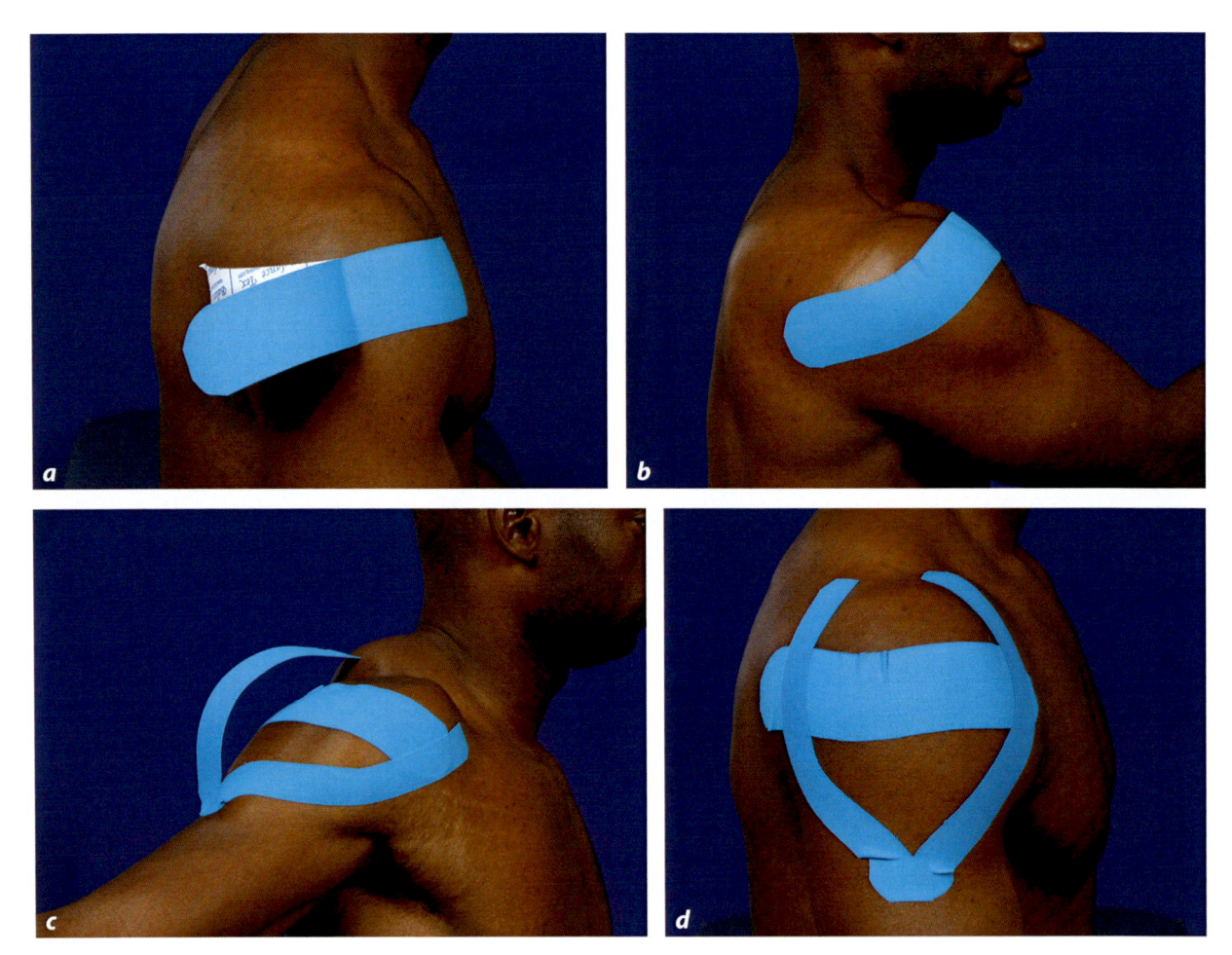

Figura 5.10 Bandagem cinesiológica para lassidão no ombro. Com o paciente sentado, meça e corte uma bandagem que cubra a região anterior do ombro, em torno do deltoide, até a parte posterior. Corte as extremidades em semicírculo. (*a*) Retraia completamente a escápula e comece a aplicar a bandagem; em seguida, aplique tensão do ombro para o deltoide medial; (*b*) horizontalmente, faça a adução e flexione o ombro do paciente para fixar a extremidade posterior da bandagem sem tensão. Como solução opcional para o deltoide, corte uma tira mais longa do que o comprimento da AC até a inserção média do deltoide e recorte um Y. (*c*) Comece no deltoide medial, faça a adução do ombro horizontalmente e coloque a tira sobre o deltoide anterior sem tensão; termine na posição medial à articulação AC. Coloque o ombro em adução horizontal e aplique a tira do deltoide posterior, terminando num ponto posterior à articulação AC. O quadro *d* mostra o resultado final.

CONTUSÕES NO BRAÇO

Os atletas costumam sofrer contusões no braço, em especial quando jogam futebol americano ou outro esporte de contato. Contusões no braço, assim como na coxa, podem desenvolver miosite ossificante, também chamada de **exostose** do bloqueador.

> **exostose** Crescimento anormal do osso.

Bandagem para contusão no braço

Para proteger o braço contra traumas repetidos, coloque um acolchoamento protetor rígido sobre a área. A Figura 5.11 ilustra o modo como a bandagem elástica deve ser usada para prender o acolchoamento ao aspecto lateral do braço.

Exercícios para contusão no braço

Os exercícios mostrados nas Figuras 5.5, 5.6 e 5.7 e também aqueles para o cotovelo (Cap. 6), ajudam o atleta lesionado a manter a força e a flexibilidade normais. Um médico experiente deve monitorar a lesão em busca de indícios de exostose no tecido mole do braço, prescrevendo descanso caso essa condição se desenvolva.

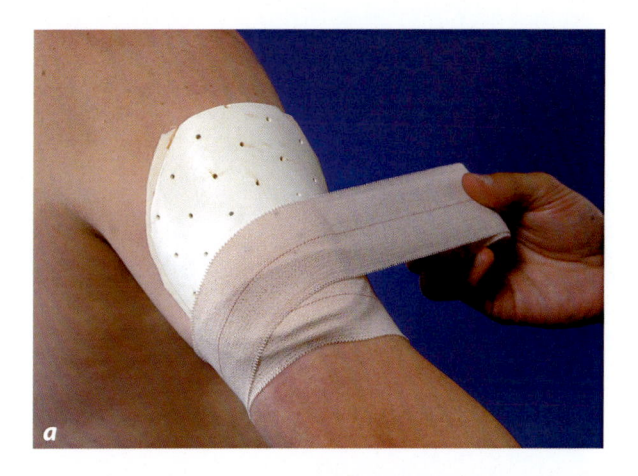

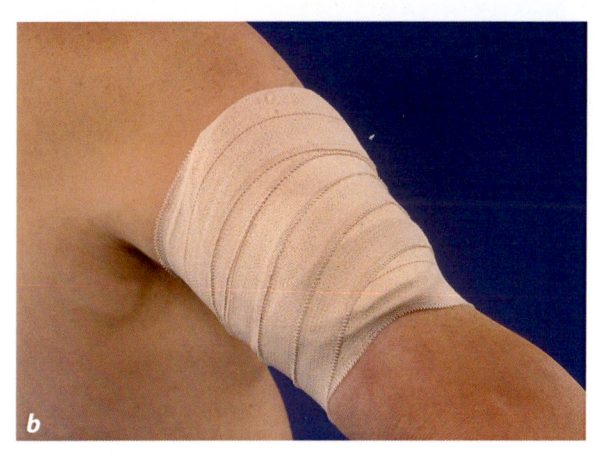

Figura 5.11 (*a-b*) Bandagem elástica para prender o acolchoamento protetor ao braço.

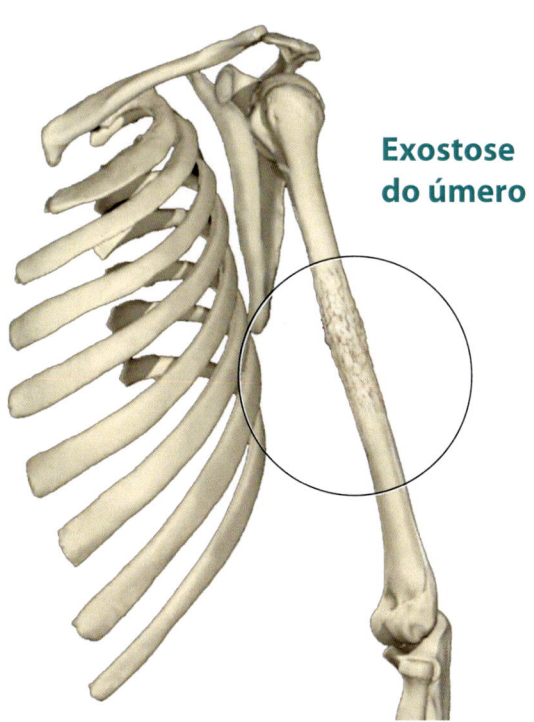

Exostose do úmero

Cortesia: Primal Pictures.

CAPÍTULO 6
Cotovelo e Antebraço

A ligação do úmero distal com a ulna proximal forma o cotovelo. O ligamento colateral medial, chamado de ulnar, e o colateral lateral, denominado radial, limitam o deslocamento valgo e varo, respectivamente.

A dobradiça do cotovelo permite a flexão e a extensão (Fig. 6.1). A flexão ocorre pela ação dos músculos anteriores do braço, que incluem o bíceps braquial e o braquial. As três cabeças do tríceps braquial compreendem os músculos posteriores e produzem a extensão do cotovelo.

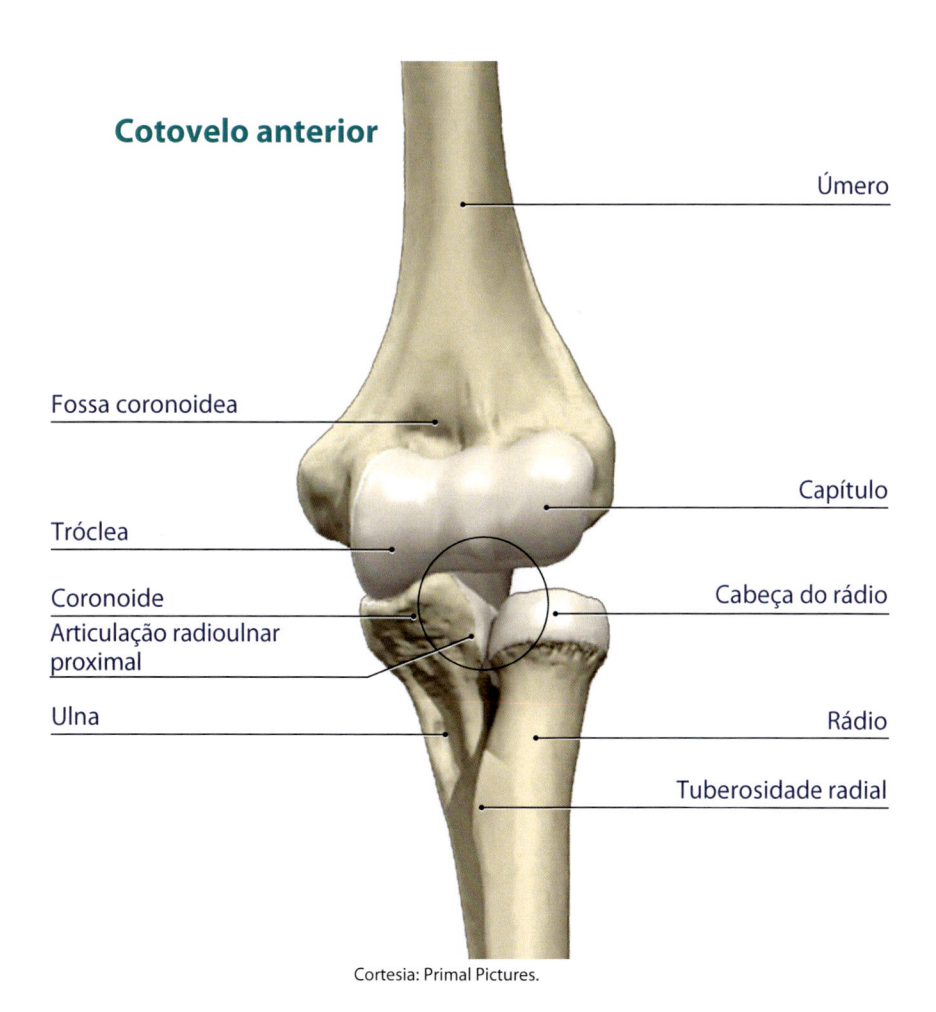

Cotovelo anterior

- Úmero
- Fossa coronoidea
- Capítulo
- Tróclea
- Coronoide
- Cabeça do rádio
- Articulação radioulnar proximal
- Ulna
- Rádio
- Tuberosidade radial

Cortesia: Primal Pictures.

Cotovelo posterior

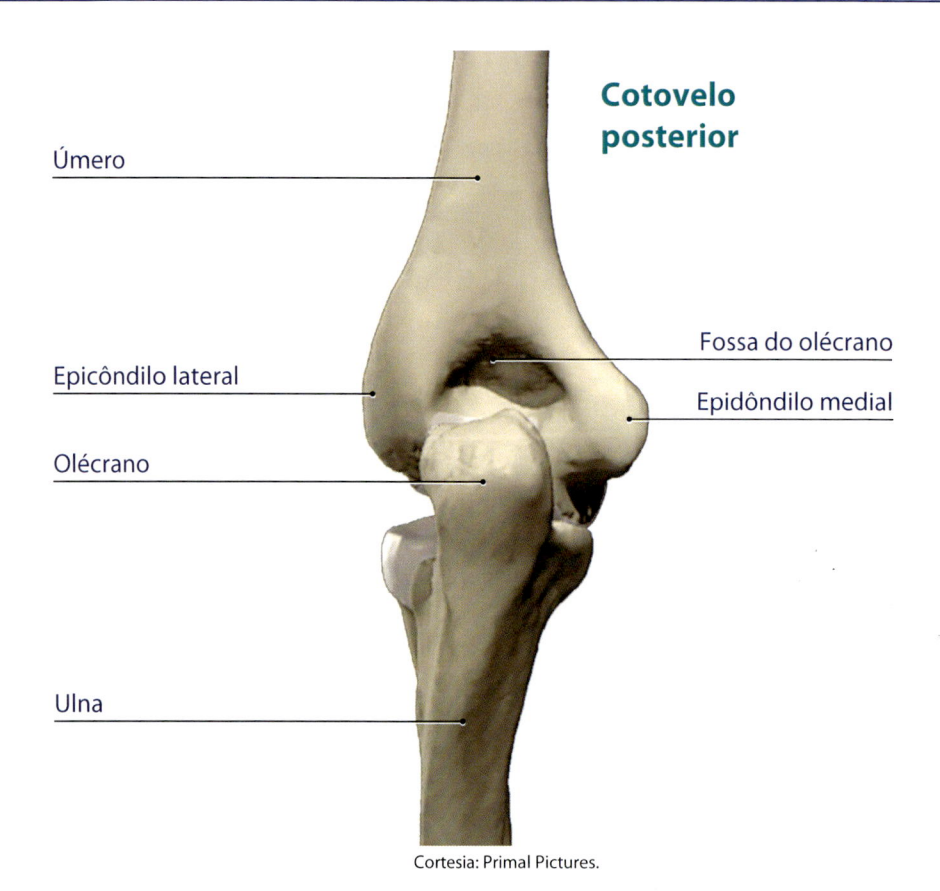

- Úmero
- Epicôndilo lateral
- Olécrano
- Ulna
- Fossa do olécrano
- Epidôndilo medial

Cortesia: Primal Pictures.

Ligamentos da articulação do cotovelo

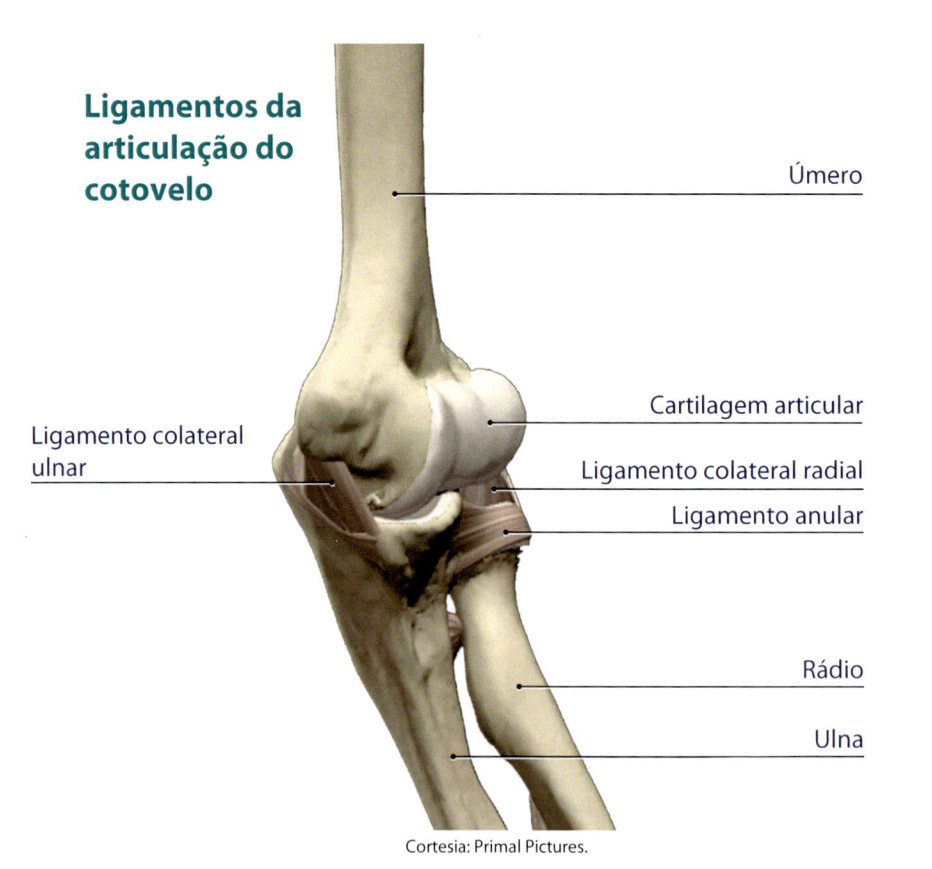

- Ligamento colateral ulnar
- Úmero
- Cartilagem articular
- Ligamento colateral radial
- Ligamento anular
- Rádio
- Ulna

Cortesia: Primal Pictures.

Braço e ombro lateral

- Bolsa subacromial
- Úmero
- Peitoral menor
- Bíceps braquial, cabeça longa
- Braquial
- Infraespinal
- Redondo menor
- Tríceps braquial, cabeça longa
- Tríceps braquial, cabeça lateral

Cortesia: Primal Pictures.

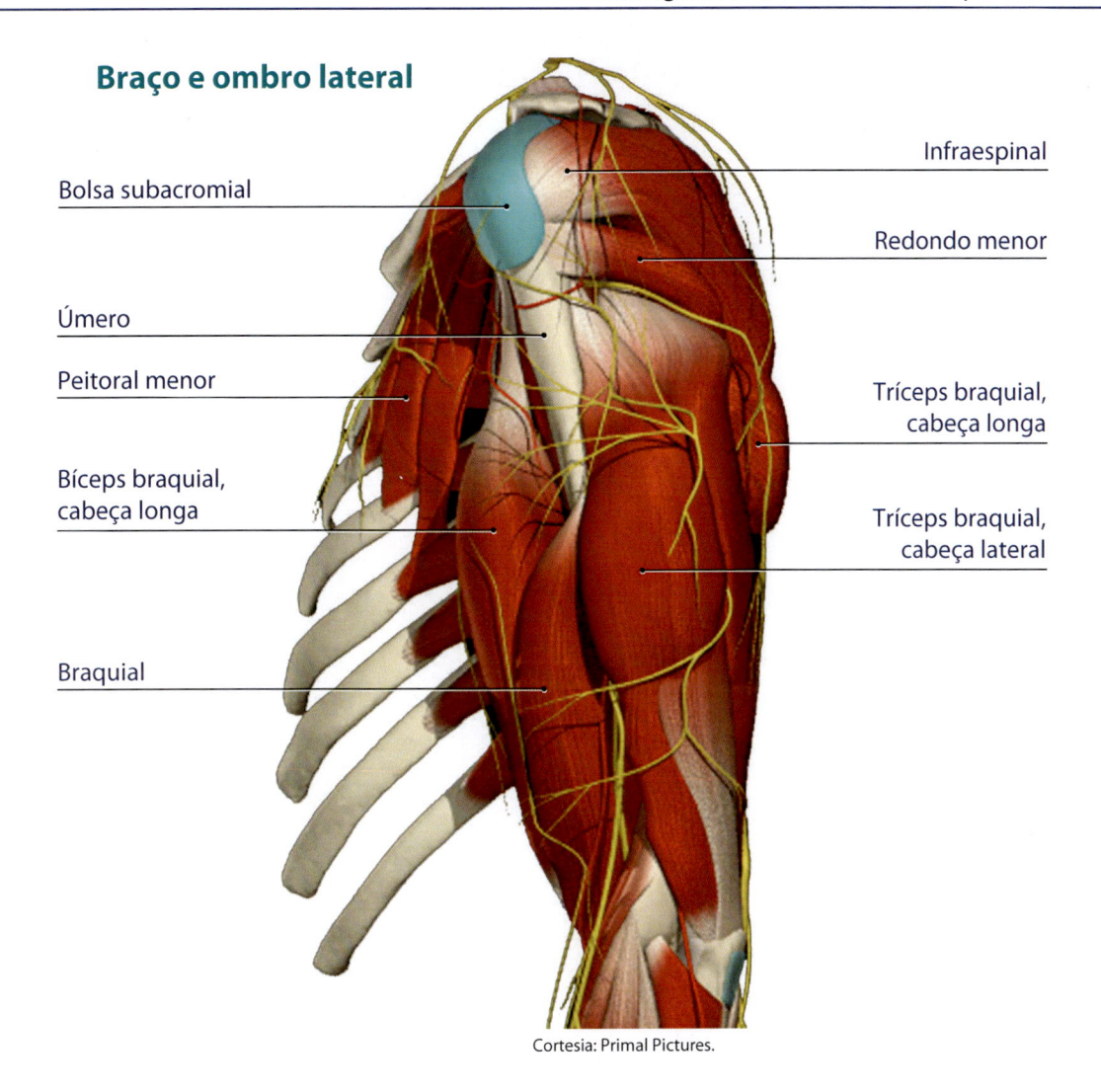

O rádio e a ulna no antebraço criam três articulações: a radioulnar proximal, a radioulnar distal e a articulação ao longo das diáfises desses dois ossos. As fibras do ligamento anular estabilizam a articulação radioulnar proximal. A membrana interóssea liga as diáfises do rádio e da ulna, enquanto uma cápsula articular dá suporte à articulação radioulnar distal. A pronação e a supinação descrevem os movimentos potenciais do antebraço (Fig. 6.1). Os pronadores redondo e quadrado promovem a pronação; o supinador faz a supinação.

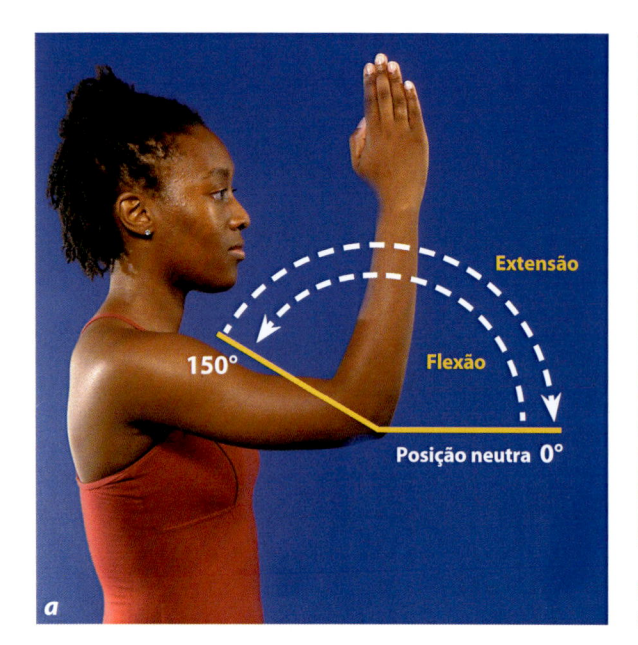

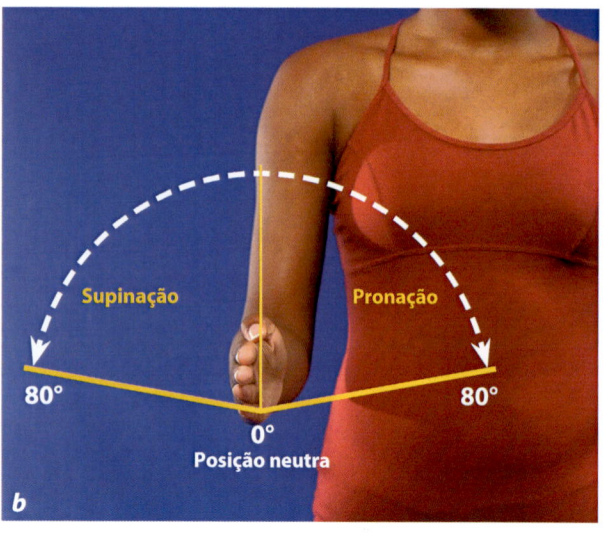

Figura 6.1 Amplitudes de movimento (a) da flexão e da extensão do cotovelo; (b) da pronação e da supinação do antebraço.

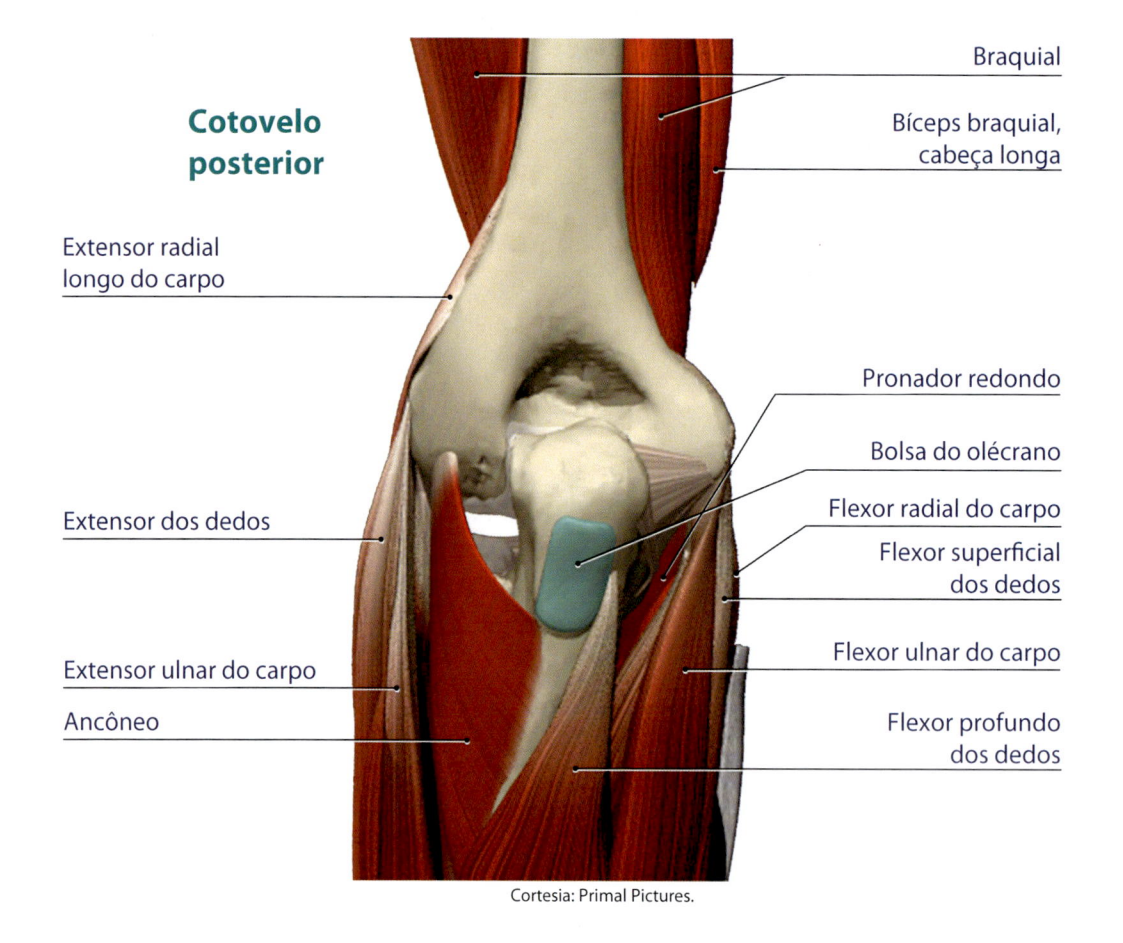

Cotovelo posterior

- Extensor radial longo do carpo
- Extensor dos dedos
- Extensor ulnar do carpo
- Ancôneo
- Braquial
- Bíceps braquial, cabeça longa
- Pronador redondo
- Bolsa do olécrano
- Flexor radial do carpo
- Flexor superficial dos dedos
- Flexor ulnar do carpo
- Flexor profundo dos dedos

Cortesia: Primal Pictures.

Bandagens Funcionais e Órteses Esportivas   117

Pontos de referência para palpação

Anterior
➤ Fossa cubital
➤ Tendão do bíceps

Medial
➤ Nervo ulnar
➤ Grupo flexor-pronador do punho
➤ Epicôndilo medial
➤ Ligamento colateral ulnar

Lateral
➤ Grupo muscular extensor-supinador do punho
➤ Epicôndilo lateral
➤ Ligamento colateral lateral

Posterior
➤ Processo do olécrano
➤ Bolsa do olécrano
➤ Músculo tríceps

ENTORSES NO COTOVELO

Similares às lesões no joelho, as entorses no cotovelo ocorrem quando forças valgas ou varas danificam os ligamentos ulnar ou radial, respectivamente. Os esportes que dependem da habilidade de arremesso com o braço levantado aplicam estresse crônico ao compartimento medial do cotovelo e causam lesão ao ligamento colateral ulnar.

Bandagens para entorse no cotovelo

Às vezes, é difícil fornecer suporte em caso de instabilidades ulnares e radiais, e é improvável que a colocação de bandagens no cotovelo ajude o atleta que sofre de estresse crônico sobre o ligamento colateral ulnar. No entanto, a Figura 6.2 ilustra o procedimento de colocação de bandagens sobre esse ligamento, pois elas podem ser úteis em alguns casos. O procedimento é muito semelhante ao destinado a ligamentos colaterais do joelho (Cap. 3).

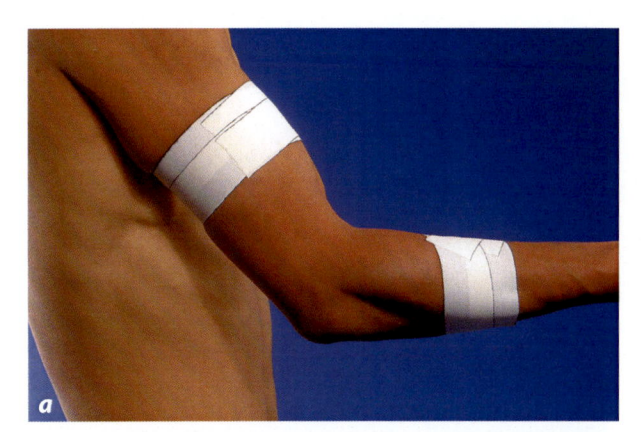

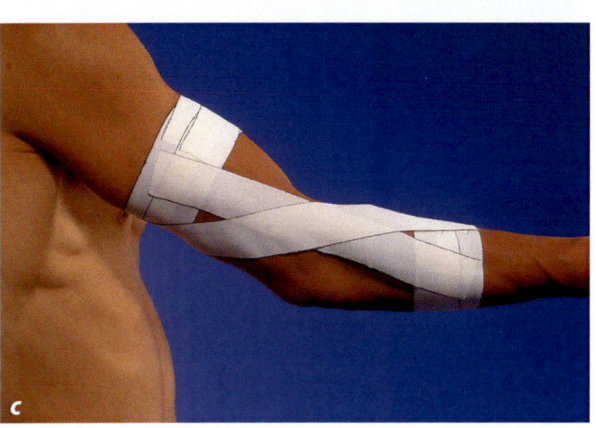

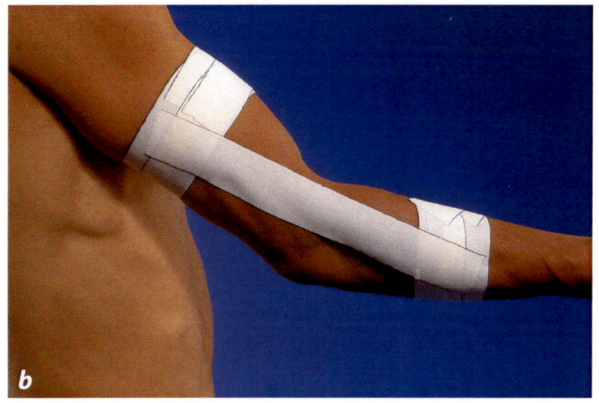

Figura 6.2 Bandagem para casos de instabilidade no ligamento colateral lateral do cotovelo. *(a)* O procedimento começa pela colocação de âncoras proximais e distais. *(b-d)* Aplique tiras em forma de X sobre o ligamento colateral lateral. *(continua)*

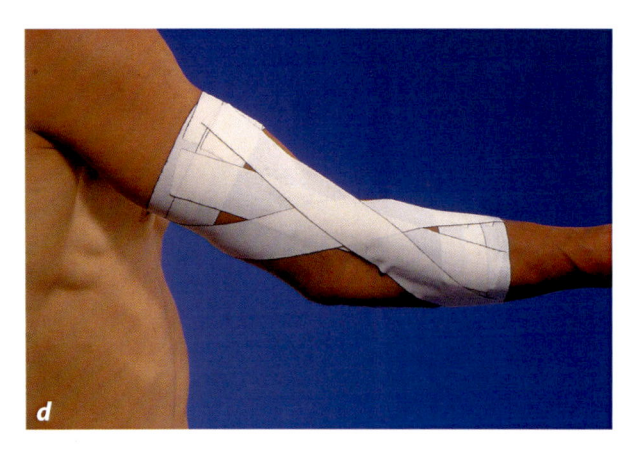

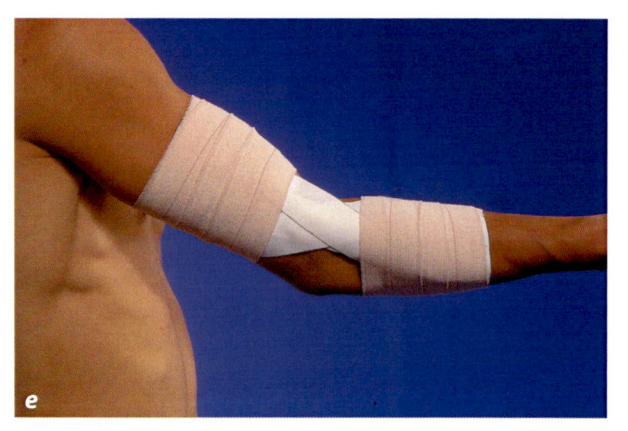

Figura 6.2 (*continuação*) *(e)* Para prender o esparadrapo inelástico com âncoras proximais e distais, use um esparadrapo elástico que cubra a área, com exceção da articulação propriamente dita.

Exercícios para o cotovelo

Alongue os músculos flexores e extensores do cotovelo com a assistência do membro contralateral (Fig. 6.3).

Exercícios de fortalecimento devem trabalhar os músculos que produzem a flexão e a extensão do cotovelo, a pronação e a supinação do antebraço e a flexão e a extensão do punho. É recomendado a combinação de halteres e borrachas, como ilustrado na Figura 6.4. O Capítulo 7 apresenta exercícios para o punho.

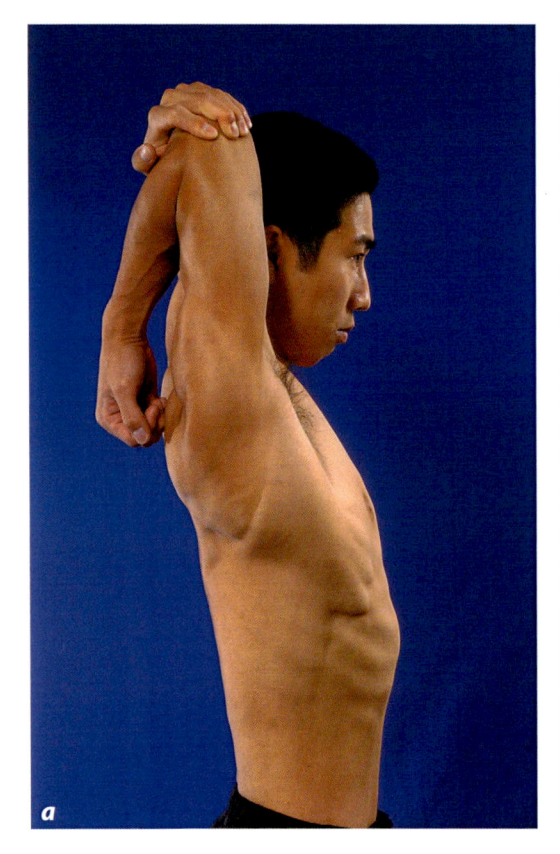

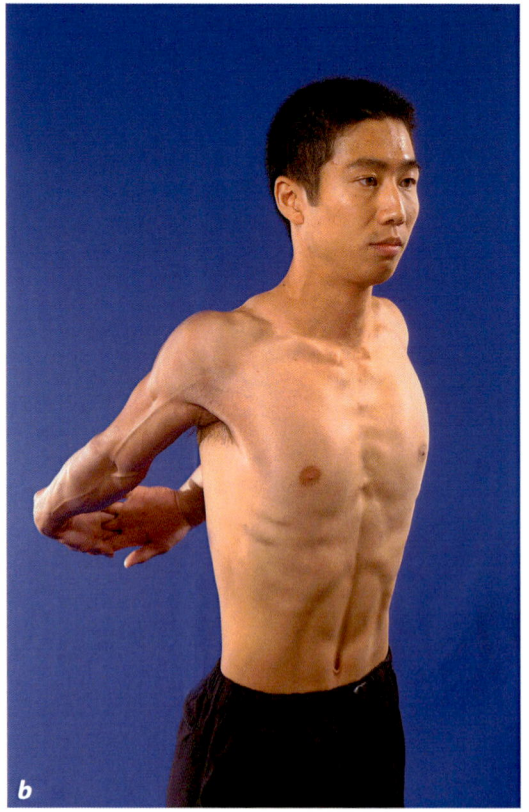

Figura 6.3 Alongamento dos músculos *(a)* extensores e *(b)* flexores do cotovelo com ajuda do membro contralateral.

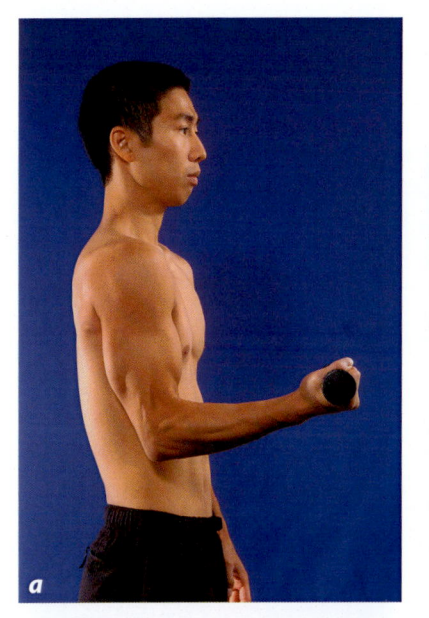

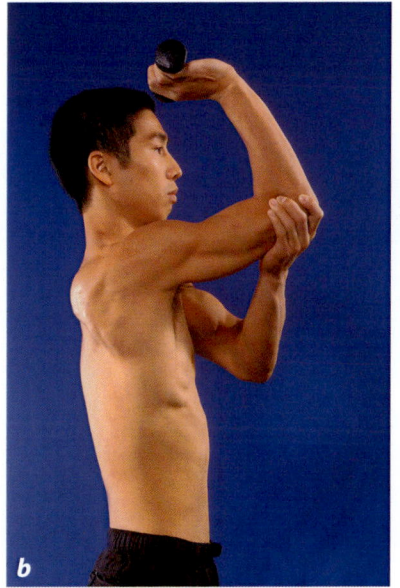

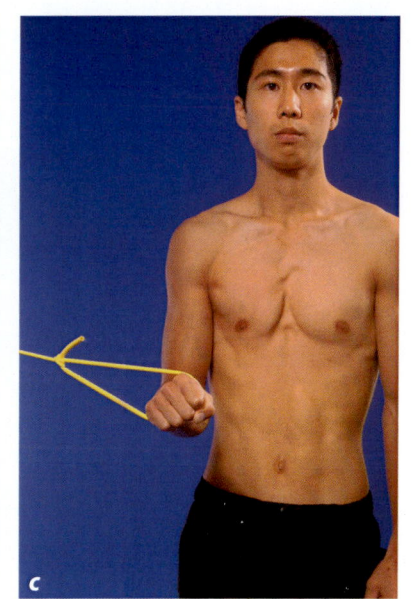

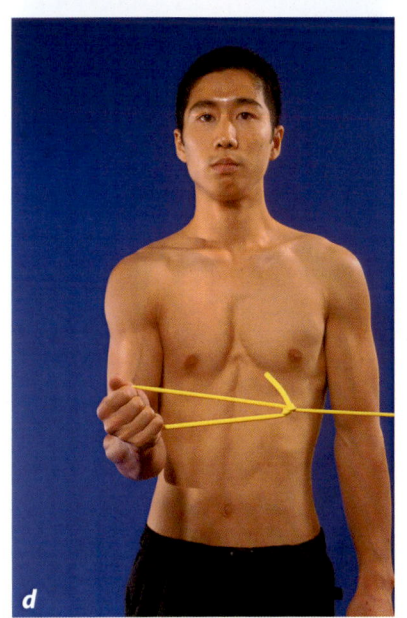

Figura 6.4 Exercícios de fortalecimento dos músculos *(a)* flexores *(b)* e extensores, com ajuda de um haltere. Borrachas ajudam a fortalecer os músculos *(c)* pronadores e *(d)* supinadores do antebraço.

Lesão por hiperextensão do cotovelo

HIPEREXTENSÃO DO COTOVELO

Forças externas ou autoinfligidas podem estender o cotovelo além do seu limite anatômico normal; o movimento produz uma lesão por hiperextensão que danifica o local da articulação da ulna ou do úmero durante a extensão. As estruturas do tecido mole no aspecto anterior do cotovelo também podem sofrer traumas. Em casos graves, a hiperextensão fratura ou luxa o cotovelo.

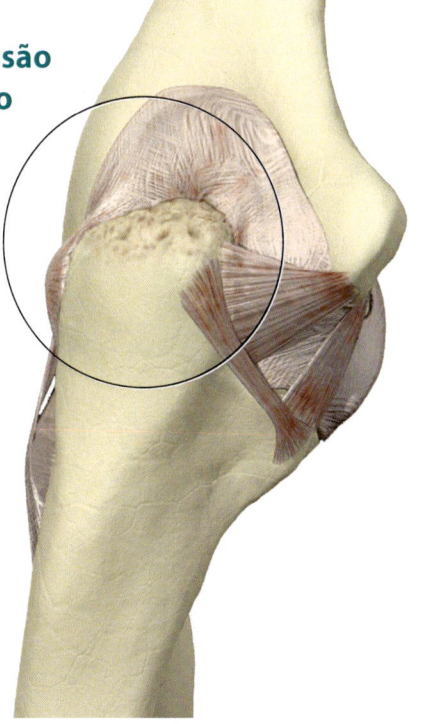

Bandagens para hiperextensão do cotovelo

A hiperextensão do cotovelo e do joelho (Cap. 3) exige um procedimento de bandagem similar. Determine o grau de extensão que produz desconforto e flexione um pouco a articulação durante a fixação da bandagem. Coloque âncoras em torno do braço e do antebraço (Fig. 6.5). Para evitar deslizamento, recomendamos a aplicação de âncoras diretamente sobre a pele. Talvez também seja útil prender a âncora proximal acima da saliência do bíceps. Em seguida, coloque esparadrapos sucessivos, entrelaçando as tiras sobre o aspecto anterior do cotovelo. O esparadrapo elástico é bastante eficiente no suporte de lesões por hiperextensão. Se necessário, para completar o procedimento de bandagem, enfaixe o cotovelo com esparadrapo ou atadura elástica.

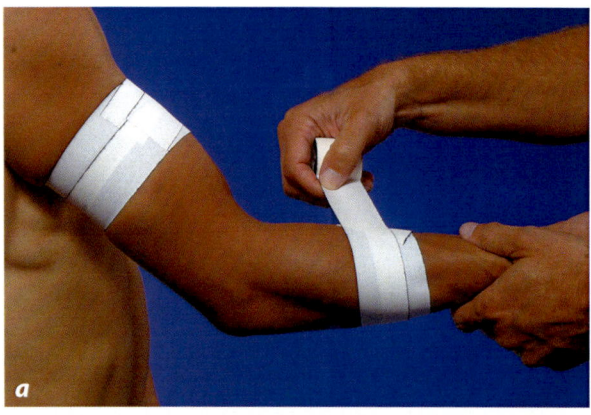

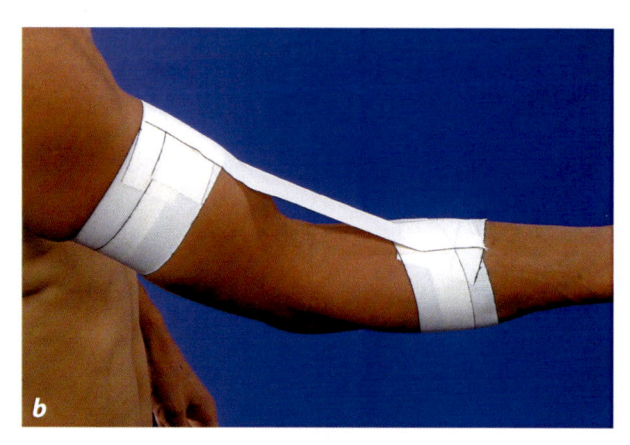

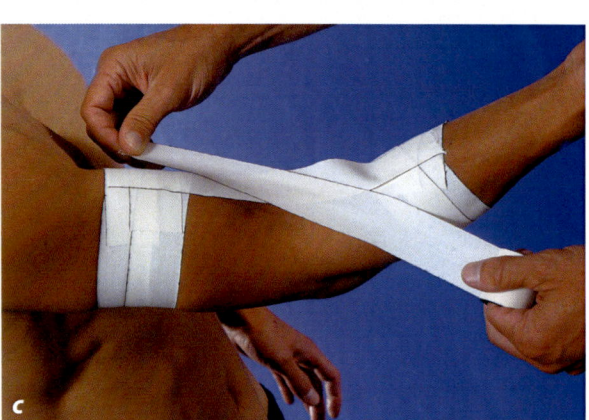

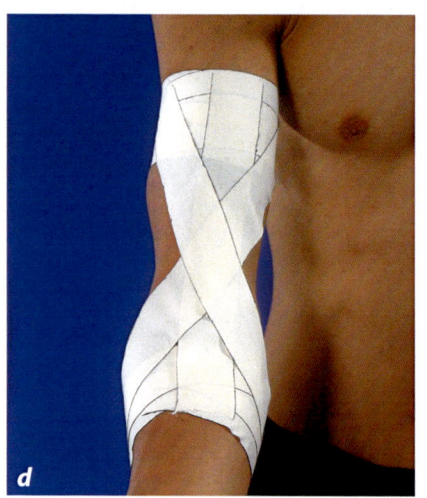

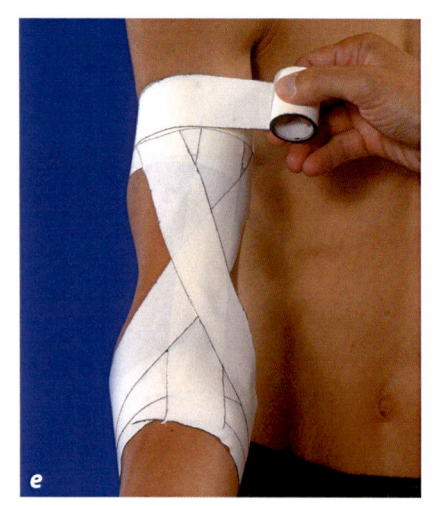

Figura 6.5 Procedimento de bandagem para hiperextensão do cotovelo. *(a)* Inicie o procedimento no braço depilado, aplicando âncoras proximais e distais. *(b-d)* Forme um X com três tiras de esparadrapo sobre o aspecto anterior do cotovelo. *(e)* Aplique âncoras proximais e distais para prender o esparadrapo. *(continua)*

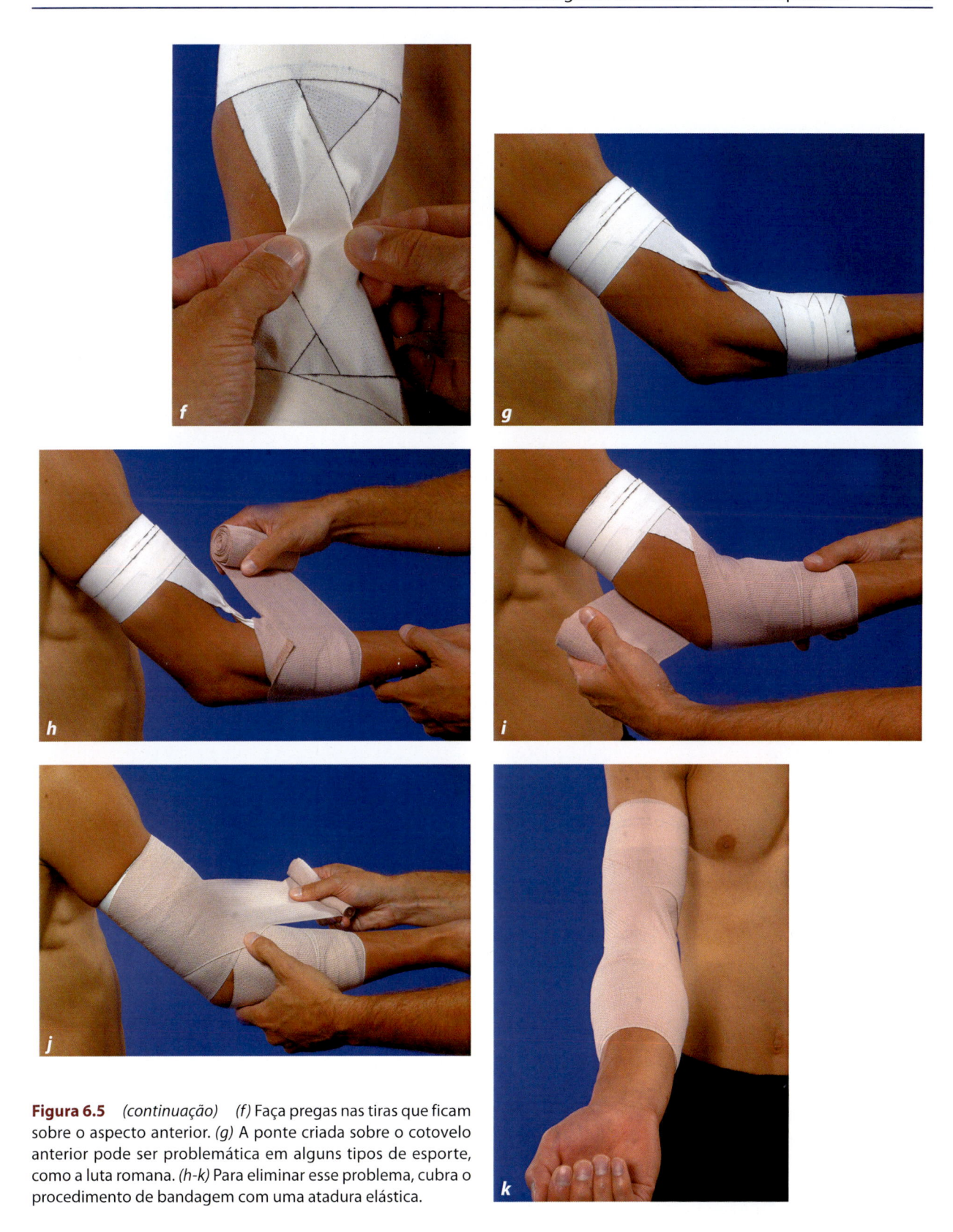

Figura 6.5 *(continuação)* *(f)* Faça pregas nas tiras que ficam sobre o aspecto anterior. *(g)* A ponte criada sobre o cotovelo anterior pode ser problemática em alguns tipos de esporte, como a luta romana. *(h-k)* Para eliminar esse problema, cubra o procedimento de bandagem com uma atadura elástica.

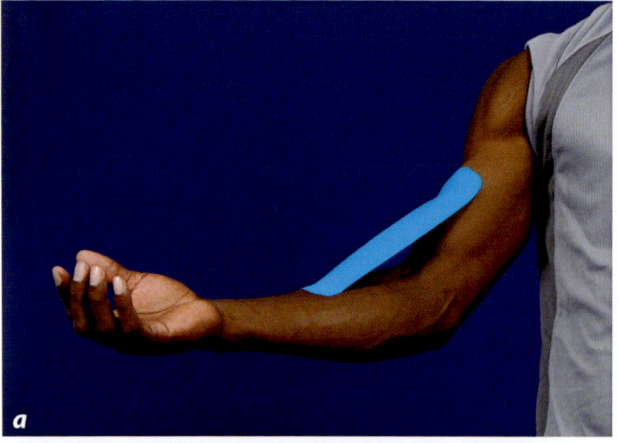

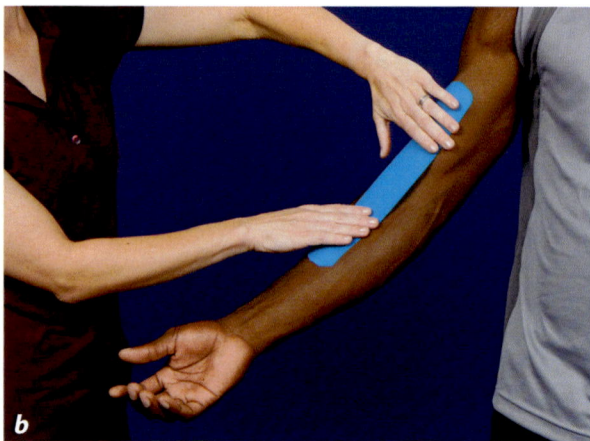

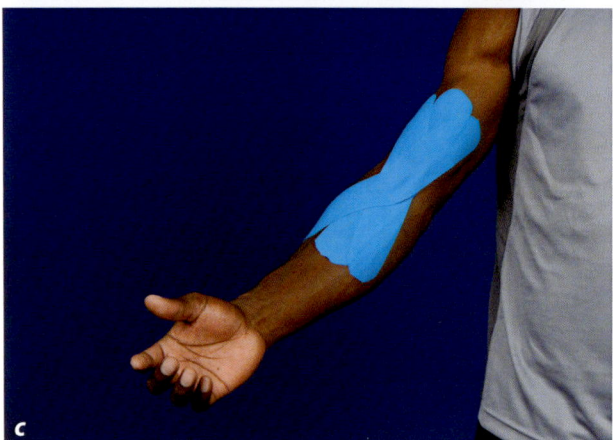

Figura 6.6 Bandagem cinesiológica para lassidão por hiperextensão do cotovelo. Com o paciente de pé, meça e corte três tiras de bandagem de 30 a 40 cm. Determine o grau de extensão do cotovelo que deve ser limitado. (*a*) Aplique a bandagem enquanto o paciente flexiona o cotovelo mais do que isso e coloque âncoras para a primeira tira 12 a 15 cm acima ou abaixo do cotovelo. (*b*) Peça ao paciente que estenda lentamente o cotovelo, enquanto você segura a bandagem em sua tensão máxima, a partir das duas extremidades, na direção da fossa cubital. (*c*) Um reforço cruza as tiras, com tensão na fossa cubital, mantendo o cotovelo flexionado.

A bandagem cinesiológica é uma técnica alternativa quando há necessidade de movimentação e extensão completa do cotovelo (Fig. 6.6). No entanto, ela não fornece tanta sustentação quanto a técnica da bandagem esportiva.

Exercícios para hiperextensão

A Figura 6.3 detalha os exercícios de extensão e flexão que recuperam a amplitude normal do movimento do cotovelo lesionado. O regime de fortalecimento precisa isolar os músculos flexores e extensores do cotovelo (Fig. 6.4).

EPICONDILITE DO ÚMERO

Nos epicôndilos medial e lateral do úmero se inserem vários músculos. Os músculos que se originam no epicôndilo lateral são responsáveis pela supinação do antebraço e pela extensão do punho. O epicôndilo medial une músculos para a pronação do antebraço e a flexão do punho. O movimento repetitivo do antebraço e do punho – como exigido no tênis e no arremesso – inflama esses músculos no ponto de origem, ou seja, no epicôndilo medial ou no lateral. Comumente, os jogadores de tênis sofrem de **epicondilite** lateral, conhecida pela expressão coloquial "cotovelo de tenista". Os atletas que repetem movimentos de arremesso, em especial os adolescentes, com frequência sofrem de epicondilite medial, também chamada de *Little Leaguer's elbow* (cotovelo de jogador da liga mirim, em referência aos atletas estadunidenses mais jovens, em geral, de 11 a 16 anos de idade).

Bandagem para epicondilite

Tem-se observado que, em caso de epicondilite, a bandagem nem sempre é eficaz. Alguns pacientes sentem alívio quando coloca-se tiras que comprimem o antebraço proximal (Fig. 6.7). Braçadeiras produzidas comercialmente também servem para esse fim (Fig. 6.8).

Em adultos, a bandagem rígida para epicondilite medial ou lateral pode ser muito eficaz, pois as órteses costumam ser volumosas e mal ajustadas. A bandagem pode ser deixada no local por vários dias. Essa técnica é útil nos dois tipos de epicondilite.

Tenha cuidado ao tratar um adolescente com epicondilite medial. Em muitos casos, a força dos músculos excede a tolerância do osso imaturo. O mecanismo de arremesso pode causar fraturas por **avulsão** no epicôndilo medial. Por isso, não use bandagens no atleta adolescente para que ele não arremesse além da zona de desconforto associada com a epicondilite medial.

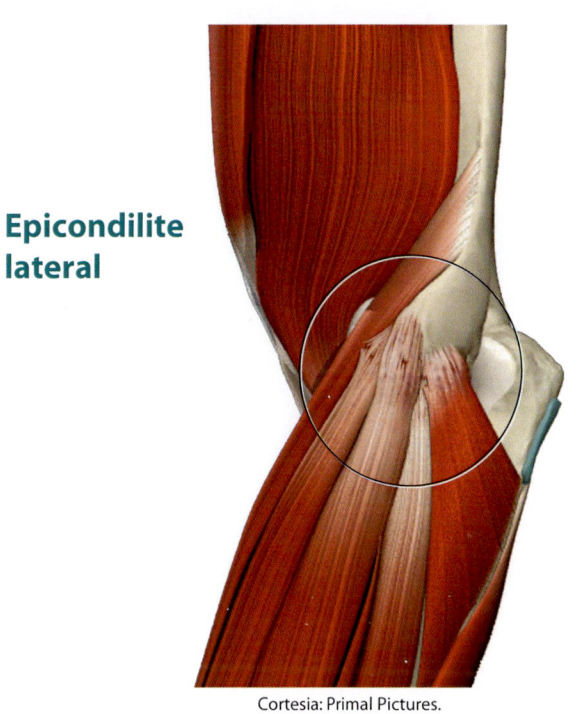

Epicondilite lateral

Cortesia: Primal Pictures.

> **epicondilite** Inflamação do epicôndilo.
> **avulsão** Ruptura de um tendão ou da junção do ligamento com o osso.

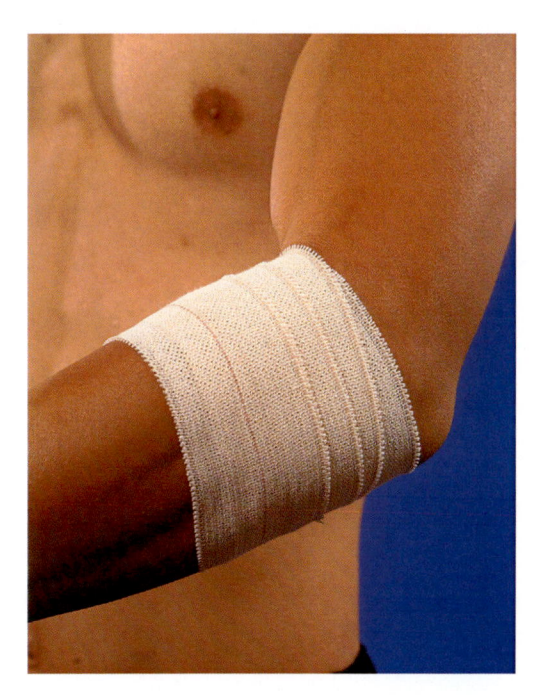

Figura 6.7 A aplicação de bandagem em torno do antebraço proximal pode, às vezes, aliviar dores associadas à epicondilite lateral (cotovelo de tenista).

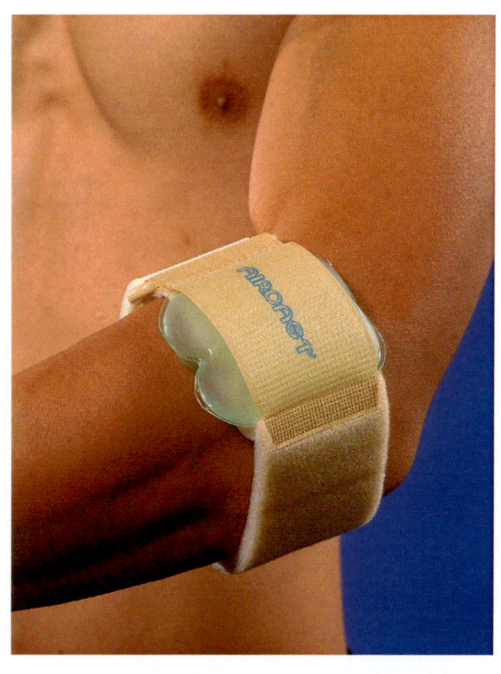

Figura 6.8 A órtese produzida comercialmente também pode aliviar dores associadas com a epicondilite lateral.

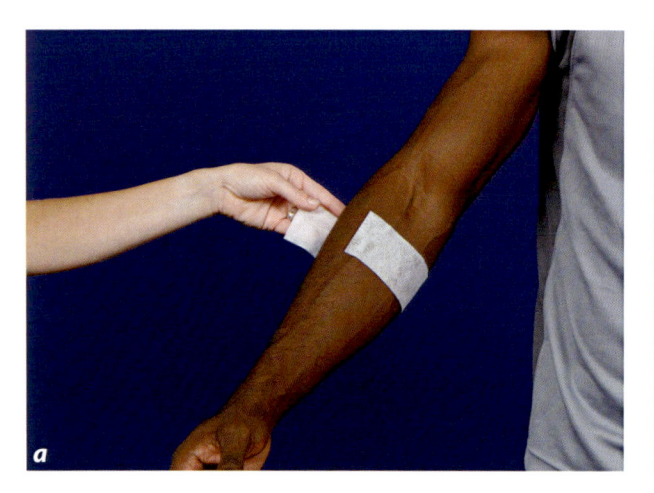

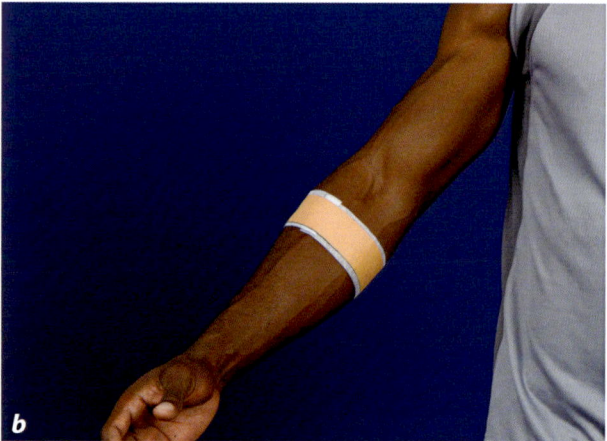

Figura 6.9 Bandagem rígida para casos de epicondilite. (*a*) Com o paciente sentado ou de pé, aplique um pré-enfaixe de 5 cm na área distal ao cotovelo e em torno da circunferência do antebraço. Aplique a bandagem rígida com certa força, de modo que, quando o paciente aperte a mão, a dor no cotovelo fique reduzida e seja sentida como rigidez sob a bandagem. Em *b* aparece o resultado final.

Exercícios para epicondilite

Depois da cura da inflamação associada à epicondilite lateral, prescreva exercícios para aumentar a amplitude do movimento e a força do atleta. Exercícios de alongamento para o cotovelo e o antebraço aumentam a flexibilidade. Para epicondilite lateral, hiperflexione o punho durante a pronação completa (Fig. 6.10). As técnicas de fortalecimento podem exercitar os supinadores do antebraço e os extensores do punho (Cap. 7). O descanso é o melhor tratamento para a epicondilite medial.

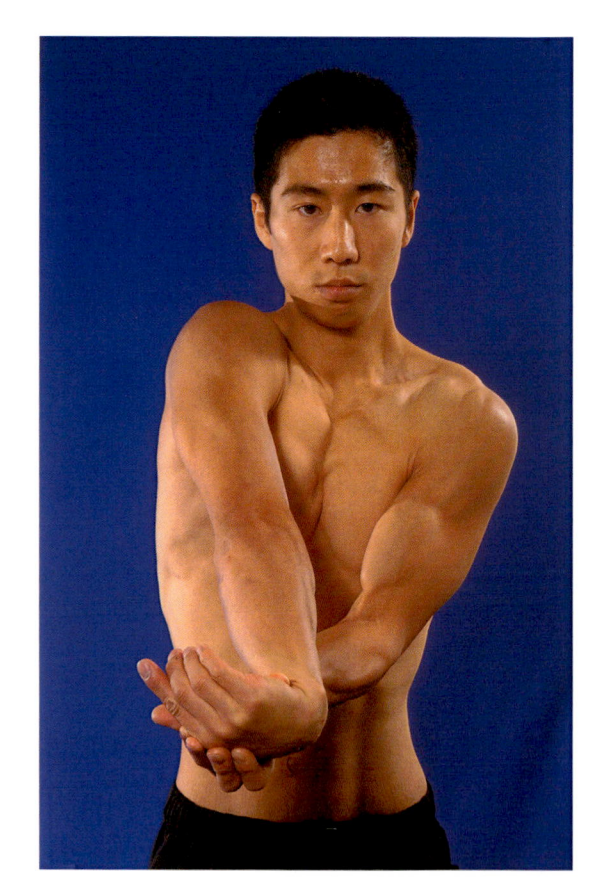

Figura 6.10 Alongamento dos músculos extensores-supinadores, comumente implicados na epicondilite lateral.

CAPÍTULO 7
Punho e Mão

O punho apresenta duas fileiras de ossos carpais. A fileira proximal contém o escafoide, o semilunar, o piramidal e o pisiforme. Já o trapézio, o trapezoide, o capitato e o hamato completam a fileira distal. A mão inclui cinco ossos metacarpais, e os dedos têm 14 falanges: uma proximal e outra distal no polegar; uma proximal, uma distal e uma medial em cada um dos outros quatro dedos.

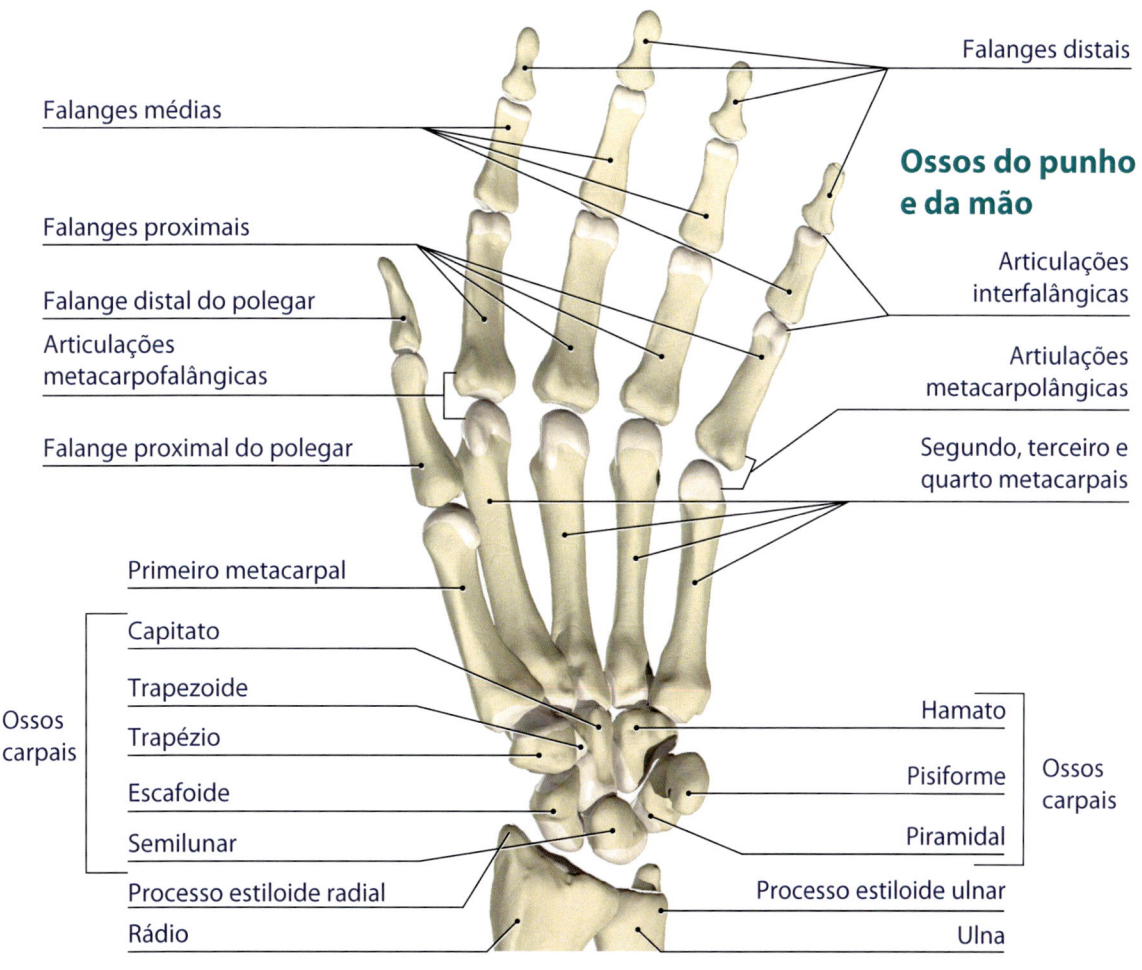

Ossos do punho e da mão

- Falanges distais
- Falanges médias
- Falanges proximais
- Falange distal do polegar
- Articulações metacarpofalângicas
- Falange proximal do polegar
- Primeiro metacarpal
- Ossos carpais
  - Capitato
  - Trapezoide
  - Trapézio
  - Escafoide
  - Semilunar
- Processo estiloide radial
- Rádio
- Articulações interfalângicas
- Artiulações metacarpolângicas
- Segundo, terceiro e quarto metacarpais
- Ossos carpais
  - Hamato
  - Pisiforme
  - Piramidal
- Processo estiloide ulnar
- Ulna

Cortesia: Primal Pictures.

Os ossos rádio distal e os carpais proximais escafoide e semilunar criam a articulação do punho, permitindo movimentos que incluem flexão, extensão, desvio radial (abdução) e desvio ulnar (adução) (Fig. 7.1). Os ossos carpais distais e os metacarpais formam as articulações carpometacarpais. As extremidades distais dos metacarpais e as falanges proximais dos dedos criam as articulações metacarpofalângicas. Elas realizam a flexão, a extensão, a abdução e a adução. Cada um dos quatro dedos contém duas articulações: a interfalângica proximal (IFP) e a interfalângica distal (IFD). As articulações interfalângicas permitem os movimentos de flexão e extensão. Uma complexa rede de ligamentos e cápsulas articulares suporta todas as articulações da mão e dos dedos.

O polegar é crucial porque fornece destreza especializada. A articulação carpometacarpal do polegar permite a extensão, a flexão, a abdução, a adução, a oposição (Fig. 7.1) e a reposição. A metacarpofalângica e a interfalângica possibilitam a flexão e a extensão.

Figura 7.1 Amplitudes de movimento: *(a)* flexão e extensão do punho; *(b)* desvio radial e ulnar do punho; *(c)* flexão e *(d)* extensão dos dedos, *(continua)*

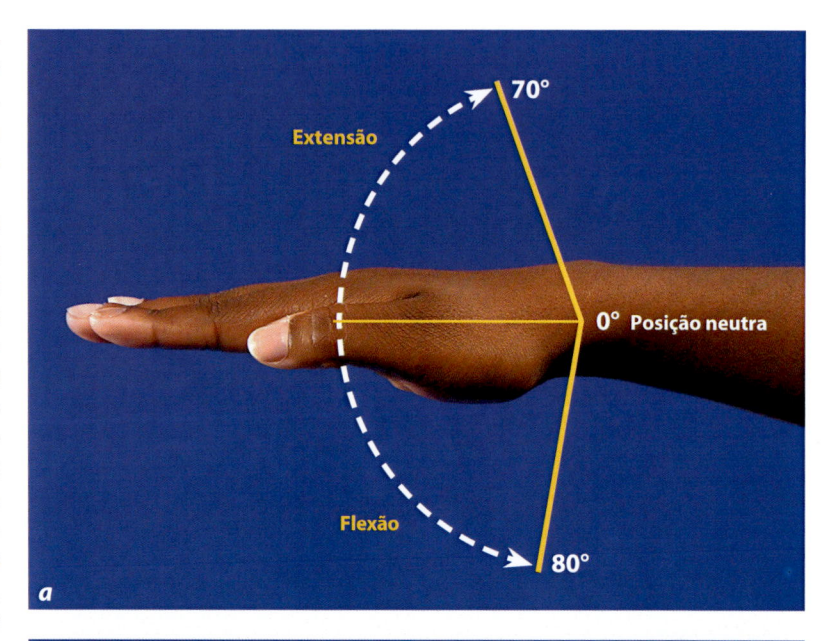

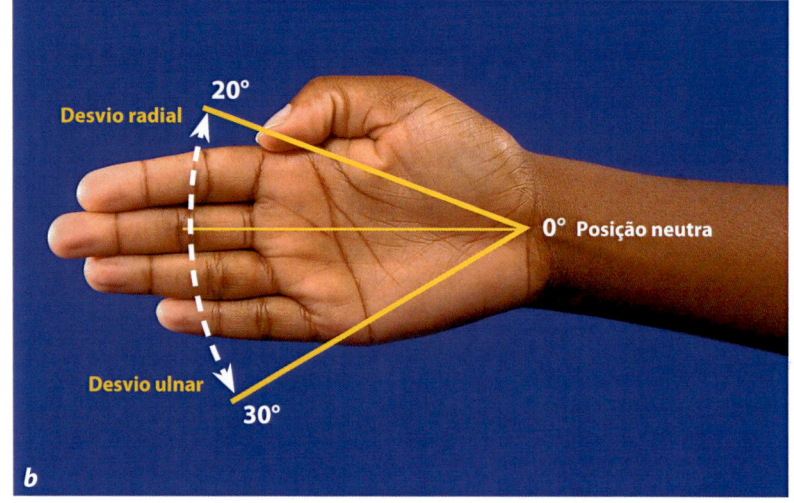

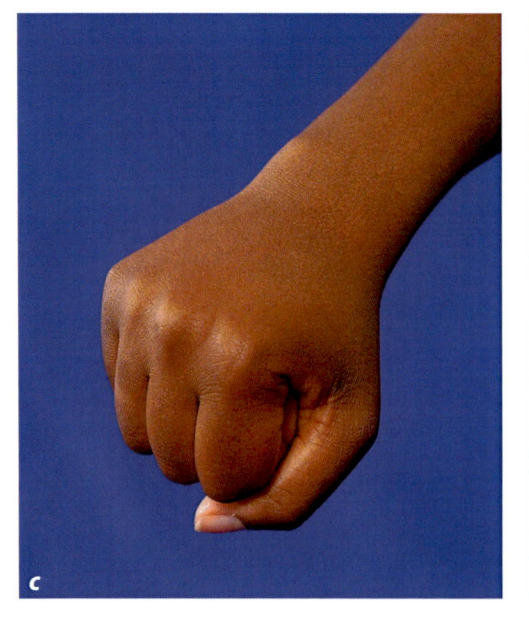

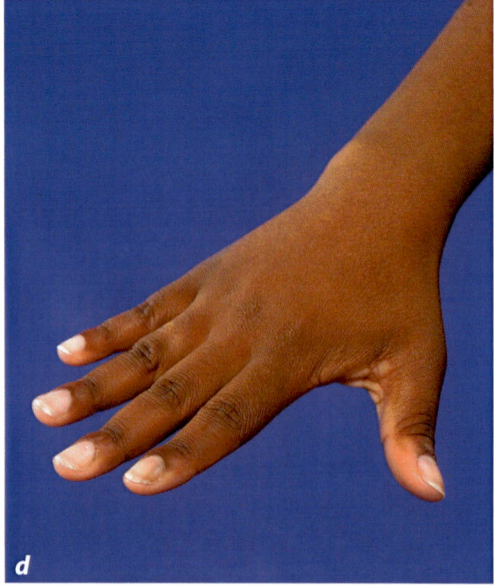

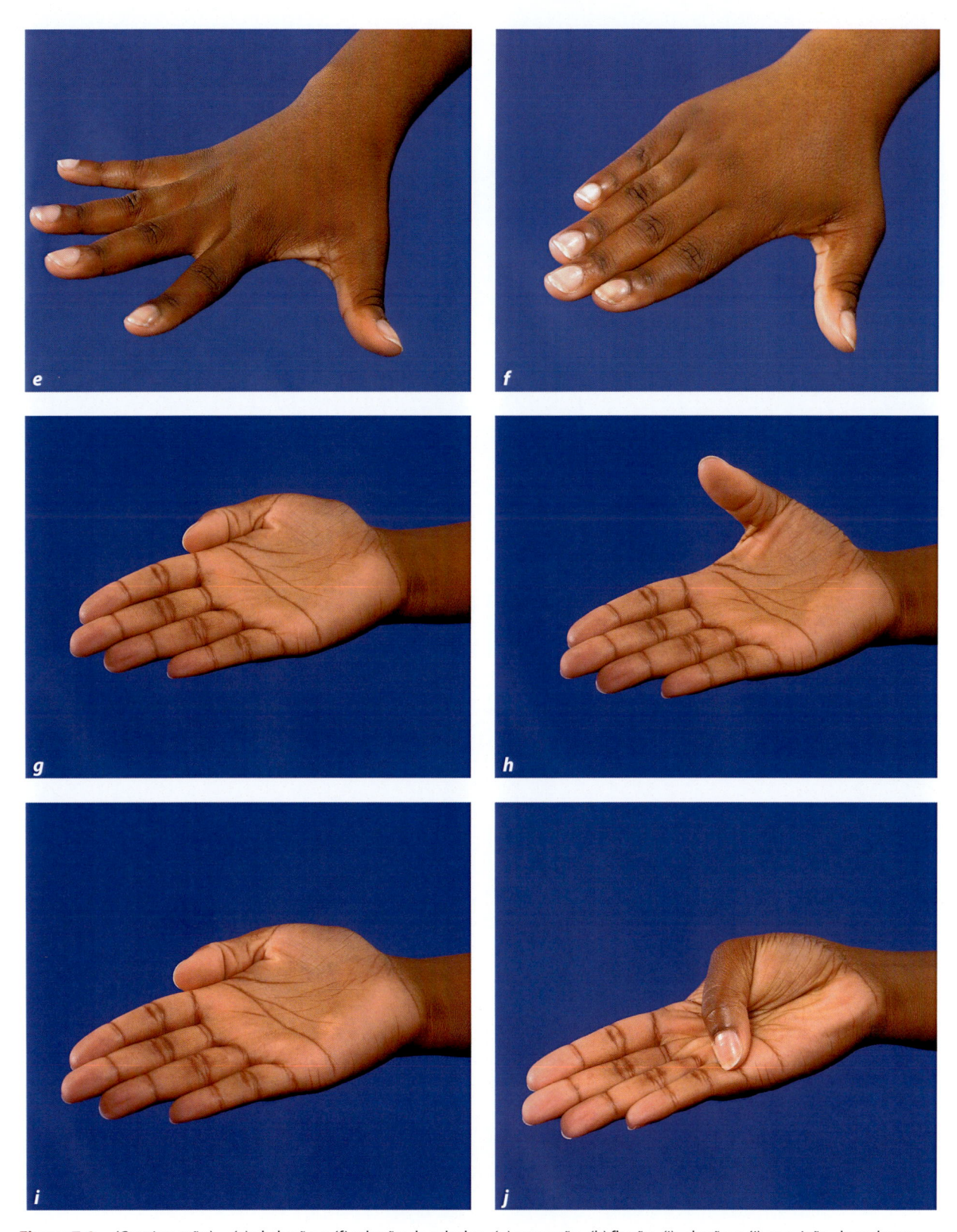

Figura 7.1 *(Continuação)* *(e)* abdução e *(f)* adução dos dedos; *(g)* extensão, *(h)* flexão, *(i)* adução e *(j)* oposição do polegar.

Ligamentos do punho e da mão

- Ligamentos carpometacarpais dorsais
- Ligamento intercarpal dorsal
- Ligamento radiocarpal dorsal
- Ligamento lateral da articulação trapeziometacarpal
- Ligamentos intercarpais palmares
- Ligamento colateral radial

Cortesia: Primal Pictures.

Antebraço anterior

- Extensor curto do polegar
- Abdutor longo do polegar
- Extensor dos dedos
- Extensor radial curto do carpo
- Extensor radial longo do carpo
- Pronator quadrado
- Flexor longo do polegar
- Flexor superficial dos dedos
- Flexor radial do carpo
- Pronador redondo

Cortesia: Primal Pictures.

Vários ligamentos reforçam as articulações. O ligamento colateral ulnar da articulação metacarpofalângica, que previne o deslocamento valgo, deve ser considerado em casos de lesões esportivas.

Vários músculos originados no braço e na mão produzem os movimentos do punho, da mão e dos dedos. Os flexores ulnar e radial do carpo realizam a flexão do punho; enquanto a contração dos extensores ulnar e radiais longo e curto do carpo produzem a extensão do punho. Nessa região, contrações simultâneas do flexor e do extensor ulnares do carpo resultam em desvio ulnar. Ao contrário, quando o flexor radial e o extensor radial longo do carpo se contraem juntos, ocorre o desvio radial. Vários músculos que atuam sobre o punho começam no úmero e cruzam a articulação do cotovelo. Por isso, são significativos para o funcionamento normal do cotovelo e do antebraço.

Três músculos produzem o movimento dos quatro dedos (Fig. 7.1). Os flexores profundo e superficial dos dedos promovem a flexão; o extensor, a extensão. O flexor profundo insere-se na falange distal dos dedos; e o superficial **insere-se** na falange medial. O primeiro músculo flexiona tanto a articulação IFP quanto a IFD, enquanto o último flexiona apenas a IFP. Por outro lado, ambos flexionam todas as articulações do punho e da mão, pois passam pelos dedos. A inserção do extensor dos dedos fornece três deslizamentos tendíneos a cada um dos quatro dedos. Um tendão central liga-se à falange média, e dois feixes laterais passam à falange distal. Junto com alguns dos músculos intrínsecos da mão, esse mecanismo cria o **capuz extensor**.

> **inserção** Ponto onde o músculo se liga ao osso; usualmente refere-se à ligação distal do músculo
> **capuz extensor** Configuração anatômica do tendão no aspecto dorsal do dedo

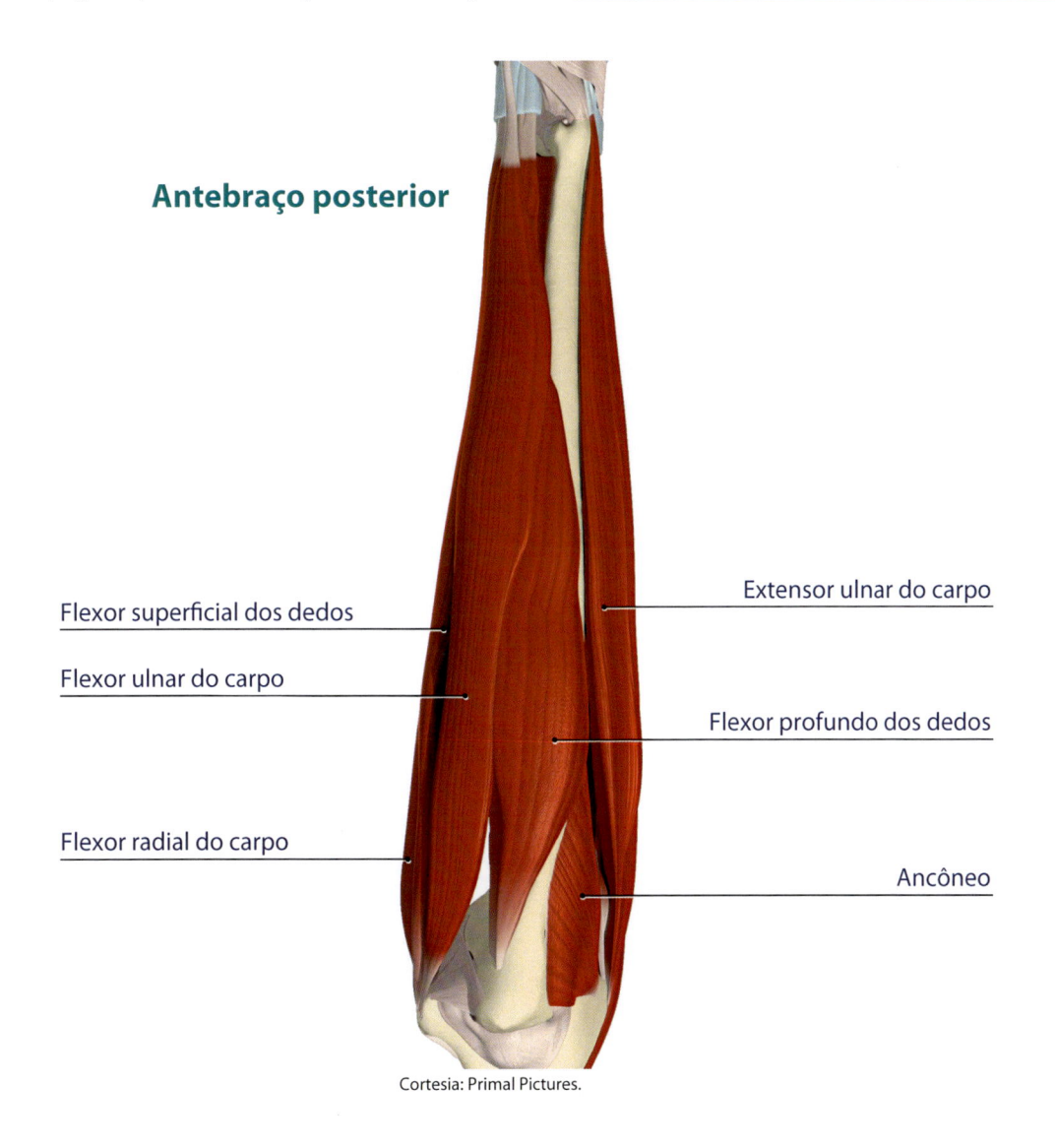

Antebraço posterior

Flexor superficial dos dedos
Flexor ulnar do carpo
Flexor radial do carpo
Extensor ulnar do carpo
Flexor profundo dos dedos
Ancôneo

Cortesia: Primal Pictures.

Mecanismo extensor do dedo

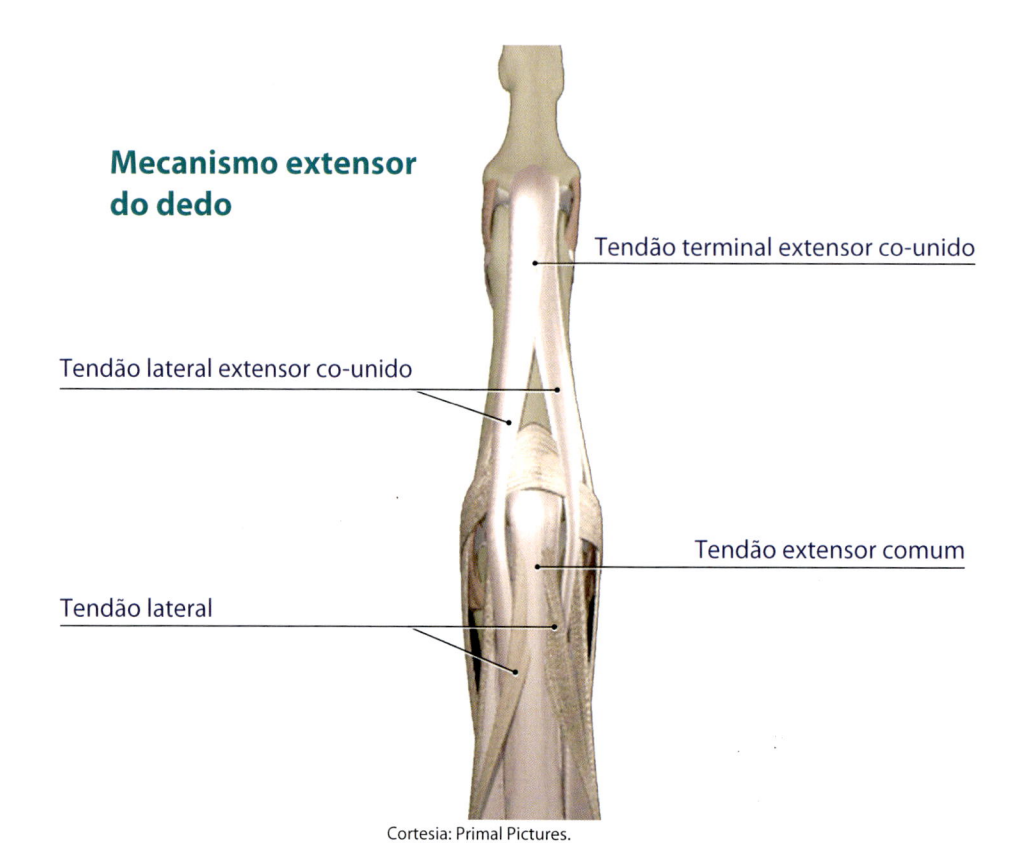

Tendão terminal extensor co-unido

Tendão lateral extensor co-unido

Tendão extensor comum

Tendão lateral

Cortesia: Primal Pictures.

Oito músculos atuam sobre o polegar para produzir sua incrível destreza. O extensor longo e o curto, o abdutor longo e o flexor longo originam-se no antebraço. Os extensores curto e longo do polegar criam um espaço na base desse dedo, a "**tabaqueira anatômica**". Ela tem relevância clínica, pois o osso escafoide fica encaixado no seu interior; assim, sensibilidade pontual nesse local costuma indicar uma fratura escafoide. No polegar, o flexor curto, o oponente, o abdutor curto e o adutor originam-se na mão e criam uma **eminência tenar**, uma proeminência na parte mole.

> **tabaqueira anatômica** Espaço na base do polegar, criado pelos tendões de seus extensores longo e curto
>
> **eminência tenar** Os músculos intrínsecos do polegar, que incluem o abdutor curto, o flexor curto, o oponente e o adutor

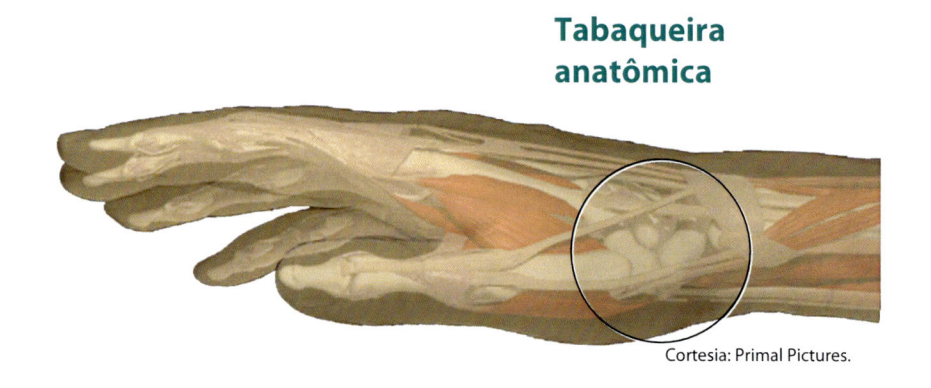

Tabaqueira anatômica

Cortesia: Primal Pictures.

Pontos de referência para palpação

Anterior
- Osso pisiforme
- Gancho do osso hamato
- Eminência tenar
- Eminência hipotenar

Posterior
- Ossos carpais
- Articulações carpometacarpais
- Articulações metacarpofalângicas
- Articulações interfalângicas
- Ligamento colateral ulnar do polegar

Medial
- Tabaqueira anatômica
- Osso escafoide
- Processo estiloide do rádio

Lateral
- Processo estiloide da ulna

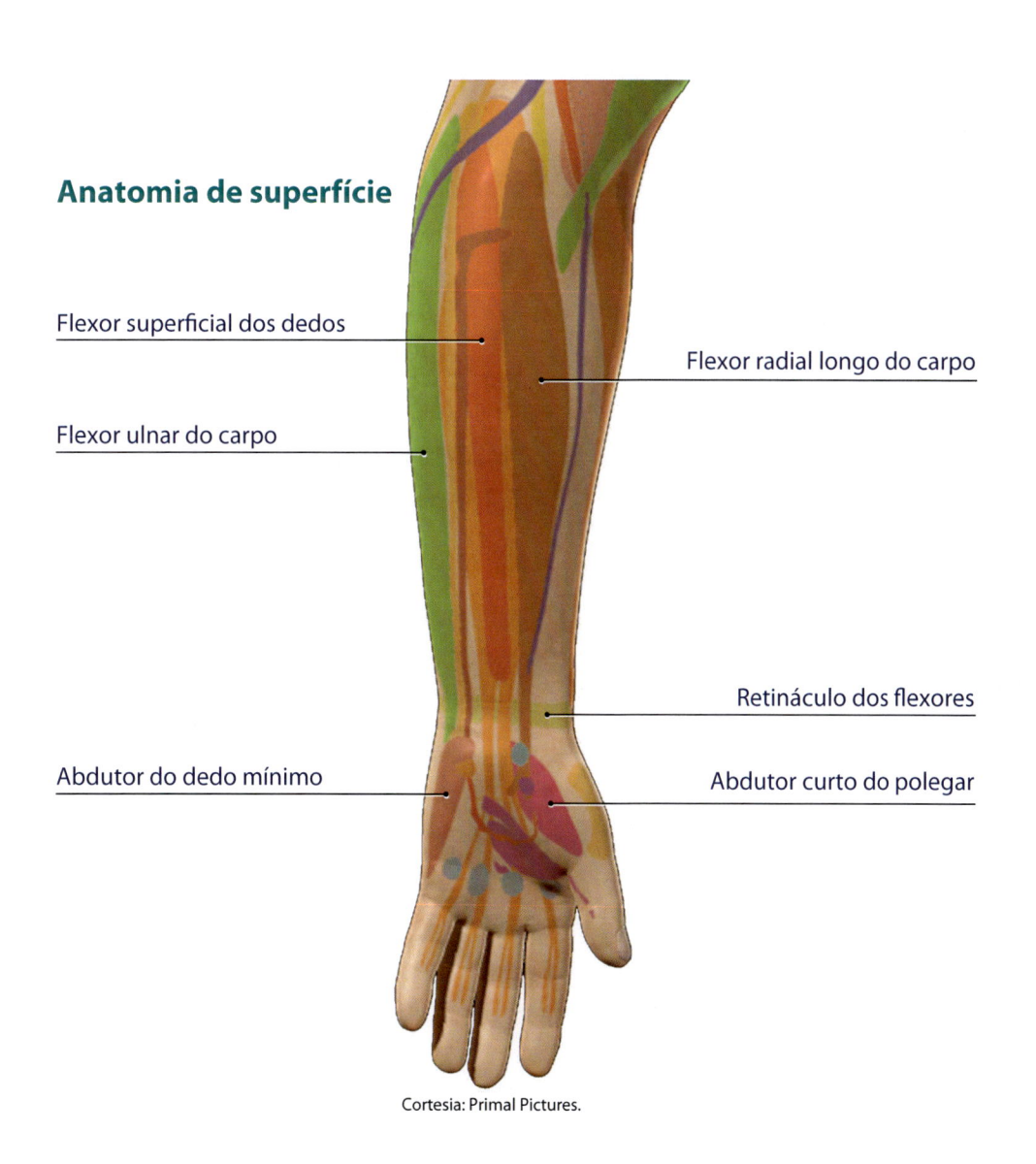

Anatomia de superfície

- Flexor superficial dos dedos
- Flexor radial longo do carpo
- Flexor ulnar do carpo
- Retináculo dos flexores
- Abdutor do dedo mínimo
- Abdutor curto do polegar

Cortesia: Primal Pictures.

ENTORSES NO PUNHO

Com frequência, essas entorses ocorrem quando o atleta cai sobre a mão estendida, causando um excesso de flexão ou de extensão do punho. Antes de permitir que o atleta retome atividades físicas vigorosas, assegure-se de que a suposta entorse no punho não é uma fratura.

Bandagem para entorse no punho

Determine se a flexão, a extensão ou ambas provocam dor e aplique a bandagem para limitar o(s) movimento(s) que produz(em) desconforto. Em alguns casos, bastam apenas três ou quatro tiras de esparadrapo inelástico em torno do punho (Fig. 7.2). No entanto, para prevenir maior amplitude do movimento, é preciso incluir a mão no procedimento.

A Figura 7.3 ilustra a colocação de bandagem que limita tanto a hiperextensão quanto a hiperflexão do punho. Coloque âncoras em torno do punho e da mão e aplique uma base sobre o dorso da mão, usan-

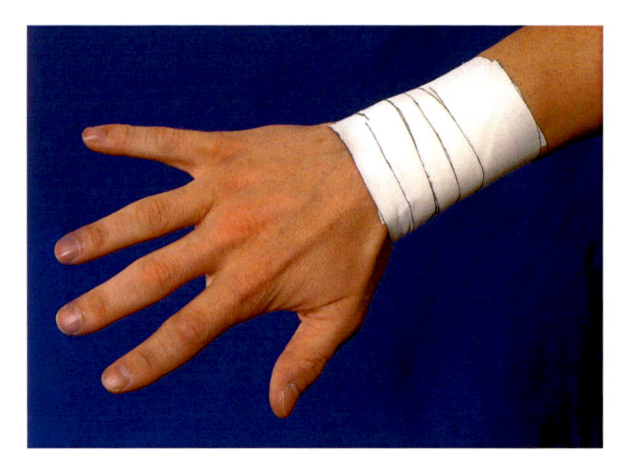

Figura 7.2 Procedimento simples de colocação de bandagem no punho para limitar o movimento sem envolver a mão.

do três tiras. Entrelace as tiras seguintes no formato de um X, sobre a base. Repita esse procedimento no aspecto palmar da mão. Depois, você pode usar um esparadrapo elástico ou inelástico, aplicado no padrão da figura-oito, em torno do punho e da mão.

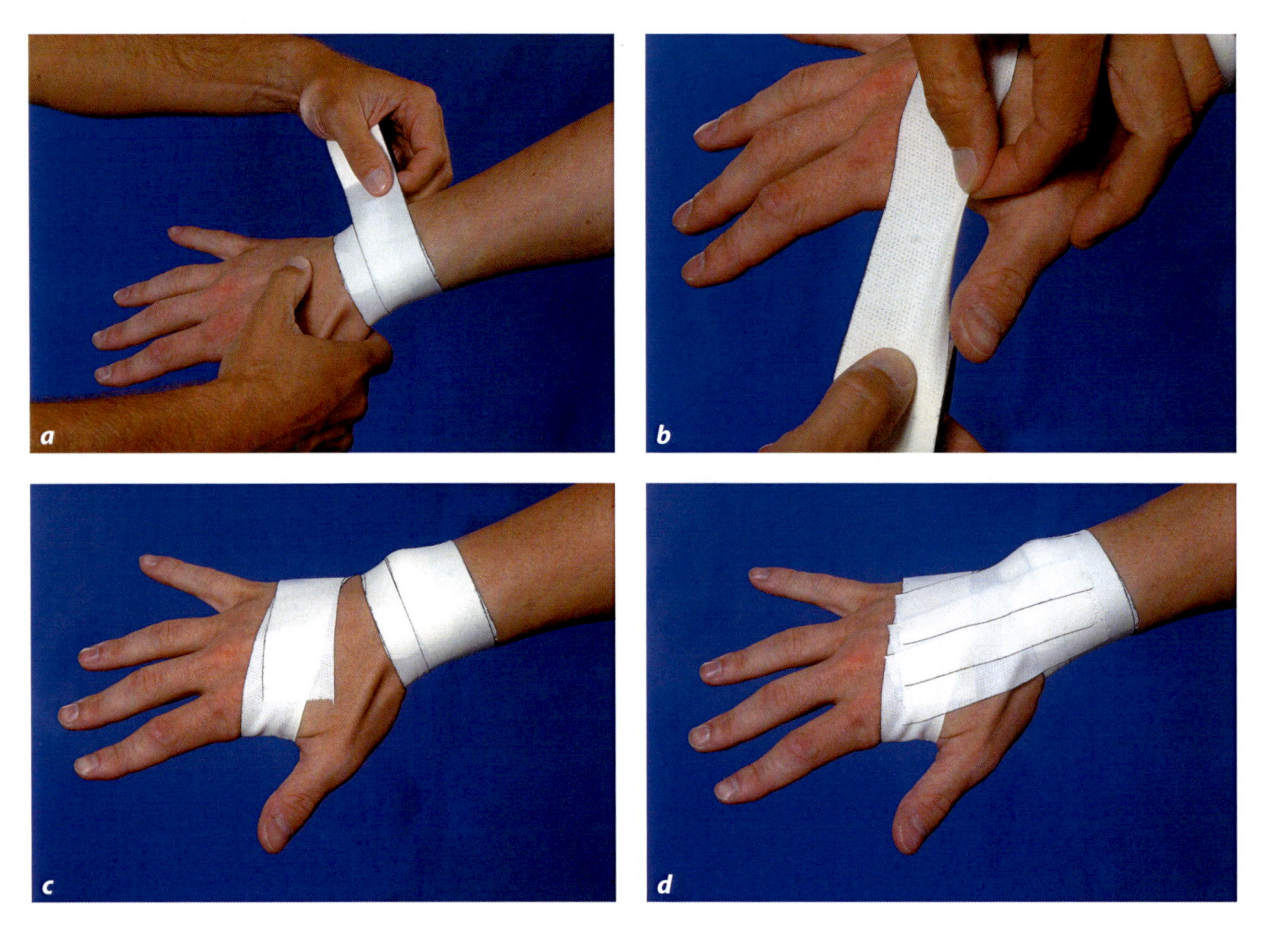

Figura 7.3 Procedimento de bandagem no punho que envolve a mão, destinado a limitar mais o movimento. (*a-c*) Para começar, coloque âncoras em torno do punho e da mão. (*d-e*) A fim de limitar a hiperflexão, coloque três tiras e um X sobre o dorso da mão. *(continua)*

Figura 7.3 *(continuação)* *(f-g)* Para limitar a hiperextensão, coloque três tiras e um X sobre o aspecto palmar da mão. *(h-n)* Complete o procedimento com duas aplicações no padrão da figura-oito, em torno do punho e da mão. *(i)* Observe se o esparadrapo fica pregueado a fim de prevenir irritação na borda do polegar. *(continua)*

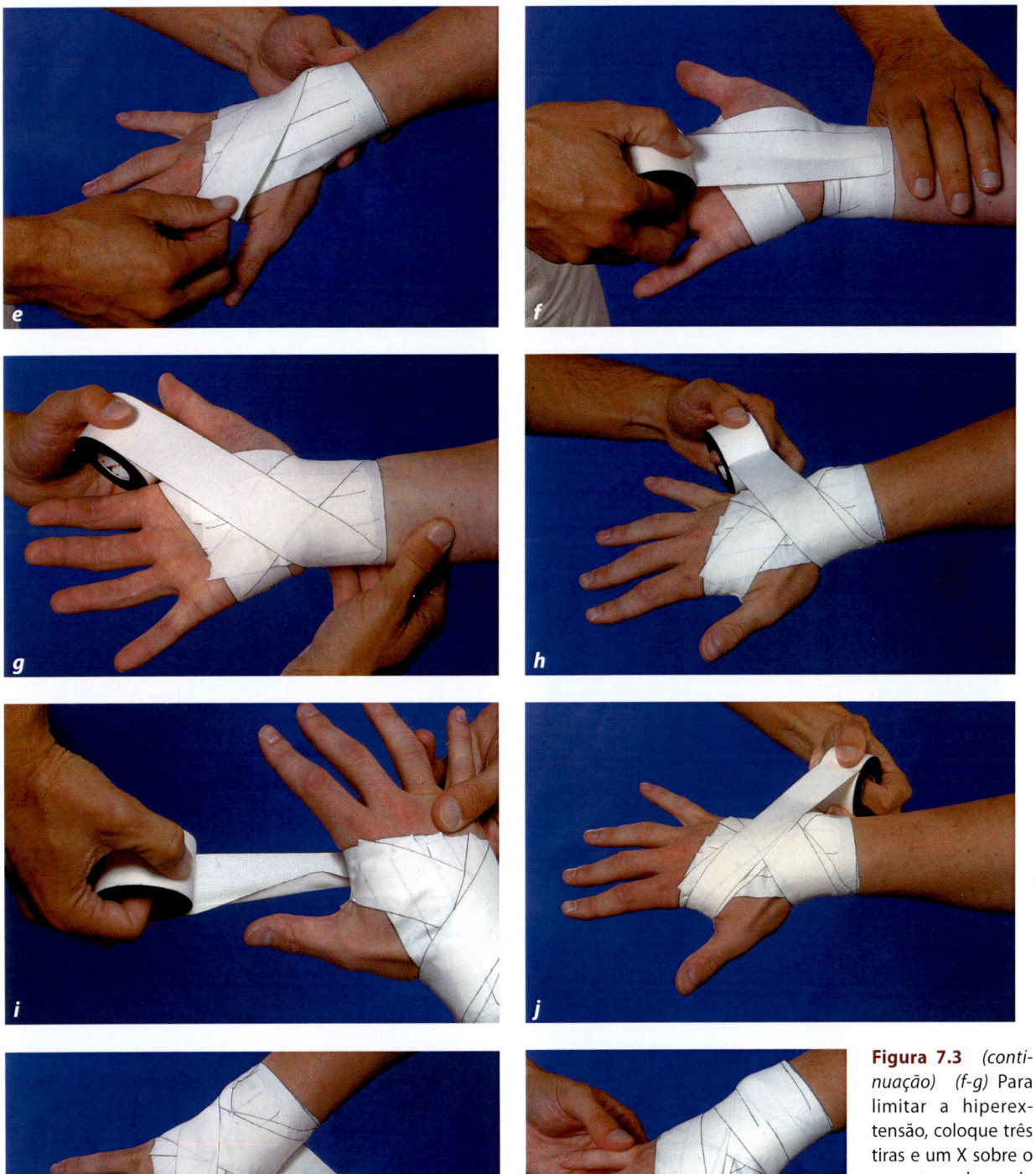

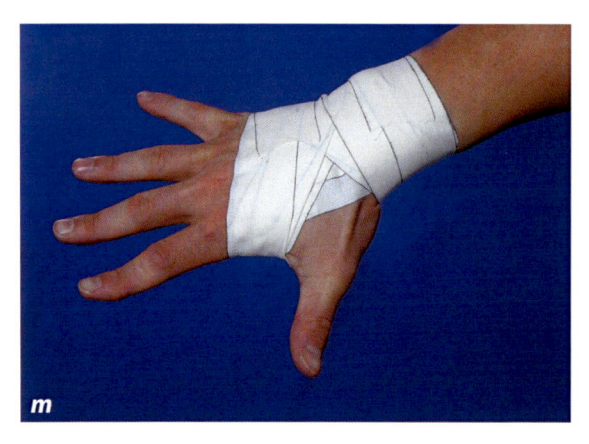

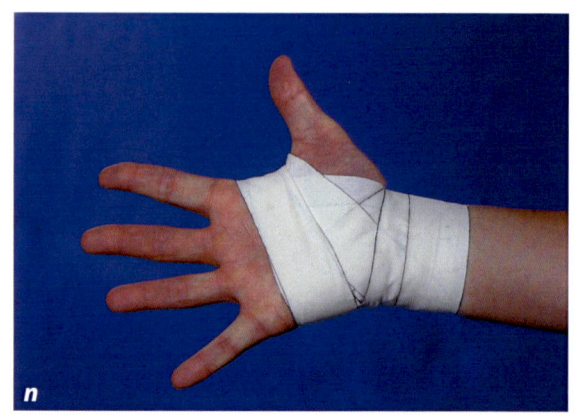

Figura 7.3 *(continuação)*

A bandagem rígida é uma alternativa para limitar a flexão ou a extensão do punho (Fig. 7.4) em caso de entorse ou distensão. Ela pode ser útil para limitar a dor na presença de epicondilite relacionada à posição do punho.

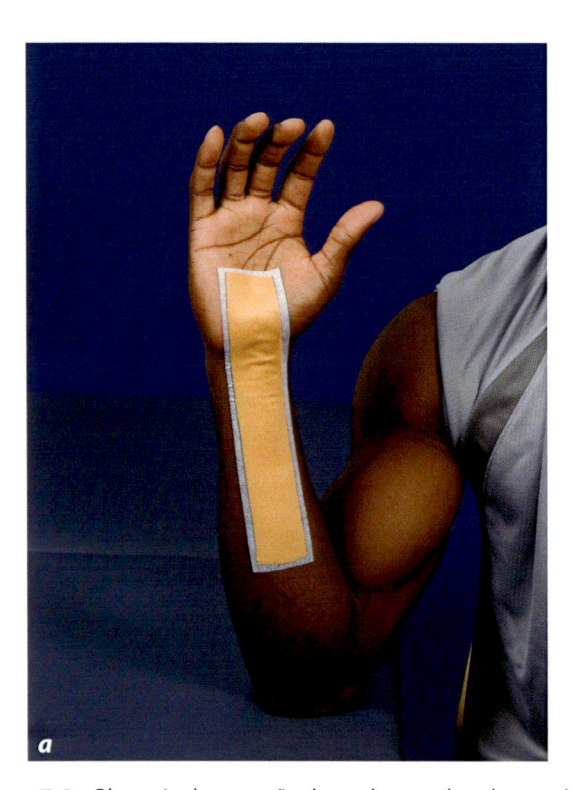

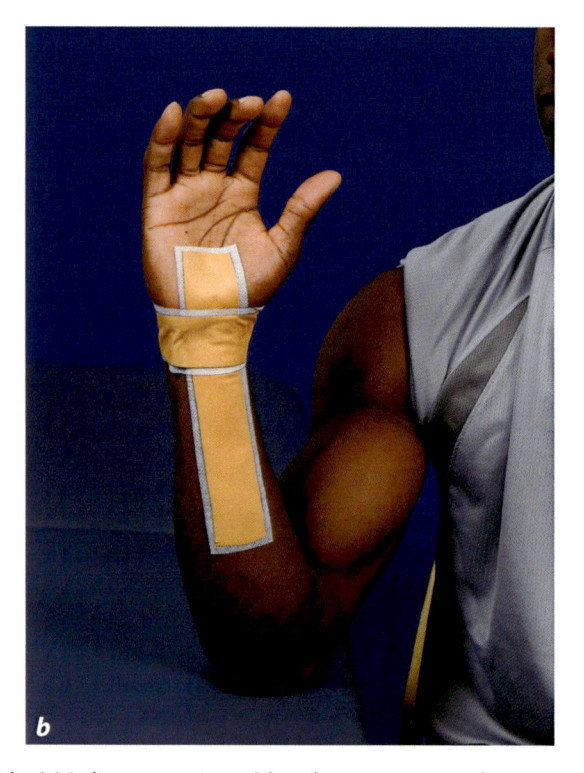

Figura 7.4 Bloqueio da extensão do punho com bandagem rígida. *(a)* Aplique uma tira pré-bandagem com o punho na posição neutra; a aplicação é feita a partir da região medial volar do antebraço até o nível de 2,7 cm distal ao processo radial estiloide, na área palmar. Em seguida, coloque a bandagem rígida, puxando no sentido proximal da região volar do antebraço. *(b)* Aplique uma segunda tira de pré-bandagem, seguida da bandagem rígida, nos carpais. Cuide para que a tira que envolve os carpais não comprima o punho, criando ou agravando a parestesia da mão, a dor ou outros sintomas.

Exercícios para o punho

Alongue os músculos flexores e extensores do punho com ajuda da mão contralateral (Fig. 7.5). Exercícios com halteres nas mãos fortalecem esses músculos (Fig. 7.6).

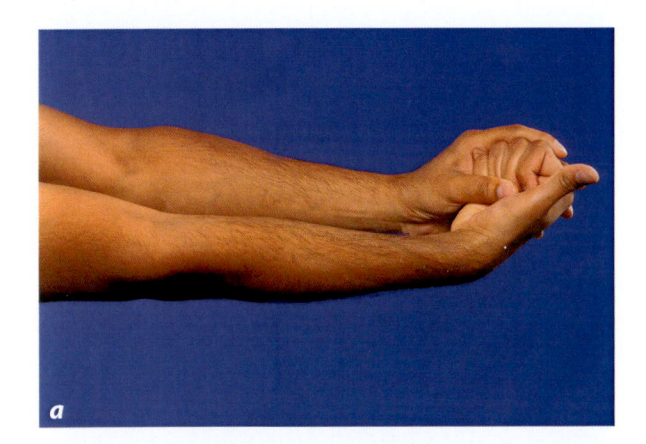

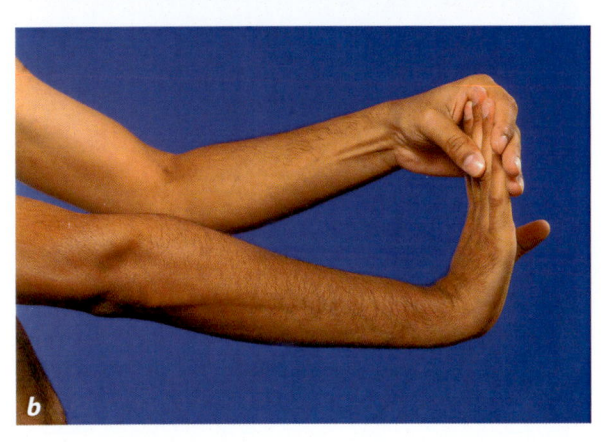

Figura 7.5 Alongamento dos músculos *(a)* extensor e *(b)* flexor do punho.

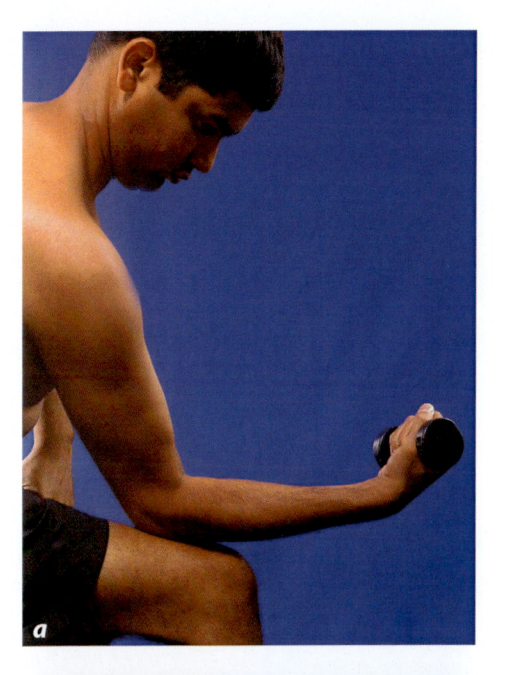

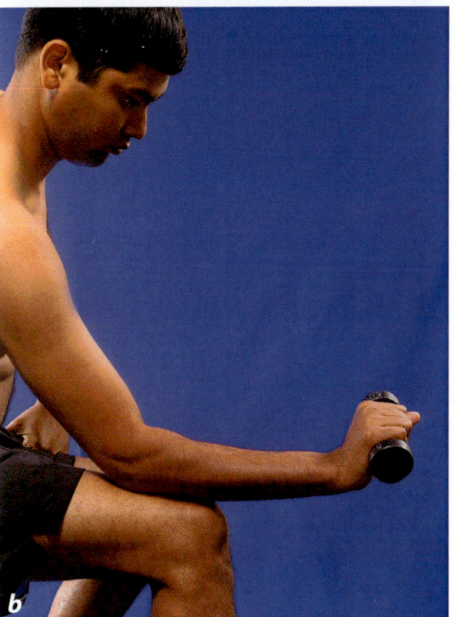

Figura 7.6 Fortalecimento dos músculos *(a)* flexor e *(b)* extensor do punho, com um haltere na mão.

Síndrome do túnel do carpo

Pessoas envolvidas em atividades que exigem movimento repetitivo do punho são suscetíveis à síndrome do túnel do carpo (STC). A STC consiste na compressão do nervo medial, no ponto em que ele passa pelo túnel do carpo do punho. Ela causa formigamento, dormência e parestesia na palma, no polegar medial e nos dedos indicador e médio. Músicos, operários, escriturários e, inclusive, fisioterapeutas esportivos, que passam várias horas digitando, são propensos à STC. Encontram-se disponíveis órteses fabricadas especialmente para promover descanso e proteger o punho do estresse repetitivo desencadeador dessa lesão (Fig. 7.7).

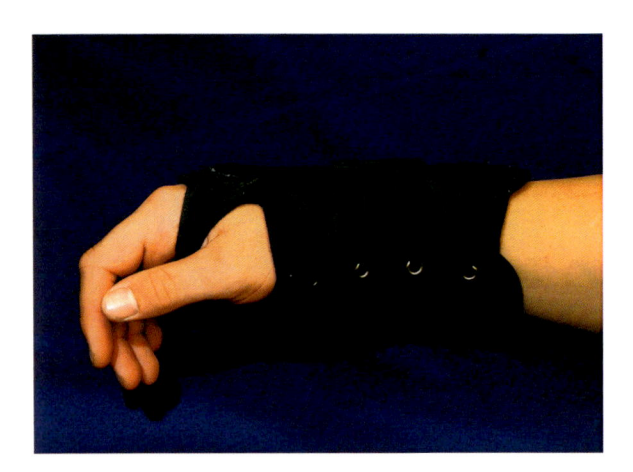

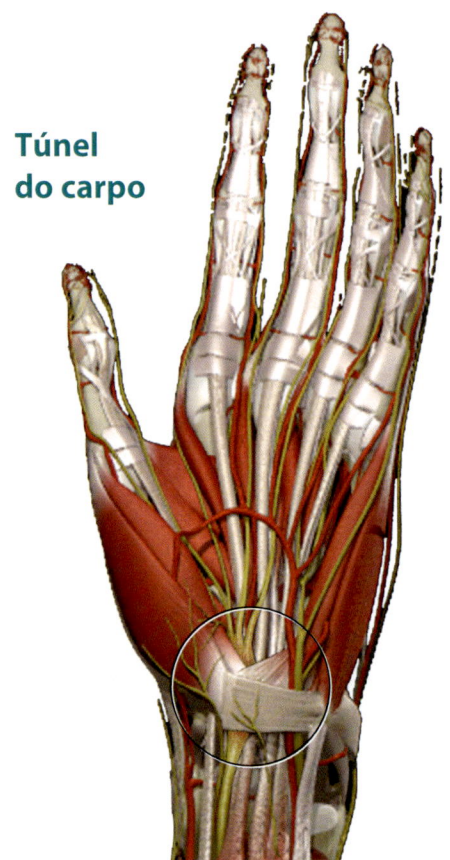

Túnel do carpo

Cortesia: Primal Pictures.

Figura 7.7 Órtese produzida comercialmente para aliviar os sinais e sintomas da síndrome do túnel do carpo.

ENTORSES NO POLEGAR

Essas entorses resultam do excesso de extensão e envolvem lesões no ligamento colateral ulnar. O termo coloquial para essa lesão é "polegar de caçador", pois seu mecanismo era comum entre caçadores que tentavam quebrar com a própria mão o pescoço da ave abatida. Lesões que causam ruptura completa do ligamento colateral ulnar costumam exigir reparo cirúrgico. Rupturas parciais do ligamento podem melhorar com um procedimento de bandagem.

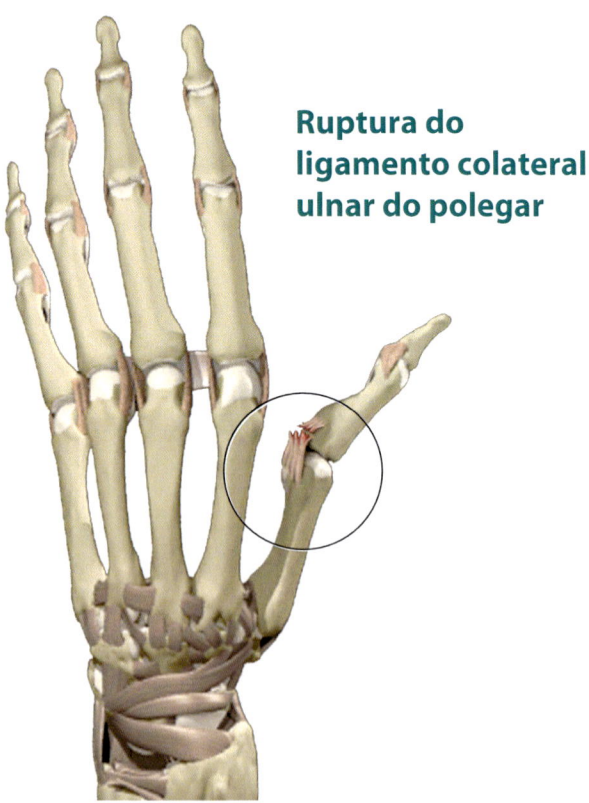

Ruptura do ligamento colateral ulnar do polegar

Cortesia: Primal Pictures.

Bandagem para entorse no polegar

A inabilidade e a dor sentidas pelo atleta, assim como o grau de destreza necessário à sua atividade, determinam o procedimento. Em lesões menores, basta uma simples bandagem no padrão da figura-oito em torno do polegar e do punho (Fig. 7.8). Se o atleta precisar mover o punho livremente, inicie o procedimento pela colocação de tiras individuais na superfície anterior. Envolva a articulação metacarpofalângica do polegar e termine no aspecto posterior do punho.

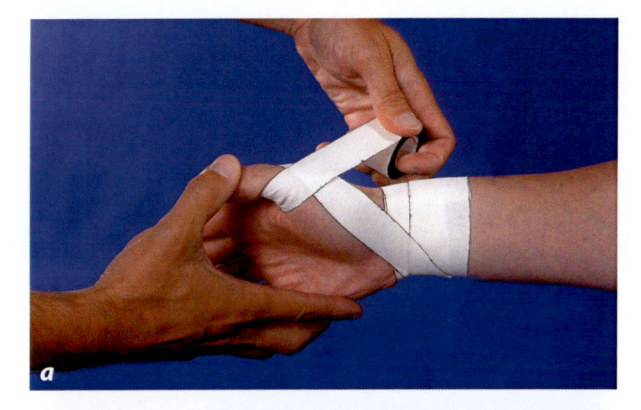

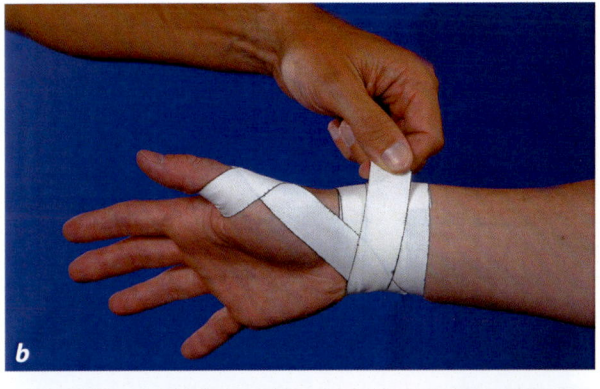

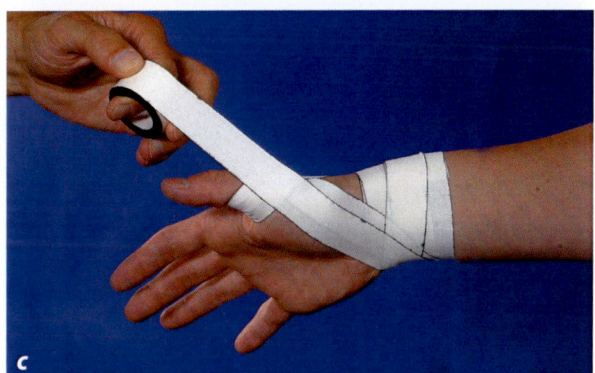

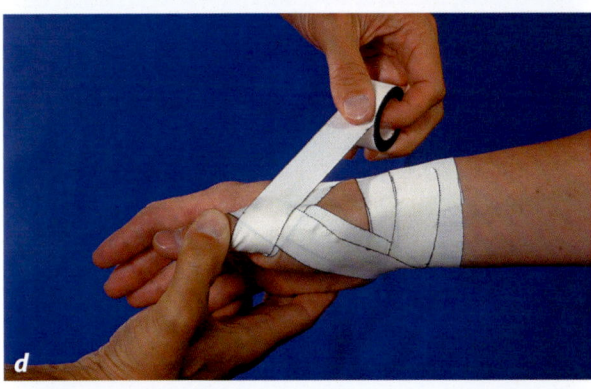

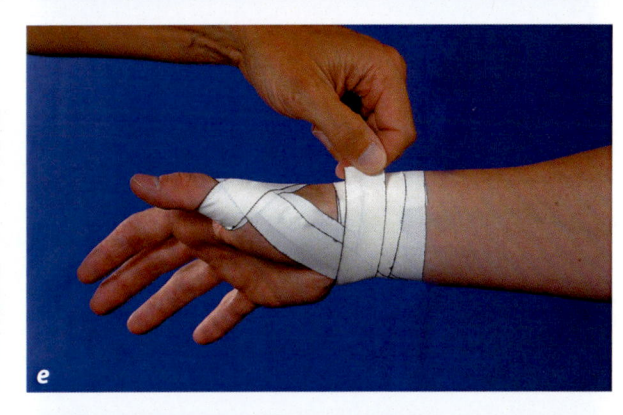

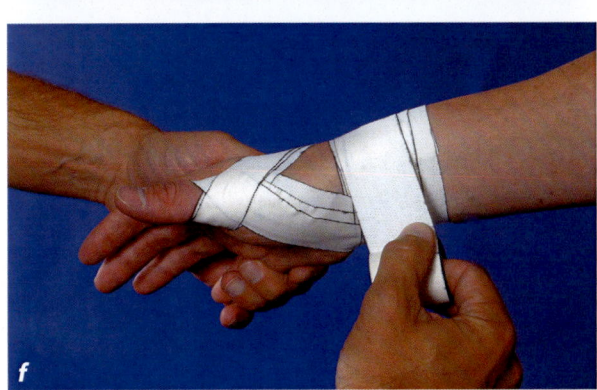

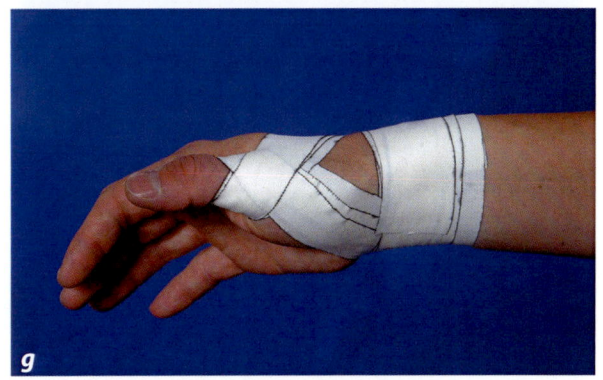

Figura 7.8 Bandagem no padrão da figura-oito para dar suporte à articulação metacarpofalângica do polegar. *(a)* Após a aplicação de âncoras em torno do punho, inicie a colocação de uma tira de esparadrapo, partindo da superfície palmar do punho e seguindo até a região em torno do polegar. Faça a adução do polegar conforme a tira passa ao longo da superfície dorsal do punho. *(b)* Para prevenir o volume resultante do uso de uma tira contínua, aplique tiras avulsas, no padrão da figura-oito. *(c-e)* Tiras sucessivas nesse padrão ficam sobrepostas às precedentes, lembrando uma escadaria. *(f-g)* Âncoras em torno do punho completam o procedimento.

O procedimento destinado a lesões mais significativas ou a atletas que não dependem de destreza no polegar deve incorporar a mão a fim de fornecer suporte adicional (Fig. 7.9). Essa técnica exige âncoras no punho e na mão. Aplique tiras no padrão da figura-oito em torno do polegar e do punho e sobreponha tiras horizontais, partindo do aspecto dorsal em direção ao aspecto palmar da mão. Essas tiras vão estabilizar o polegar, prevenindo a hiperextensão. Complete o procedimento com duas ou três tiras adicionais no padrão da figura-oito, em torno do polegar e do punho. Não é recomendado a colocação de uma bandagem que prenda o polegar e o indicador, pois um trauma adicional poderá lesionar o dígito antes saudável.

Em casos de entorse no polegar, a bandagem cinesiológica ajuda a reduzir a dor relacionada à extensão e à abdução do polegar, mas não restringe muito o movimento (Fig. 7.10). Se um dos objetivos for a restrição do movimento, use a bandagem esportiva.

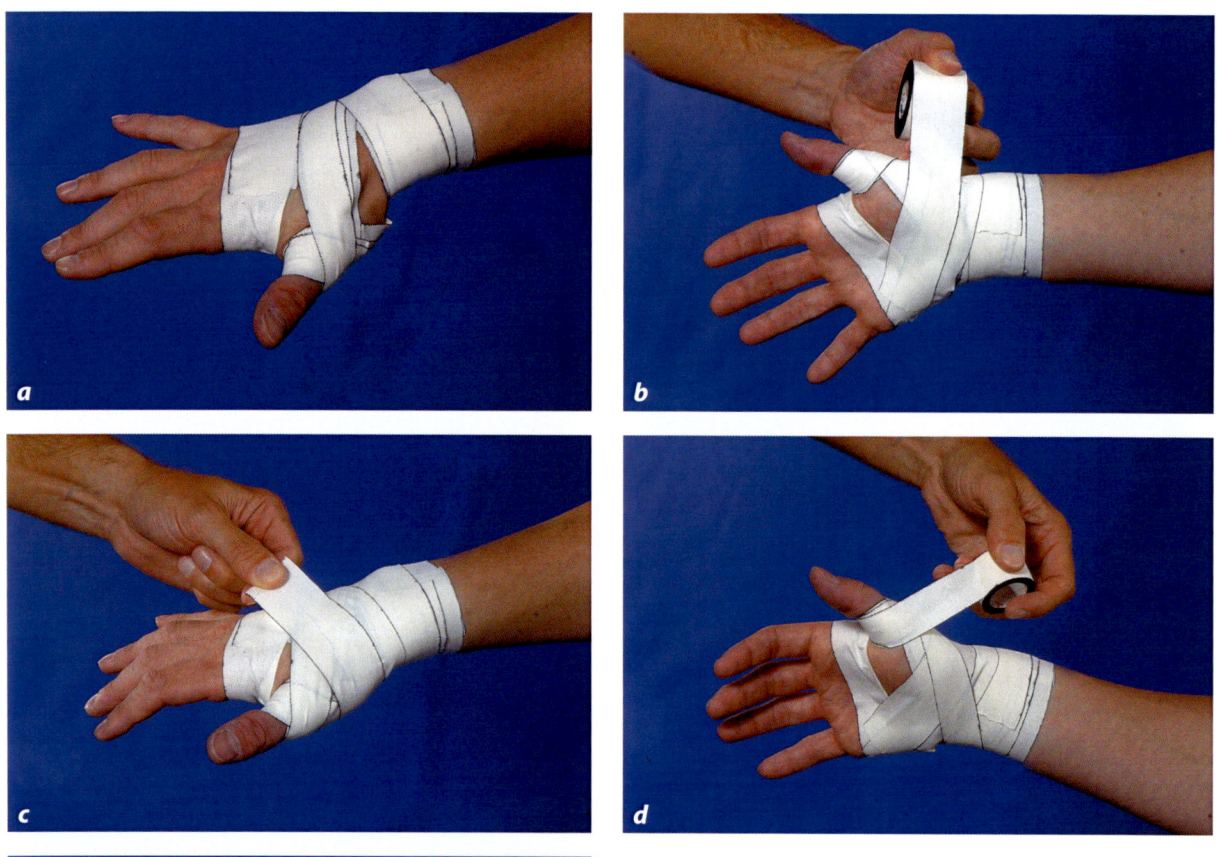

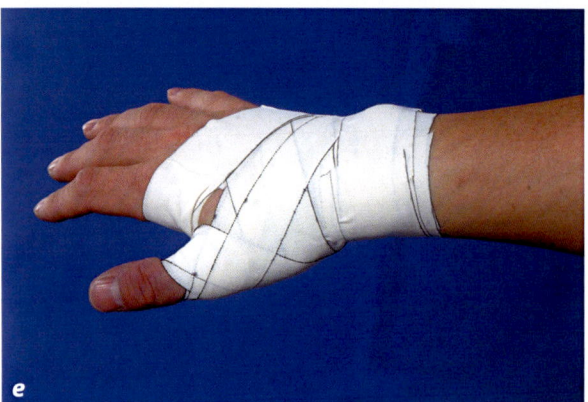

Figura 7.9 Suplemente o procedimento no padrão da figura-oito com uma bandagem que incorpore a mão. *(a)* Depois da colocação de âncoras em torno da mão, *(b-c)* aplique tiras que partem da região palmar para a dorsal, sobre a articulação metacarpofalângica do polegar. *(d)* Prenda essas tiras com outras, adicionais, no padrão da figura-oito e *(e)*, finalmente, complete o procedimento com âncoras, que prendam a mão e o punho.

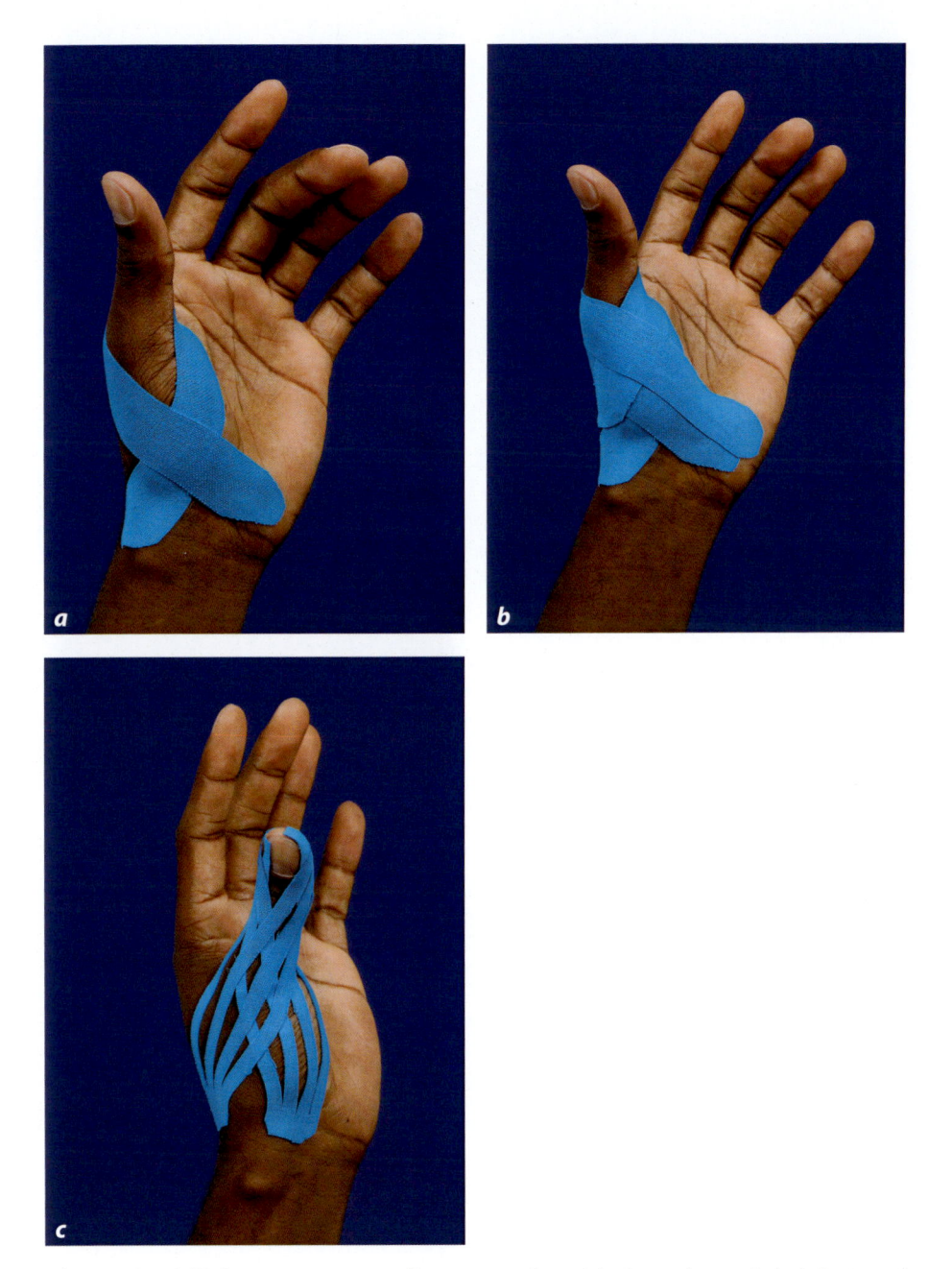

Figura 7.10 Bandagem cinesiológica para entorse no ligamento colateral (polegar de esquiador). Corte as tiras pela metade, com cerca de 15 a 20 cm. O punho fica na posição neutra, e o polegar no mesmo plano. *(a)* Comece com uma tira na figura-oito, na base da tabaqueira anatômica palmar, passando pelo espaço da rede entre polegar e indicador, produzindo tensão, e siga ao longo da região palmar à região ulnar do punho. Na tabaqueira, as tiras ficam sobrepostas. *(b)* Depois aplique outra figura-oito em volta do polegar e do punho, com tensão, mas começando em um ponto mais distal, de modo que a tira cruze a região distal à articulação carpo-metacarpal. *(c)* Comumente, tiras em leque são a primeira técnica a ser aplicada quando há edema; em seguida, sobrepõem-se outras técnicas. Corte uma ou duas tiras em leque (11 a 15 cm) para reduzir o edema, começando na região proximal à eminência tenar e abrindo o leque em direção à articulação metacarpofalângica (MCF); uma outra tira estende-se da área proximal aos primeiro e segundo metacarpais, no dorso da mão, até a articulação MCF.

Exercícios para o polegar

Use a mão contralateral para alongar os músculos que atuam no polegar (Fig. 7.11). Bandas elásticas são o instrumento ideal de resistência para fortalecimento do polegar e dos dedos (Fig. 7.12).

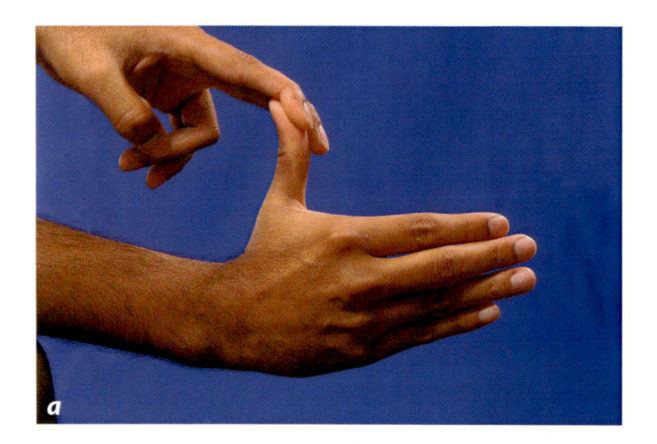

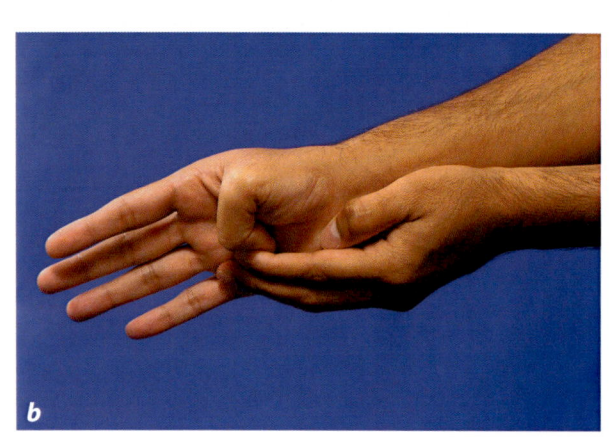

Figura 7.11 Alongamento dos músculos *(a)* flexor e *(b)* extensor do polegar.

ENTORSES NOS DEDOS

As articulações interfalângicas proximal e distal sofrem entorse com bastante frequência; a luxação é o tipo mais comum entre atletas. Avalie a entorse no dedo com cuidado para confirmar se não se trata de um simples caso de contusão. Quando tratadas incorretamente, as fraturas, rupturas de ligamento e avulsões de tendão causam significativa disfunção da mão.

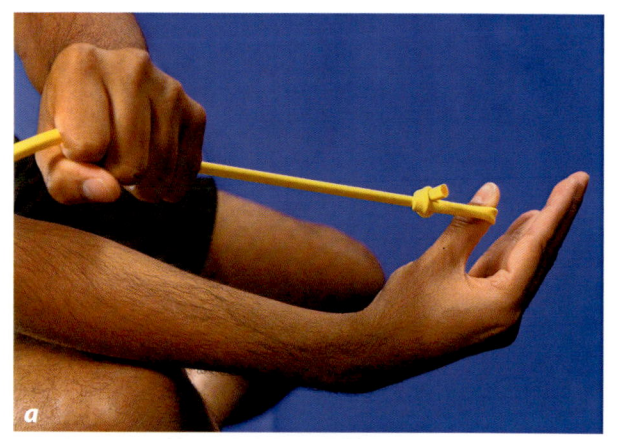

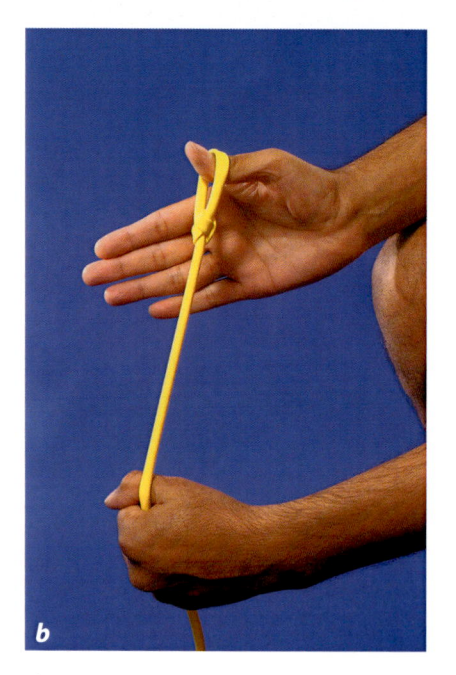

Figura 7.12 Exercícios com borracha, para fortalecimento dos músculos *(a)* flexores e *(b)* extensores do polegar.

Bandagem para entorse nos dedos

Para dar suporte a dedos instáveis, coloque a *buddy-taping* (bandagem camarada), ou seja, prenda o dedo lesionado ao dedo saudável adjacente (Fig. 7.13). Passe o esparadrapo em torno das diáfises das falanges proximal e distal para permitir a movimentação nas articulações IFD e IFP. Se o atleta tiver de usar luvas, faça um procedimento de bandagem no ligamento colateral, semelhante ao ilustrado na seção sobre o joelho (Cap. 3). Aplique âncoras proximais e distais para essa técnica e continue com tiras entrelaçadas, no padrão de um X, sobre o ligamento lesionado (Fig. 7.14). Para esse procedimento, é preciso cortar o esparadrapo normal de 2,5 cm em tiras mais estreitas.

Luxação da articulação interfalângica proximal

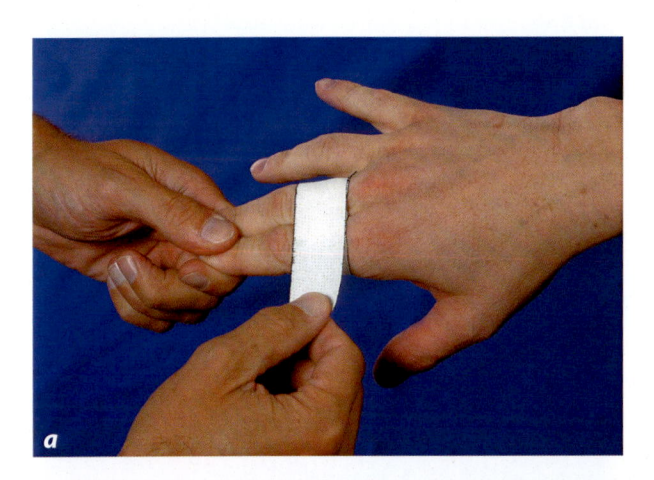

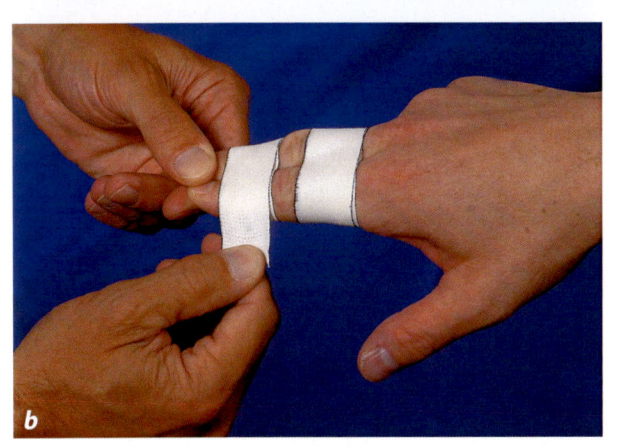

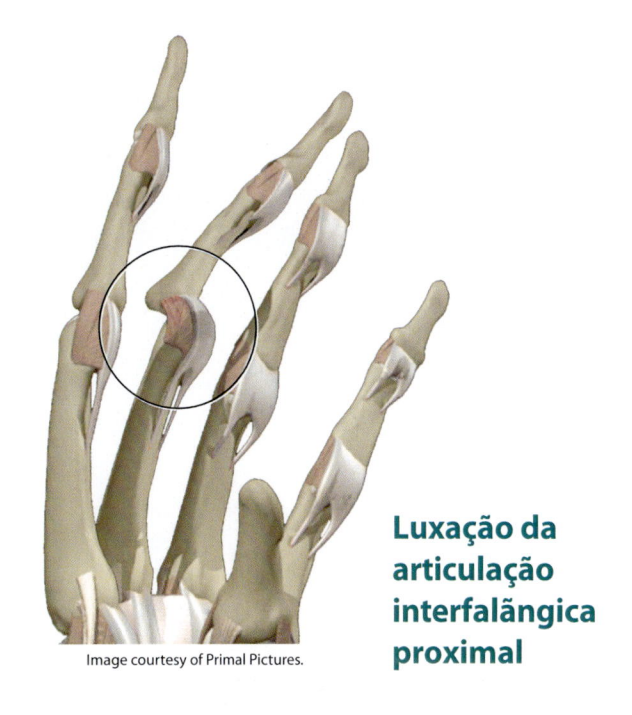

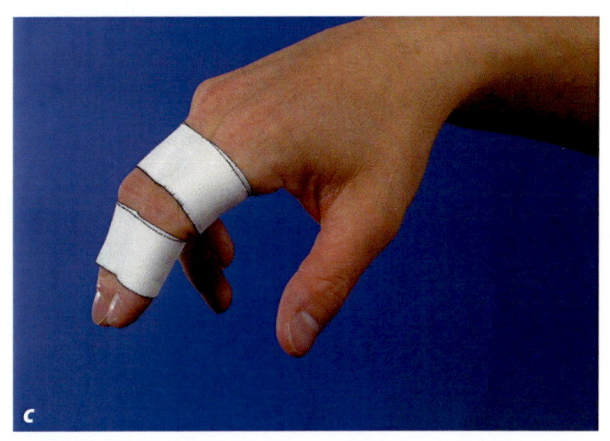

Image courtesy of Primal Pictures.

Figura 7.13 *Buddy-taping* (bandagem camarada) para o dedo. Para fornecer suporte ao dedo lesionado, prenda-o com o esparadrapo ao dedo não lesionado adjacente. *(a-b)* Aplique tiras às falanges proximal e medial. *(c)* Observe como as articulações interfalângica proximal (IFP) e distal (IFD) ficam abertas, permitindo certo movimento dos dedos ao mesmo tempo em que fornece o apoio necessário.

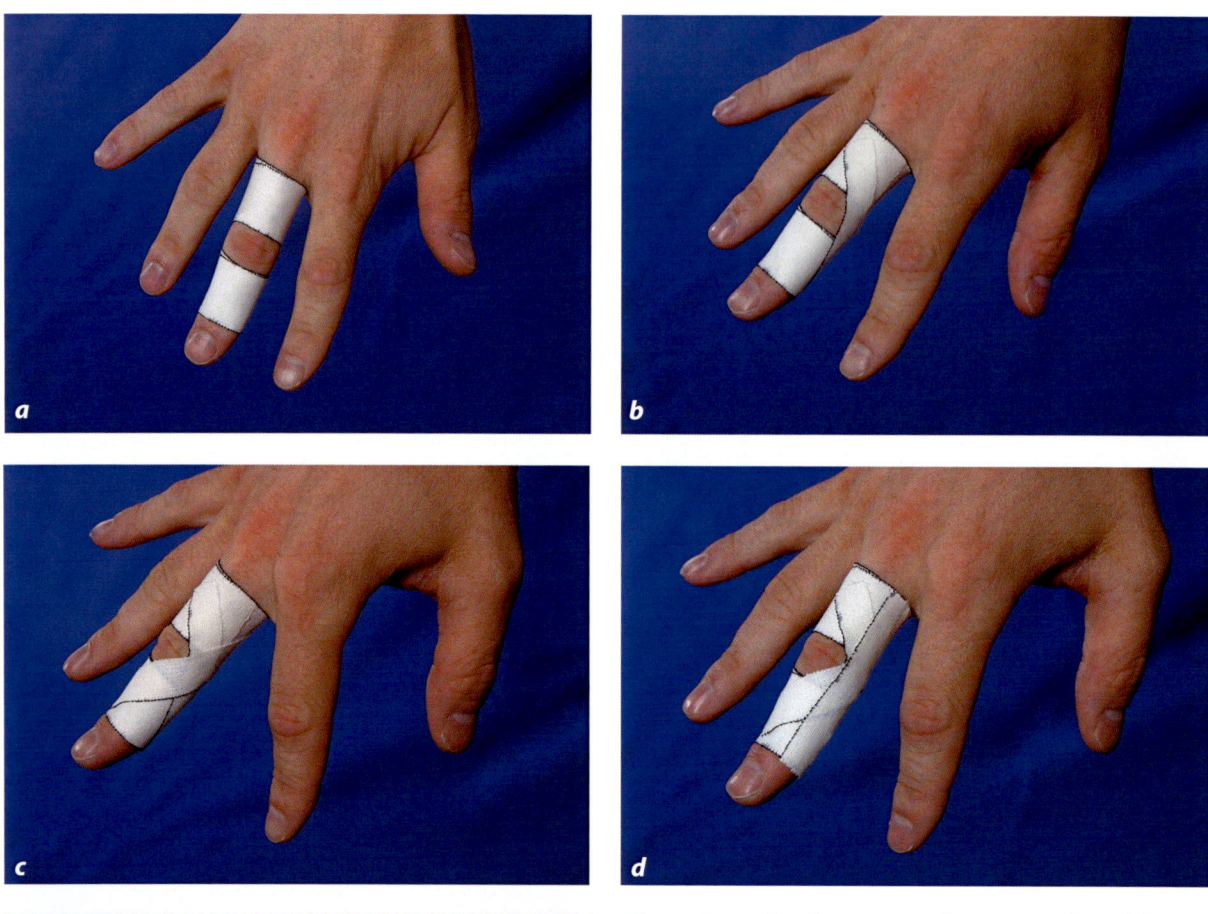

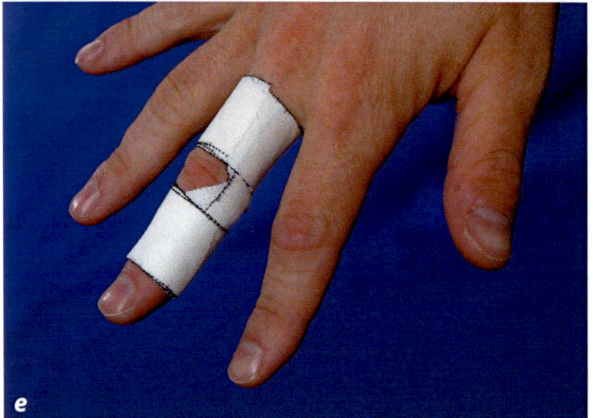

Figura 7.14 Bandagem para o ligamento colateral do dedo. *(a)* Comece com tiras-âncoras sobre a região proximal e distal do dedo. *(b-d)* Faça um X sobre o ligamento colateral, com três tiras de esparadrapo. *(e)* Prenda o esparadrapo às âncoras proximais e distais.

Exercícios para os dedos

Nos exercícios de alongamento e de fortalecimento são usadas a mão contralateral e borrachas (Fig. 7.15 e 7.16, respectivamente). Apertar uma bolinha de tênis ou de raquetebol também fortalece os músculos flexores dos dedos.

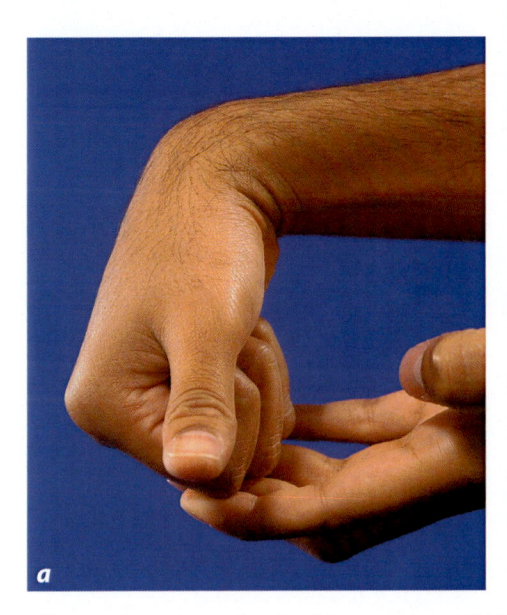

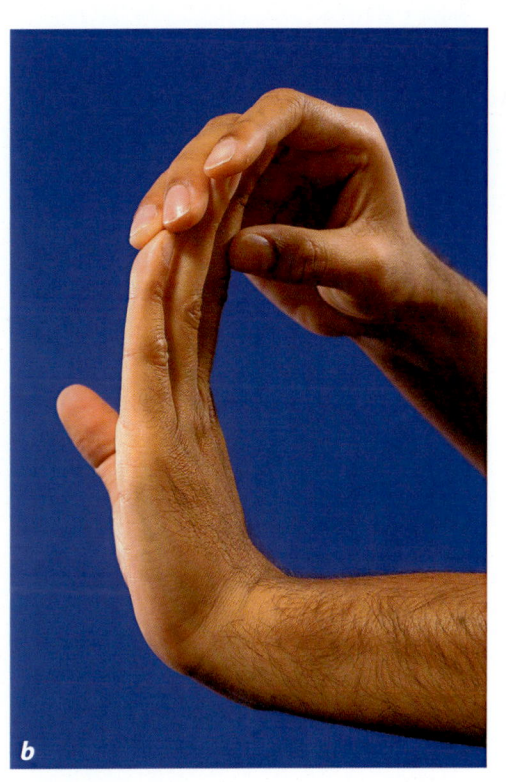

Figura 7.15 Alongamento dos músculos *(a)* extensores e *(b)* flexores dos dedos.

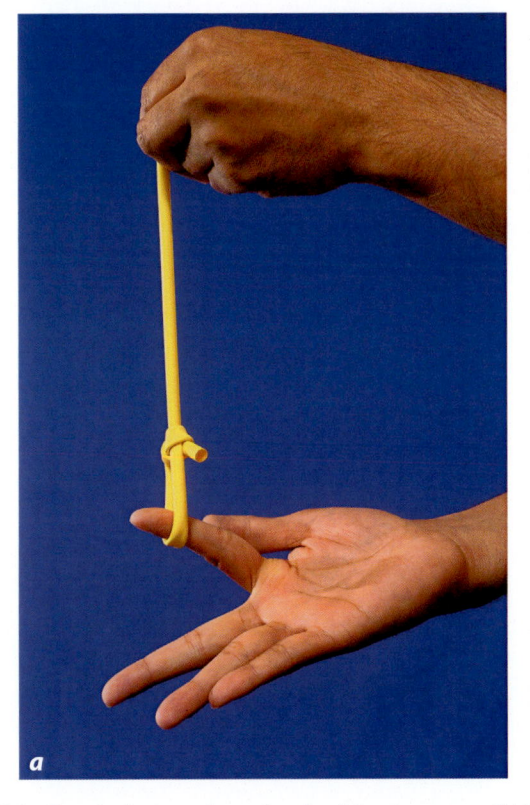

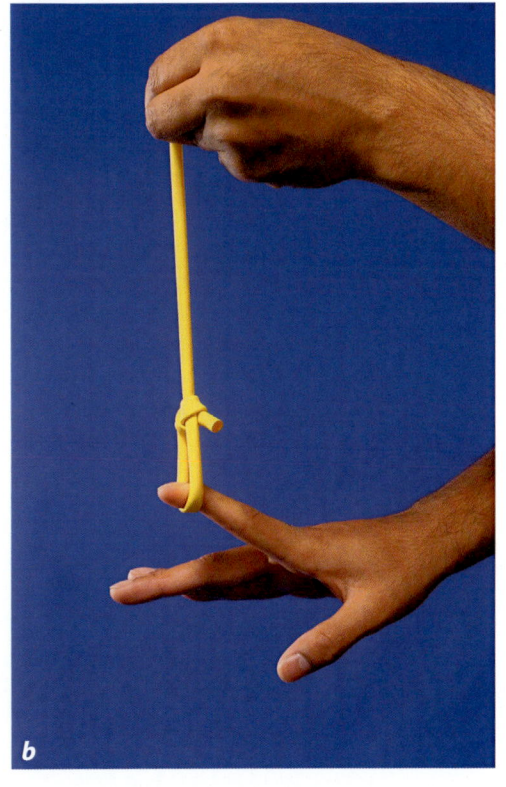

Figura 7.16 Fortalecimento dos músculos *(a)* extensores e *(b)* flexores dos dedos com borracha.

RUPTURAS E AVULSÕES DOS TENDÕES

A avulsão do tendão extensor do dedo em relação à falange distal força a flexão da articulação IFD. Essa lesão, conhecida coloquialmente como **dedo de jogador de beisebol**, ocorre com frequência quando a bola bate na ponta do dedo.

> **dedo de jogador de beisebol** Termo coloquial para designar a avulsão do tendão extensor do dedo em relação à falange distal; também conhecido como dedo-de-martelo

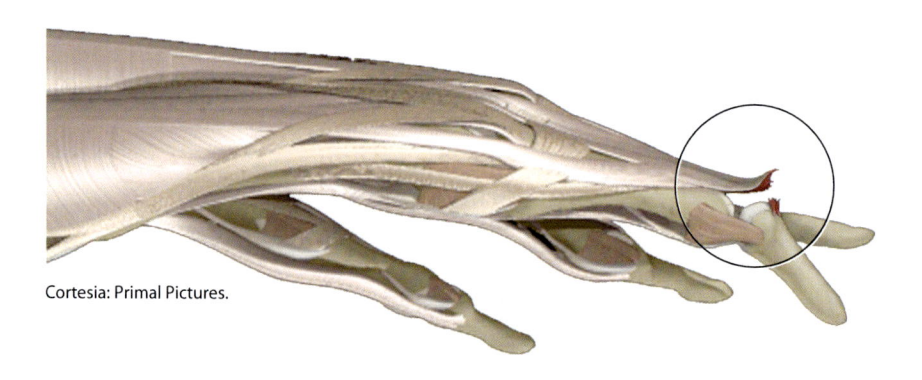

Tala para ruptura e avulsão do tendão

O controle da ruptura do tendão extensor do dedo em relação à falange distal envolve o uso de tala para a articulação IFD, na posição estendida, por oito a dez semanas (Fig. 7.17). Alterne a tala entre as superfícies palmar e dorsal do dedo para prevenir maceração da pele. Estenda a articulação IFD manualmente enquanto muda a tala, pois, se houver qualquer grau de flexão da articulação, a contagem do prazo de imobilização terá de ser reiniciada.

Ruptura do tendão extensor do dedo

Cortesia: Primal Pictures.

Exercícios para ruptura e avulsão do dedo

Providencie exercícios para que o atleta recupere a amplitude e a força normal do movimento após a cicatrização da ruptura ou avulsão do tendão. Prescreva os exercícios ilustrados nas Figuras 7.15 e 7.16. A autorização para iniciar os exercícios deve ser dada por um médico, que também cuidará da supervisão durante o processo.

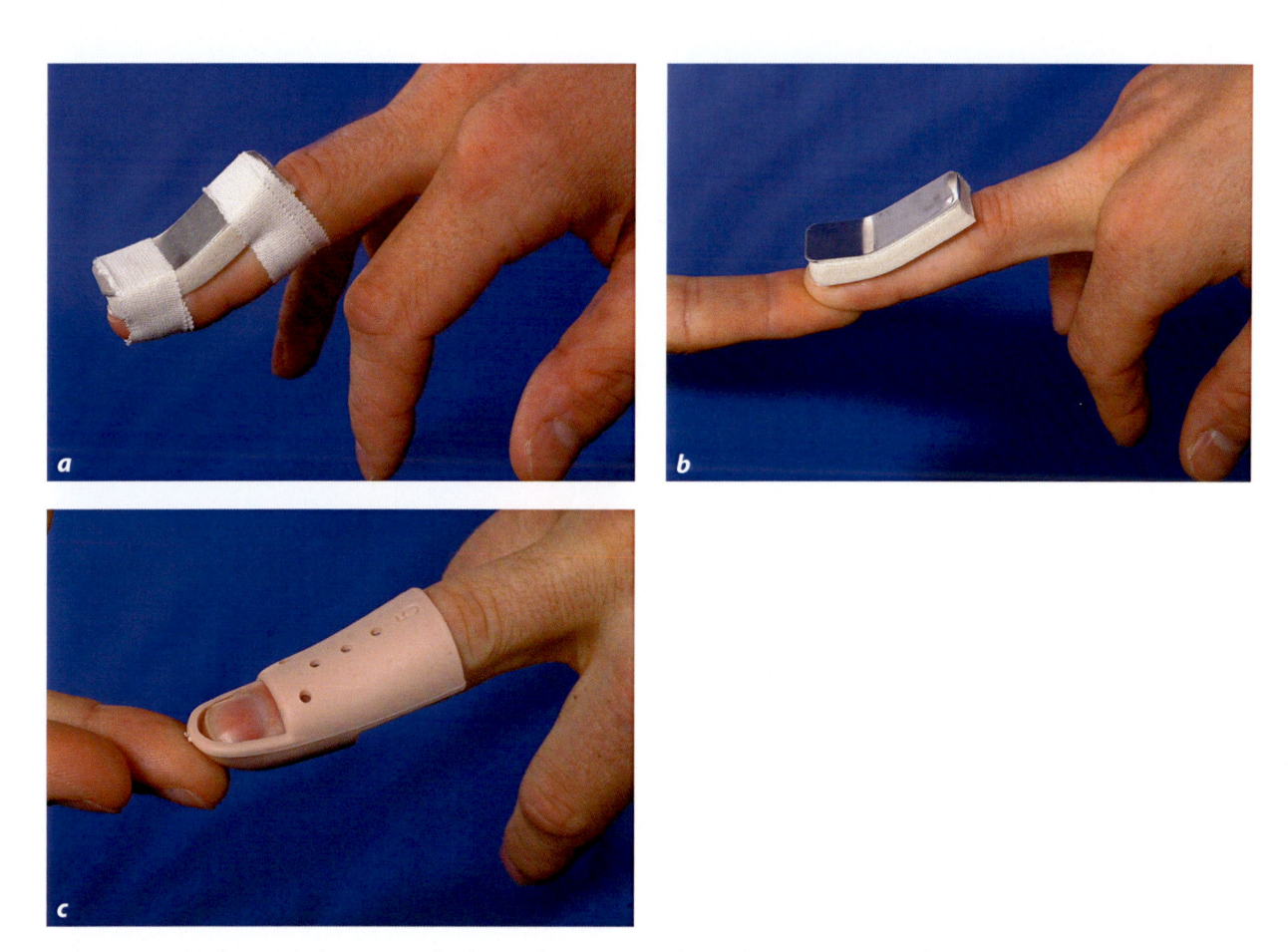

Figura 7.17 *(a)* Tala para dedo em martelo, destinada a prevenir a flexão da articulação interfalângica distal. *(b)* A articulação não pode ser flexionada durante a mudança da tala. *(c)* Para prevenir a flexão, pode-se usar também uma tala fabricada comercialmente.

Glossário

abdução Movimento na direção contrária à linha média do corpo.

adução Movimento na direção da linha média do corpo.

alongamento estático Alongamento de um músculo em uma posição estacionária.

anatomia de superfície Estudo da forma e da superfície do corpo.

anatomia humana Estudo das estruturas do corpo e das relações entre elas.

ângulo-(q) do quadríceps Grau de obliquidade do quadríceps.

anterior Frente ou superfície mais alta de um membro.

articulação Ponto em que dois ou mais ossos adjacentes criam uma conexão.

avascular Ausência de suprimento de sangue.

avulsão Ruptura completa entre o tendão ou ligamento e o respectivo osso.

biofeedback *Feedback* fornecido por observação visual ou sinal sonoro.

bolsa Saco de fluidos que reduz a fricção entre duas estruturas.

canelite ou periostite Termo para designar dores na perna que têm como origem uma série de fontes possíveis.

capuz extensor Configuração do tendão anatômico no aspecto dorsal do dedo da mão.

circundução Combinação entre abdução, adução, flexão e extensão.

contralateral Refere-se ao membro oposto.

contusão Trauma agudo sem cortes.

crista ilíaca Borda superior do osso ilíaco; o termo coloquial para a contusão nessa área é contusão da crista ilíaca ou *hip pointer*.

dedo de jogador de beisebol Termo coloquial para designar a avulsão do tendão extensor dos dedos em relação à falange distal; também conhecido como dedo de martelo.

distal Ponto localizado em região distante do tronco.

distensão Estiramento (primeiro grau), ruptura parcial (segundo grau) ou ruptura completa (terceiro grau) de qualquer componente da unidade musculotendínea.

dorsiflexão Movimento do pé na direção da própria superfície superior ou dorsal.

dorso Parte de cima do pé ou as costas da mão.

eminência tenar Músculos intrínsecos do polegar, que incluem o abdutor curto, o flexor curto, o oponente e o adutor.

entorse Distensão (primeiro grau), ruptura parcial (segundo grau) ou ruptura completa (terceiro grau) de um ligamento.

entorse na articulação acromioclavicular (AC) Entorse nos ligamentos acromioclavicular ou coracoclavicular da articulação formada pela clavícula distal e pelo acrômio da escápula; também conhecida coloquialmente como separação AC.

epicondilite Inflamação de um epicôndilo.

espica Enfaixe no padrão da figura-oito, que incorpora a coxa e o quadril ou o braço e o ombro.

estimulação elétrica dos músculos Uso de corrente elétrica para induzir a contração muscular.

eversão Movimento ou virada do pé para fora.

exercício de cadeia aberta Exercício em que o segmento distal do membro não suporta o peso do corpo.

exercício de cadeia fechada Exercício em que o segmento distal do membro permanece fixo no solo.

exostose Crescimento anormal do osso.

fasciite plantar Inflamação da fáscia plantar, no local de inserção com o calcâneo.

flexão plantar Movimento do pé para baixo ou na direção da superfície plantar.

hematoma Aglomerado de sangue extravasado.

ilíaco Dois ossos achatados, que formam a cintura da pelve; cada um consiste em um ílio, um púbis e um ísquio.

inervação Processo de envio de um impulso nervoso, que parte do sistema nervoso central e chega à periferia para induzir a contração muscular.

inserção Ponto onde o músculo se liga ao osso; usualmente, refere-se à ligação distal do músculo.

interdigital Localizado entre os dígitos, ou seja, entre os dedos das mãos ou dos pés.

inversão Movimento ou virada do pé para dentro.

isquiotibiais Grupo muscular na coxa posterior, formado pelo semitendíneo, semimembranáceo e bíceps femoral.

lateral Na parte externa.

lesão aguda Lesão traumática recente.

lesão crônica Lesão não traumática, de natureza contínua.

lesão por esforço repetitivo Lesão crônica resultante de estresse repetitivo.

ligamento cruzado anterior Ligamento que cruza a articulação do joelho e liga a tíbia anterior ao fêmur posterior. O ligamento cruzado anterior limita o movimento anterior da tíbia em relação ao fêmur, assim como a sua rotação.

luxação Separação completa de dois ossos articulados.

manguito rotador Grupo muscular localizado no ombro, que consiste em subescapular, supraespinal, infraespinal e redondo menor.

marcha antálgica Padrão doloroso ou anormal de andar ou correr.

mecanismo da lesão Descreve a causa específica da lesão.

medial Na parte interna.

menisco Cartilagem intra-articular do joelho.

miosite ossificante Formação óssea no interior de um músculo que sofreu contusão.

músculo extrínseco Músculo que se origina na perna ou no antebraço e insere-se no pé ou na mão.

músculo intrínseco Músculo que se origina e insere-se no pé ou na mão.

neuroma plantar Inflamação ou irritação de um nervo plantar.

origem Ponto em que o músculo se insere ao osso; usualmente, refere-se à ligação proximal do músculo.

ortótico Palmilha disponível comercialmente, destinada a realinhar e alterar a biomecânica do pé.

pé cavo Pé com o arco longitudinal alto.

pé plano Pé com o arco longitudinal achatado.

periósteo Camada exterior do osso.

posição anatômica Posição ereta, com os braços na lateral e as palmas das mãos viradas para a frente.

posterior A parte de trás ou superfície de baixo de um membro.

pronação Movimento do antebraço para posicionar a palma da mão para baixo ou, sem suporte de peso, a combinação entre dorsiflexão, eversão e abdução do pé.

propriocepção Consciência da posição de uma parte do corpo no espaço.

proximal Ponto localizado próximo do tronco.

quadríceps femoral Grupo muscular na coxa anterior, que consiste no reto femoral, vasto medial, vasto intermédio e vasto lateral.

retináculo Estrutura fibrosa no tecido mole, destinada a estabilizar tendões ou ossos.

subluxação Luxação parcial de uma articulação.

superficial Na superfície do corpo.

supinação Movimento do antebraço para colocar a palma da mão para cima ou, sem suporte de peso, a combinação entre flexão plantar, inversão e adução do pé.

tabaqueira anatômica Espaço localizado na base do polegar e criado pelos tendões extensores longo e curto desse dedo.

tendinite Inflamação de um tendão ou da sua bainha.

valgo Alinhamento ou estresse de uma articulação que coloca o osso distal em uma direção lateral; posição da articulação do joelho que provoca o "bater dos joelhos".

varo Alinhamento ou estresse de uma articulação que coloca o osso distal em uma direção medial; a posição da articulação do joelho que provoca as "pernas arqueadas".

Bibliografia

Abian-Vicen J, Alegre LM, Fernandez-Rodriguez JM, Lara AJ, Meana M, Aguado X. Ankle taping does not impair performance in jump or balance tests. *J Sport Sci Med*. 2008;7:350-356.

Adamczyk A, Kiebzak W, Wilk-Franczuk M, Sliwinski Z. Effectiveness of holistic physiotherapy for low back pain. *Ortopedia, Traumatologia, Rehabilitacja*. 2009;11:562.

Alt W, Lohrer H, Gollhofer A. Functional properties of adhesive ankle taping: Neuromuscular and mechanical effects before and after exercise. *Foot Ankle Int*. 2004;20(4):238-245.

Bragg R, MacMahon J, Overom E, Yerby S, Matheson G, Carter D, Andriacchi, P. Failure and fatigue characteristics of adhesive athletic tape. *Med Sci Sport Exer*. 2002;33(3):403-410.

Bullard RH, Dawson J, Areson DJ. Taping the "athletic ankle." *J Am Podiatr Assoc*. 1979;69:727-734.

Callaghan MJ. Role of ankle taping and bracing in the athlete. *Br J Sports Med*. 1997;31:102-108.

Capasso G, Maffulli N, Testa V. Ankle taping: Support given by different materials. *Br J Sports Med*. 1989;23(4):239-240.

Cordova M, Scott B, Ingersoll C, LeBlanc M. Effects of ankle support on lower-extremity functional performance: A meta-analysis. *Med Sci Sport Exer*. 2005;37(4):635-641.

Cordova ML, Ingersoll CD, LeBlanc MJ. Influence of ankle support on joint range of motion before and after exercise: A meta-analysis. *J Orthop Sports Phys Ther*. 2000;30(4):170-177.

De La Motte SJ AB, Ross SE, Pidcoe PE. Kinesio tape at the ankle increases hip adduction during dynamic balance in subjects with functional ankle instability. *J Athl Train*. 2009;44:S27-S31.

Delacerda FGPD. Effect of underwrap conditions on the supportive effectiveness of ankle strapping with tape. *J Sports Med Phys Fit*. 1978;18(1):77-81.

Denegar CR, Saliba E, Saliba S. *Therapeutic modalities for musculoskeletal injuries, third edition*. Champaign, IL: Human Kinetics; 2010.

Farrell E, Naber E, Geigle, P. Description of a multifaceted rehabilitation program including overground gait training for a child with cerebral palsy: A case report. *Physiother Theory Pract*. 2010;26(1):56-61.

Feuerbach JW, Grabiner MD, Koh TJ, Weiker GG. Effect of an ankle orthosis and ankle ligament anesthesia on ankle joint proprioception. *Am J Sports Med*. 1994;22:223-229.

Firer P. Effectiveness of taping for the prevention of ankle ligament sprains. *Br J Sports Med*. 1990;24(1):47-50.

Fleet K, Galen S, Moore C. Duration of strength retention of ankle taping during activities of daily living. *Int J Care Inj*. 2009;40:333-336.

Fu T, Wong A, Pei Y, Wu K, Chou S, Lin Y. Effect of kinesio taping on muscle strength in athletes – A pilot study. *J Sci Med Sport*. 2008;11(2):198-201.

Fumich R, Ellison A, Guerin G, Grace P. The measured effect of taping on combined foot and ankle motion before and after exercise. *Am J Sports Med*. 1981;9(3):165-170.

García-Muro F, Rodríguez-Fernández A, Herrerode-Lucas A. Treatment of myofascial pain in the shoulder with kinesio taping: A case report. *Manual Ther*. 2009;15(3):292-295.

Gehlsen GM, Pearson D, Bahamonde R. Ankle joint strength, total work, and ROM: Comparison between prophylactic devices. *J Athl Train*. 1991;26:62-65.

Genova J, Gross M. Effect of foot orthotics on calcanealeversion during standing and treadmill walking for subjects with abnormal pronation. *J Orthop Sports Phys Ther*. 2000;30(11):664-675.

González-Iglesias J, Fernández-de-Las-Peñas C, Cleland JA, Huijbregts P, Del Rosario Gutiérrez-Vega M. Short-term effects of cervical kinesio taping on pain and cervical range of motion in patients with acute whiplash injury: A randomized clinical trial. *J Orthop Sports Phys Ther*. 2009;39(7):515-521.

Greene TA, Hillman SK. Comparison of support provided by a semirigid orthosis and adhesive ankle taping before, during, and after exercise. *Am J Sports Med*. 1990;18(5):498-506.

Gross M, Batten A, Lamm A, et al. Comparison of Donjoy ankle ligament protector and subtalar sling ankle taping in restricting foot and ankle motion before and after exercise. *J Orthop Sports Phys Ther*. 1991;19(1):33-41.

Gross MT, Bradshaw MK, Ventry LC, Weller KH. Comparison of support provided by ankle taping and semirigid orthosis. *J Orthop Sports Phys Ther*. 1987;9(1):33-39.

Hadala M, Barrios C. Different strategies for sports injury prevention in an America's Cup yachting crew. *Med Sci Sport Exer*. 2009;41(8):1587-1596.

Halseth T, McChesney JW, DeBeliso M, Vaughn R, Lien J. The effects of kinesio taping on proprioception at the ankle. *J Sport Sci Med*. 2004;3:1-7.

Heit EJ, Lephart SM, Rozzi SL. The effect of ankle bracing and taping on joint position sense in the stable ankle. *J Sport Rehabil*. 1996;5:206-213.

Hillman, SK. *Core concepts in athletic training and therapy*. Champaign, IL: Human Kinetics; 2012.

Houglum, PA. *Therapeutic exercise for musculoskeletal injuries, third edition*. Champaign, IL: Human Kinetics; 2010.

Hsu Y, Chen W, Lin H, Wang W, Shih Y. The effects of taping on scapular kinematics and muscle performance in baseball players with shoulder impingement syndrome. *J Electromyogr Kines*. 2009;19(6):1092-1099.

Hughes LY, Stetts DM. A comparison of ankle taping and a semirigid support. *Phys Sportsmed*. 1983;11(2):99-103.

Jaraczewska E, Long C. Kinesio taping in stroke: Improving functional use of the upper extremity in hemiplegia. *Top Stroke Rehabil*. 2006;13(3):31-42.

Kase K, Hashimoto T, Okane T. *Kinesio taping perfect manual: Amazing taping therapy to eliminate pain and muscle disorders*. Kinesio USA; 1998.

Kase K, Wallis J, Kase T. *Clinical therapeutic applications of the kinesio taping medhod*. Albuquerque NM: Kinesio Taping Assoc.; 2003.

Keil A. *Strap taping for sports and rehabilitation*. Champaign, IL: Human Kinetics; 2012.

Keetch A. *The effects of adhesive spray and prewrap on taped ankle inversion before and after exercise* [master's thesis]. Provo, UT, Brigham Young University; 1992.

Knight KL, Brumels K. *Developing clinical proficiency in athletic training: A modular approach, fourth edition*. Champaign, IL: Human Kinetics; 2010.

Larsen E. Taping the ankle for chronic instability. *Acta Orthop Scand*. 1984;55:551-553.

Lewis JS, Wright C, Green A. Subacromial impingement syndrome: The effect of changing posture on shoulder range of movement. *J Orthop Sports Phys Ther*. 2005;35(2):72-87.

Lohrer H, Alt W, Gollhofer A. Neuromuscular properties and functional aspects of taped ankles. *Am J Sports Med*. 1999;27(69):69-75.

Malina M, Plagenz L, Rarick G. Effect of exercise upon the measurable supporting strength of cloth tape and ankle wraps. *Res Q*. 1963;34(2):158-165.

Manfroy PP, Ashton-Miller JA, Wojtys EM. The effect of exercise, prewrap, and athletic tape on the maximal active and passive ankle resistance to ankle inversion. *Am J Sports Med*. 1997;25(2):158-163.

McPoil TG, Cornwall M. The effect of foot orthoses on transverse tibial rotation during walking. *J Am Podiat Med Assn*. 2000;90(1):2-11.

McPoil TG, Cornwall M. Foot and ankle update: Biomechanics, evaluation, and orthotic intervention (course notes, APTA Annual Conference, Denver CO); 2007.

Meier K, McPoil T, Cornwall M, Lyle T. Use of antipronation taping to determine foot orthoses prescription: A case series. *Res Sports Med*. 2008;16(4):257-271.

Metcalfe RC, Schlabach GA, Looney MA, Renehan EJ. A comparison of moleskin tape, linen tape, and lace-up brace on joint restriction and movement performance. *J Athl Train*. 1997;32(2):136-140.

Morris H, Musnicki W. The effect of taping on ankle mobility following moderate exercise. *J Sports Med Phys Fit*. 1983;23(4):422-426.

Murray HL. Effect of kinesio taping on proprioception in the ankle. *J Orthop Sports Phys Ther*. 2001;31:A-37.

Myburgh KH, Vaughan CL, Isaacs SK. The effects of ankle guards and taping on joint motion before, during, and after a squash match. *Am J Sports Med*. 1984;12(6):441-446.

Olmsted LC, Vela LI, Denegar CR, Hertel J. Prophylactic ankle taping and bracing: A numbers-needed-to-treat and cost-benefit analysis. *J Athl Train*. 2004;39(1):95-100.

Paris DL, Vardaxis V, Kokkaliaris J. Ankle ranges of motion during extended activity periods while taped and braced. *J Athl Train*. 1995;30(3):223-228.

Pederson TS, Ricard MD, Merrill G, Schulthies SS, Allsen PE. The effects of spatting and ankle taping on inversion before and after exercise. *J Athl Train*. 1997;32(1):29-33.

Purcell SB, Schuckman BE, Docherty CL, Schrader J, Poppy W. Differences in ankle range of motion before and after exercise in 2 tape conditions. *Am J Sports Med*. 2009;37(2):383-384.

Rarick GL, Bigley G, Karst R, Malina RM. The measurable support of the ankle joint by conventional methods of taping. *J Surg Bone Joint*. 1962;44:1183-1191.

Ray R, Konin J. *Management strategies in athletic training, fourth edition*. Champaign, IL: Human Kinetics; 2011.

Rezac D, Rezac S. Therapeutic taping theory and aplication (course notes, APTA Annual Conference, Denver, CO); 2009.

Ricard MD, Sherwood SM, Schulthies SS, Knight KL. Effects of tape and exercise on dynamic ankle inversion. *J Athl Train*. 2000;35(1):31-37.

Robbins S, Waked W, Rappel R. Ankle taping improves proprioception before and after exercise in young men. *Br J Sport Med*, 1995;29:242-247.

Shultz SJ, Houglum PA, Perrin, DH. *Examination of musculoskeletal injuries, third edition*. Champaign, IL: Human Kinetics; 2010.

Simoneau GG, Degner RM. Changes in ankle joint proprioception resulting from strips of athletic tape applied over the skin. *J Athl Train*. 1997;32:141.

Slupik A DM, Bialoszewski D, Zych E. Effect of kinesio taping on bioelectrical activity of vastus medialis muscle. Preliminary report. *Ortop Traumatol Rehabil*. 2007;9(6):644-651.

Stahl A. Fundamentals of kinesiotaping (course notes, APTA Annual Conference, Denver, CO); 2005.

Thelen MD, Dauber JA, Stoneman PD. The clinical efficacy of kinesio tape for shoulder pain: A randomized, double-blinded, clinical trial. *J Orthop Sports Phys Ther*. 2008;38(7):389-395.

Vaes PH, Duquet W, Handelberg F, Casteleyn PP, Tiggelen RV, Opdecam P. Influence of ankle strapping, taping, and nine braces: A stress Roentgenologic comparison. *J Sport Rehabil*. 1998;7(3):157.

Vanti C, Natalini L, Romeo A, Tosarelli D, Pillastrini P. Conservative treatment of thoracic outlet syndrome: A review of the literature. *Europa Medicophysica*. 2007;43(1):55-70.

Wilkerson GB. Comparative biomechanical effects of the standard method of ankle taping and a taping method designed to enhance subtalar stability. *Am J Sports Med*. 1991;19(6):588-595.

Wilkerson GB. Biomechanical and neuromuscular effects of ankle taping and bracing. *J Athl Train*. 2002;37(4):436-445.

Yasukawa A, Sisung C. Pilot study: Investigating the effects of kinesio taping in an acute pediatric rehabilitation setting. *Am J Occup Ther*. 2006;60(1):104-110.

Yoshida A, Kahanov L. The effect of kinesio taping on lower trunk range of motions. *Res in Sport Med*. 2007;15:103-112.